·大国医经典医案赏析系列·

張聿青

经典医案赏析

总主编　李家庚

主　编　范　恒

中国医药科技出版社

内 容 提 要

本书对张聿青临床诊治的典型医案进行了赏析，每病以主病为纲，以相类者附之，于每一病证后附以医案。赏析部分言简意赅，条理清晰，深刻阐明医案精神，充分反映张聿青学术思想，高度概括张公临证经验。本书可供中医师及学习研究中医者参考。

图书在版编目（CIP）数据

张聿青经典医案赏析 / 范恒主编.—北京：中国医药科技出版社，2015.4

（大国医经典医案赏析系列）

ISBN 978-7-5067-7192-4

Ⅰ.①张…　Ⅱ.①范…　Ⅲ.①医案—汇编—中国—清代　Ⅳ.①R249.49

中国版本图书馆CIP数据核字（2014）第282793号

美术编辑　陈君杞
版式设计　郭小平

出版　中国医药科技出版社
地址　北京市海淀区文慧园北路甲22号
邮编　100082
电话　发行：010-62227427　邮购：010-62236938
网址　www.cmstp.com
规格　710×1020mm $^{1}/_{16}$
印张　25 $^{1}/_{2}$
字数　325千字
版次　2015年4月第1版
印次　2015年4月第1次印刷
印刷　三河市百盛印装有限公司
经销　全国各地新华书店
书号　ISBN 978-7-5067-7192-4
定价　58.00元

《大国医经典医案赏析系列》

编 委 会

《张聿青经典医案赏析》

编 委 会

主　编　范恒

副主编　唐　庆　胡建莉　寿折星　朱　锐
张丽娟

编　委　王景博　左冬梅　朱习文　刘星星
李一明　李　征　陈小艳　陈倩云
杨　佳　邹　舟　易在凤　段雪云
徐　萌　曹　丹　彭　颖　廖　奕

前言

医案，古时称为诊籍、脉案及方案，现在亦称为病案、案典。医案是中医临床实践的记录，体现了理法方药的具体运用。中医医案起源极早，其萌芽可追溯到周代，《左传》及先秦诸子著作中亦散在记载关于医家诊治疾病的过程，可视为医案之雏形。现存最早且记录比较完整的病案为淳于意的诊籍，每则载有患者姓氏、住址、职务、病名、脉象、治法及预后等内容，涉及内、外、伤、妇、儿各科病证，诊法以脉为主，兼有病机分析，治法有药物、针刺、熏洗等，用药或汤或丸或酒。秦汉以降，医学崇尚方书，直至隋唐五代，医案未能取得突破性发展。宋金元时期为医案空前发展的阶段，宋代许叔微的《伤寒九十论》，是我国现存最早的医案专著。该书将常见的伤寒病证方分为90种，每证一案。立案严谨，内容全面完整，且以《内经》、《难经》、《伤寒论》等经典著作为依据，对医案加以剖析，颇有启发。然纵览许多名家医案，其并非简单的诊疗纪实，也不同于一般的病历记录，而是取材于大量病案中的验案总结，蕴涵着医家心法和创意，反映了医家临床经验和学术特点，启迪思维，给人以智慧。因此，医案不仅是医学发展的奠基石，也是中医理论形成的最基本元素。

大国医是指在中医药历史发展过程中，具有较大声望和非凡中医造诣，对中医药事业发展具有推动作用的著名中医。《大国医经典医案赏析系列》，收集明清及民国时期著名中医医家如喻嘉言、尤在泾、叶天士、吴鞠通、程杏轩、王旭高、费伯雄、陈莲舫、张聿青、丁甘仁、张锡纯、曹颖甫、章次公等的经典医案，这13位医家均为当时名噪一时，并对后世影响深远的中医大家。丛书以各医家医案为分册，以临床各科常见疑难病为主题，内容涉及内、外、妇、儿等临床各科，选录医家具有较高临床价值的病案进行分析、辨别、评按。

总的编写原则：依据医家原病案体例，始录该医家原始病案，后对该病案进行赏析，重点揭示案例之精要，指明名医独特之学术思想、知常达变之诊治技巧和用药特色。力求使整个内容突出科学性、先进性、实用性，更进一步贴合临床。

是书由湖北中医药大学李家庚教授担任总主编，各分册主编聘请湖北中医药大学、湖北省中医院、武汉市中医院、华中科技大学协和医院、武汉大学人民医院、江汉大学、湖北省高等中医药专科学校等单位的知名中医药专家领衔。几经寒暑，焚膏继晷，数易其稿，终得完功。然因时间仓促，编者学识有限，古今语言差距，理解角度有别，难免挂一漏万，或有未合之处，尚祈学者不吝赐教，以便再版时修改。

大国医经典医案赏析系列编委会

2014年9月24日于武昌

编者的话

一、《张聿青医案赏析》内容介绍

《张聿青医案》系清代名医张乃修原著，由其门人吴玉纯（文涵）等收集整理编次而成。成书于清光绪23年（公元1897年），初刻于1918年。张乃修(1844~1905年)，字聿青，号且休馆主，江苏无锡人，晚清著名中医学家。

《张聿青医案》不仅是一部具有较高学术价值的个人医案专著，同时也是一部临床实用的名医经验著作，在近代医案专著中具有较高声望，被民国时代和当代诸多中医家珍视，视为中医学习的重要参考书之一。张氏出身医学世家，早年博览经史，通晓大义，后弃儒而继承家学，锐志攻医。张氏学医以《素问》《难经》为宗，上尊仲景之著，博采刘完素、李东垣、朱丹溪、薛生白等诸家之说，临床诊病，集诸家之长，融会贯通。遇有症情复杂、虚实疑似之时，能通过脉象探讨求得真相。同时还十分注意气候、生活外因对病理变化产生的影响，因而疗效明显。张氏临证经验丰富，所遗医案甚多，由其门人编辑为《张聿青医案》(一名《且休馆医案》)共20卷。

《张聿青医案赏析》基本上选用《张聿青医案》记载的张聿青临床诊治医案一千一百余则，也按先外感，次内伤，次杂病，依次编排，古则取法金匮，近则以准绳医通诸家为准。每病以主病为纲，以相类者附之，于每一病证后附以医案。每卷少则介绍一种病证医案，多则介绍十种病证医案。其中卷一至卷三为外感疾病医案，卷四为虚损与内伤劳倦医案，卷五至卷十四、卷十六为内科杂病医案，卷十五为耳鼻咽喉科疾病医案，卷十七为妇科疾病医案，卷十八至卷十九为丸方及膏方医案。全书选案严谨，记录翔实，辨识精细，论证精当，处方确切，按注周到，内容相当丰富。所载医案包括患者姓氏、体质状况、起病缘由、临床表现、舌脉体征、病机变化、治疗法则、处方用药、药物加减等项内容，每寓医理于医案叙述之中，有发前人之所未及发，言众人之所不能言者。本书记载了张乃修先生疗效卓著的临床经验与用药特点，尤其是每案后的批注，切中肯綮，是一部具有很高学术价值的医案专著，在近代中医发展史上占有重要地位，对于提高临床疗效具有重要指导意义，为临床医生必读之书。

本书旨在帮助读者更好地学习张聿青医案，掌握张聿青的主要学术特点、学术思想和辨证论治特色和经验，特别是审证求因和用药特点，为我们提高临床疗效提供参考和借鉴。由于时间和水平有限，赏析部分可能有不完善，甚至错误之处，但希望起到抛砖引玉的作用，请读者见谅并提出宝贵意见。

二、张聿青医案的主要学术特点及其对临床的指导意义

清代是我国传统医学发展史上相对成熟的阶段，这一时期学术气氛活跃，医案著作出版较多，《张聿青医案》就是其中较为著名的一种。晚清时期，中医学在继承传统中医理论的基础上得到进一步的发展，出现了温病学派、孟河医派、世医学派等众多的医学流派，诸多流派各有所宗，融汇众长，形成富有时代特色的中医理论。在西医理论与思想冲击下，中医学家坚守传统医学理论并加以发展，此种中医精神尤其难能可贵，为晚清中医学的发展作出了杰出的贡献。张聿青中医理论和治疗特色集中体现在《张聿青医案》中，该书是对张氏中医理论和一生临床经验的系统总结，具有较高的学术价值和实用价值。

学习研究张聿青医案，对于掌握张乃修先生的辨证论治规律及用药特点，继承发扬古代名医学术思想，不断提高中医临床诊疗水平，具有相当重要的指导意义。

1. 载案详细完整，突出审证求因

《张聿青医案》记载了较多案语较长的医案，字斟句酌，反复推敲，意在指出疾病的关键所在。医案少则一二诊，多则十余诊，其中卷一风温记载的15岁祝氏少年之病达十九诊次之多。《张聿青医案》所载多是连续接诊的患者，从初诊直至病情痊愈，全面记录了病程中病机演变的经过、辨证诊断

的推求，以及张氏对疾病的认识、分析、诊断、处方用药的加减出入等等，充分反映出张乃修学有所宗、条理分明、有章有法的辨治思路和诊治特色。张聿青医案的另一主要学术特点是突出审证求因。如治痞气案中云："脾胃愈亏，则浊痰愈甚，前人有见痰休治痰之说，宜以脾胃为本。" 如肝气挟痰说则是张氏重视脏腑气机升降理论的体现，是全书理法分明、辨证精到、施治圆活、药简效捷的集中代表。深入探讨肝气挟痰说及其用药特点，对掌握辨证论治规律、继承和发扬古代名医学术思想、不断提高中医临床诊疗水平具有较高的学术价值。再比如，张聿青诊治气郁证时主张：气郁以肝为主，注意病机演化，症状表现不一，诊查必须全面，立法严谨，用药灵活，配伍精当。并归纳出调气散郁、疏肝和胃、清肺化痰、抑肝泄木和滋阴宁风等调治五法。这一审证求因、治病求本的思想，颇具临床指导意义。

2. 诊法长于舌脉，辨证准确入微

张乃修临证善于辨证察色，长于舌诊、脉诊，重视四诊合参，在诊断中尤其注意四季气候变化以及患者生活状况对疾病的影响。他望面色而断病机，观舌苔以明诊断，均具有特色。张聿青医案尤其重视辨证的精确，以脏腑经络学说为指导，突出整体观念，是张氏辨证论治的一大特点。如同为咳嗽，一案口燥咽干，脘次不胀，辨证为肺肾胃阴不足，属虚，治用滋补；一案中脘痞胀，甚于食后，乃肝木犯胃，体虚证实，治在祛邪。这种重视运用脏腑经络学说的辨证方法，对临床辨证准确性的提高，很有意义。

3. 重视调治脾肾，方药多有创新

从《张聿青医案》有关医案的研读中可以看出，张氏临证之时，既重视调治脾胃，培养后天；又重视滋肾温阳，摄纳肾气，以助化源。张氏以甘药益脾，以升清降浊之法升脾，以调畅气机之法运脾，使脾气得以健运，升降纳化复常；张氏每以甘润之药滋肾阴，以甘温之药助肾阳，滋补肾阴以摄肾气，使元海有根，真阴真阳得以平衡。张氏的用药也多有创新，时常在处方中加入成药，或自创新配方、新制剂，以取意外之效。如在"肺有伏寒，咳绵不止"案治疗处方中加入成药沉香化气丸；在江苏抚军吴病下虚案中，则用西洋参、玄参、细生地、北沙参、麦冬、生甘草、白芍、荷叶八味药以蒸壶取露，特制成“药露方”滋养阴津，随意温服。张氏还用大荸荠、海蜇皮等制成一种“雪羹”，用于治疗中风、风温、虚损、痰饮、肝火、肝阳、痰火、咽喉等证见痰火上升，或阴伤痰火内蕴者。这些方药，大多构思精巧，平中见奇，值得借鉴。

4. 善于学习，集各家之长，融会贯通，灵活运用，继承创新

根据张聿青灵活化裁仲景方的理论依据，归纳其加减配伍规律与具体用药经验。可以看出：张聿青较常用的仲景方与传统经方家的墨守成方不同，张聿青精于仲景学说，善用仲景之法，然从不套用成方，对仲景方灵活化裁，穷极变化，曲尽其妙。且张氏善于博采众长，融会新知，处方用药切中病机，丝丝入扣。①张聿青临证处方根据病机，不拘证候，拓展了仲景方的运用范围；②遣方用药，皆从法出，突破了仲景用药之道；③旁参诸家，兼收并蓄，将经方与时方熔于一炉；④参以己见，有独特的处方风格和用药特色，在先贤的基础上有所发展及创新。研究张聿青医案，活用仲景方的配伍规律，古为今用，对现代临床运用仲景方有实际的指导意义。

张氏治疗遗精、淋浊、癃闭、溲数、疝气等男科疾病，也是以《素问》《难经》为宗，上尊仲景之著，博采刘、李、朱、薛等诸家之说，集各家之长，融会贯通。临床上每能通过脉象探讨求得疑难病症的真相，得心应手。 同时还十分注意气候、生活等外因对病理变化产生的影响。这些学术特点及思想，无论是对前辈中医男科学术经验的继承和发展，还是对指导现代中医男科临床，都是很有参考价值的。比如《医案》中诊治遗精的经验探析如下。①主以护肾固精而治少年壮盛，精满自溢而新者自生之遗精，是为无病。若精溢次数频繁，并出现全身症状者则是病变，前人称为“失精”，临床许多疾病皆可发生遗精之症。精本为肾所归藏，正常时开合有度。张氏认为，“肾藏精而主纳”，遗精就是“肾虚，精不得藏”，故当“固其肾脏之精”，从护肾入手，即固精益肾是其主要的根本治法。所载三分有二的医案都是遵循这一治理。如周某无梦泄精案，就是固精益肾治疗的一个范例，该案张氏选用了熟地炭、补骨脂、潼沙苑、菟丝子、厚杜仲、肉苁蓉、淮山药、煅龙牡等。②与肾关系密切，与其他脏腑也有关联，应予以兼顾。“肾为阴主藏精，肝为阳主疏泄，肾之阴虚则精不藏，肝之阳强则气不固”治疗以补虚为主，兼以收涩，久病缓缓图治，常以膏方收功。

三、如何学习和应用张聿青医案

1. 认真阅读原案，参考编者赏析

《张聿青医案》载案千余首，涉及内伤杂病、外感热病、外妇儿科、丸方膏方、医论评注，内容相当丰富。读者必须认真阅读原案，细心体味其中蕴含的丰富内涵，结合编者赏析方能真正领略张氏出神入化的诊疗艺术，把握张氏临床经验的精神实质。尽管赏析可能不全面，甚至不准确，但可以起到抛砖引玉的作用，希望读者细心体会。《张聿青医案》成书较早，其文字内容可能还存在一些不易理解的地方，尚需运用古汉语知识、文献学知识及医史学知识，以便更好地理解和研究其中有关的疑难问题，从而达到学懂弄通、学以致用的目的。

2. 注意评注按语，特别是医案后附注

《张聿青医案》部分医案后的评注涉及到医案的病因病机、治疗法则、处方用药、药物的煎服方法等方面，其文字简明扼要，切中肯綮，很有特色。特别是作者本人的批注，批评中肯，提示要点，具有重要的启发作用。借助医案后附注，有助于理解原案精髓，帮助我们掌握张氏辨证论治的思路及用药规律，更好地理解张氏医案的精神实质。

3. 联系临床实际，灵活运用

学习张聿青医案，应当在全面掌握其精神实质的基础上，结合临床实际，带着临床上遇到的各种疑难和问题，有重点地学习和探讨。事实上，张氏渊博的学识，精纯的医术，丰富的经验，无不来源于他对历代先贤学术经验的传承，无不来源于他对自身实践经验的积累。因此，密切结合临床实际的方法，应当是学习和应用《张聿青医案》的一条捷径。近年来，国内不少

学者从临床需要出发，对张聿青医案中运用变法的经验，诊治气郁证、湿温、中风、痞证、汗证、噎膈、失眠等病证的经验，进行了全方位、多角度的学习和研究，取得了不小的进展，发表了不少有实用价值的研究报告和学术论文，他们的成功和成果，同样值得我们学习、参考和借鉴。

编者

2014年8月

目录

卷一

卷二

卷三

一、伏暑 / 25

二、疟 / 44

三、诸寒热 / 51

四、霍乱 / 56

五、丹痧（附烂喉痧） / 59

卷四

一、虚损 / 69

二、内伤劳倦 / 77

卷五

一、咳嗽 / 81

二、喘 / 86

卷六

一、吐血 / 90

二、衄血 / 103

三、蓄血 / 107

四、便血 / 112

五、溲血 / 118

卷 七

卷 八

卷九

五、身痛 / 165

卷十

一、呕吐（附吞酸吐蛔） / 167

二、噎膈（附反胃） / 171

三、泄泻 / 175

四、痢 / 180

五、便闭 / 191

卷十一

卷十二

三、麻木 / 216

卷十三

一、遗精 / 218

二、淋浊 / 227

三、癃闭 / 239

四、溲数 / 241

五、阳痿 / 242

卷十四

卷十五

一、咽喉（附失音） / 268

二、目疾 / 272

三、牙痛 / 274

四、耳病 / 276

五、鼻渊 / 278

卷十六

一、肩臂背痛 / 280

二、腿膝痛 / 284

三、脚气 / 288

四、风疹 / 290

五、内痈 / 292

六、瘰疬案 / 300

卷十七

一、调经案 / 306

二、带下案 / 321

三、崩漏 / 323

三、乳证　/ 357

卷十八

一、丸方　/ 361

卷十九

一、膏方　/ 369

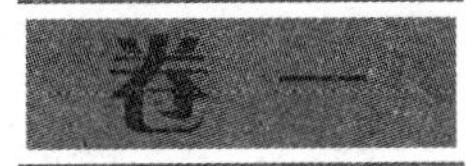

卷一

一、中风（附类中）

案1 湿痰热中风案

黎（左） 气虚多湿之体，加以劳顿掣动阳气，致阳气挟痰上升，清旷之区，灵明之府，悉为浊所弥漫，以致神情呆钝，迷沉多睡，右手足运行不利，口眼㖞斜。脉弦而滑，苔白质腻。此由肝风挟痰，阻于心脾之络，为类中之症，刻在鸱张之际，恐阳气复上而不语神昏，痰从内闭，姑先开窍涤痰，以备商进。

制半夏（二钱） 枳实（一钱五分） 广橘红（一钱） 广郁金（一钱五分） 菖蒲（七分） 赤白苓（各二钱） 炒远志（五分） 白僵蚕（炒，打，二钱） 白蒺藜（三钱，炒） 制南星（七分） 人参再造丸（一丸，先化服）

二诊 神情略为灵爽，沉迷多寐之象，亦觉稍退，脉象柔和，未始不为起色。但右手足不能运用自如，口眼㖞斜，舌强言謇，不饥不纳，时见嗳噫，似呃非呃。右关脉沉滑有力，舌苔白腻，中心焦黄。浊痰之弥漫，心窍之闭阻，固得稍开，而火风鼓旋之势，尚在炽盛。总期药能续效，风火庶可敉平耳。方草商之。

制半夏（一钱五分） 瓜蒌仁（六钱打） 远志肉（甘草汤炒，七分） 枳实（一钱五分） 制南星（七分） 甜广皮（一钱） 风化硝（冲，一钱五分） 九节菖蒲（七

分） 郁金（用明矾三分化水磨冲，七分） 人参再造丸（一丸）

三诊 昨云火风尚在炽盛之时。今面色带红，时欲起坐，即痰郁化火，火从内扰之象。正虚火风互煽，此际大有出入。再当清化痰火，以制其势。

羚羊片（一钱五分） 天竺黄（三钱） 枳实（一钱） 茯苓（四钱） 九节菖蒲（五分） 粉丹皮（一钱五分） 广郁金（一钱五分） 制半夏（一钱五分） 广橘红（一钱） 白僵蚕（一钱五分） 竹沥（一两，滴入姜汁少许）

四诊 昨卧甚安，起坐不宁之状已定，面色红赤较退，火象得以渐平。惟右半不遂，神呆不慧。其清旷之地，为痰湿弥漫，窍络被阻，神机不运。不能一时开豁，惟徐以图之而已。

制半夏（三钱） 茯苓神（四钱） 天竺黄（三钱） 白僵蚕（炒，打，三钱） 橘红（一钱） 远志肉（甘草汤炒，五分） 陈胆星（七分） 白蒺藜（去刺炒，三钱） 九节菖蒲（六分） 枳实（一钱二分） 竹沥（八钱，滴入姜汁少许） 杜合苏合丸（一丸，两次化服）

五诊 神情渐清，稍能言语，病势大为转机。然寐不甚长，心中稍觉燥热。还是痰郁化火内扰之象，未能欲速图功。

制半夏 竹茹 远志肉 茯神 天竺黄 枳实 陈胆星 瓜蒌仁 橘红 菖蒲礞石滚痰丸（三钱，先服）

六诊 大便畅行，神情较爽，言语亦清，寐亦安稳。药既应手，再以退为进。

陈胆星 九节菖蒲 橘红 竹茹 茯苓 白蒺藜 制半夏 枳实 广郁金 远志 煨天麻 白金丸（四分，先服）

七诊 脉症相安，病势逐日减退，幸矣幸矣。但饮食起居，急宜加意谨慎。若稍有感触而至复中，则非才疏者所敢许治。

胆星 远志 广橘红 制半夏 天竺黄 枳实 九节菖蒲 广郁金 竹茹（姜汁炒） 雪羹汤（煎汤代水）

八诊 咳嗽大减，新感之邪渐解。言语亦渐能如旧，右手稍觉有力。治此者已觉应手，患此者未能满意，所以李士材云、外邪已解，内邪已除而言语謇涩，半身不遂，未能即愈，宜久服六君兼补气养阴之品，使气旺血盛，气行而血灌注经络，经络既充，则举动自若矣。第体丰者多湿多痰，所以治痰在先。今湿痰渐化，则以养血补气之品，收效于后，拟方商正。

台参须　当归　潞党参　云茯苓　制半夏　台白术　白芍　炙绵芪　广橘红　桑枝（酒炒）　竹沥（滴入姜汁，少许）

【赏析】

历代医家对中风的病因作了深入的探讨，唐宋以前，以“外风”学说为主，多从“内虚邪中”立论。如《灵枢》所说“真气去，邪气独留”；唐宋以后，特别是金元时期，突出以“内风”立论，如张元素认为病因是热，他说：“风本生于热，以热为本，以风为标。”刘河间则主张“心火暴盛”。朱丹溪主张“湿痰生热”，《丹溪心法·论中风》指出：“东南之人，有风病者，非风也，皆湿土生痰，痰生热，热生风也”。本案论中风，以湿生痰，痰生热，热生风为辨，契合朱丹溪论治中风之意，故辨治以化痰醒神为首，配以人参再造丸活血通络益气，二诊患者痰浊稍减，神情略为灵爽，然人参再造丸稍嫌温燥，有化火之象，故续诊加用羚羊片，天竺黄等清热之品，待阳热得清，续用化痰开窍醒神之剂，配礞石滚痰丸加强化痰之功，八诊后患者痰湿已化，言语亦渐能如旧，右手稍觉有力，内邪已除，而言语謇涩，乃经络未充，继服六君健脾化痰，兼补气血养阴之品以善后。本案先后记录八诊，辨治随机应变，对中风病的辨治颇有指导意义。

案2　风痰上扰中风辨虚实案

冯（右）肝风挟痰，中于府络，骤然手足偏左不遂，口眼歪斜，言謇舌强。若以中络而论，尚无关于大局。但心中烦懊，烙热如燎，时索凉物，有时迷睡，神识时清时昧，呃忒频频。脉弦大而数，舌苔白腻。府络既阻，而痰火风复从内扰，神灵之府，为之摇撼，所以懊侬莫名。痰在胸中，与吸入之气相激，所以频频呃忒，饮食不得下咽。若再复中心络，必至神昏不语，诚极险又极可虞之际也。勉拟清镇护神，以御其痰火风之直入，再参降胃化痰熄肝，即请商酌行之。

制半夏（一钱五分） 天竺黄（三钱） 旋覆花（绢包，二钱） 九节菖蒲（五分） 陈胆星（一钱） 代赭石（四钱） 煨天麻（一钱五分） 茯苓神（各二钱） 竹茹（水炒，二钱） 净双钩（二钱） 濂珠（三分） 西黄（四厘，二味研末，梨汁先调服）

二诊 神迷转清。烦懊较定，痰得咯吐而出，未始非松动之象。然心胸之热，虽减于前而犹团聚不化，时带呃忒。脉形弦滑，舌苔厚浊。眩晕不能转侧。火风挟痰上旋，犹恐发痉发厥。再泄木火以清痰热。

川雅连（吴萸一分煎汁炒，四分） 白芍（酒炒，二钱） 制半夏（一钱） 代赭石（三钱） 黄芩（酒炒，一钱五分） 广皮（一钱） 炙柿蒂（三个） 煨天麻（一钱五分） 旋覆花（绢包，一钱五分） 鲜竹茹（二钱） 生姜（打汁三滴）

三诊 心中热炽，日见轻松，舌强短缩，已能伸出牙关，略能进食，身体转动，略为轻便，呃忒亦减，种种转机之象。泄热凉肝化痰，固属一定之理。但头昏眩晕，略一转侧，辄昏昏欲厥。脉形弦大。肝火风鸱张不熄，恐阴分劫烁，而舌起糜腐。

羚羊片（先煎，二钱） 元参（三钱） 黑豆衣（三钱） 瓜蒌皮（三钱） 石决明（五钱） 池菊（二钱） 鲜生地（洗，打，六钱） 鲜竹茹（一钱五分） 陈关蛰（一两，洗淡） 大荸荠（三枚，拍碎，二味煎汤代水）

四诊 昨诊痰火风劫阴，恐舌起糜腐，实证变成虚证。今诊脉弦大渐转细弱，舌苔果起白腐，上腭、两腮均布糜点，呃忒虽止，而多言妄笑五志之火，尽从上亢，而真水欲竭，不能相济。一波未平，一波又起，恐药力不足抵制。勉拟救阴泄热，清护神明。阿胶珠（蛤粉炒松，三钱） 细生地（四钱） 川贝母（二钱） 西洋参（一钱） 生牡蛎（打，先煎，五钱） 大麦冬（去心，三钱） 东白芍（酒炒，一钱五分） 朱茯神（三钱） 濂珠粉（四分，分两次服）

五诊 糜腐较化，多言妄笑稍定，略思纳谷而食入中脘作痛。脉细弦转大。阴分稍复，而火风鸱张之下，风木干土。再育阴化痰，兼平肝木。

金石斛（四钱） 半夏曲（一钱五分，盐水炒） 白蒺藜（去刺炒，三钱） 钩藤（三钱） 女贞子（三钱） 大天冬（三钱） 川贝母（二钱） 石决明（先煎，五钱） 左金丸（包煎，七分） 橄榄膏（三钱，冲） 濂珠粉（三分，先服）

六诊 导心胃之热下行，口糜大退，然犹未尽化，口舌作痛。每交阴分，辄心胸烦懊，无非阴亏火旺，火挟痰湿上蒸胃口。得食则呃，亦食入与胃中之火相激耳。小溲热痛，不能即出，大便七日不行。再导热下行。

大生地（二钱） 甘草梢（六分） 川石斛（三钱） 煨蛤粉（三钱） 青竹叶（二十片） 细木通（一钱） 白茯苓（三钱） 鲜竹茹（一钱五分） 凉膈散（包煎，四钱）

七诊 糜腐已退，口舌作痛亦减。胃口熏蒸之火，得以渐平，殊出望外。但肝气甚旺，中脘不舒，甚至有形攻突，气冲作呃，大便不行。再拟平肝调气。

金铃子（一钱五分） 白芍（土炒，一钱） 刀豆子（磨，三分，冲服） 左金丸（包煎，七分） 炒枳壳（一钱） 干橘叶（一钱） 煨天麻（一钱） 竹茹（一钱） 炙柿蒂（三枚）

八诊 糜腐既退，未经复起，舌红色亦渐转淡，痛亦渐轻，眩晕多言妄笑，舌强发厥诸忌款，次第而退。岂人力所能致，此天相之也。但胸中气机未宣，吸入之气，与冲气相激，时犹作呃。胃气不降，则腐气不行，大便不解。调气降胃，冀谷食渐增，府气渐通，庶可徐图恢复耳。

川楝子（一钱五分） 干橘叶（一钱） 旋覆花（绢包，一钱） 刀豆子（五分，磨，分二次冲） 蒌仁炭（五钱） 甜杏仁（三钱） 延胡索（一钱） 煅赭石（四钱） 炒枳壳（一钱） 车前子（一钱五分） 鲜竹茹（一钱） 炙柿蒂（三枚）

九诊 中脘渐舒，诸恙亦日见起色。然至暮辄作呛咳，还是肝气逆而犯肺。大便未行。拟清金平木法。

川贝母（二钱） 光杏仁（三钱） 茯苓神（各二钱） 鲜竹茹（一钱五分） 蛤黛散（绢包，三钱） 瓜蒌皮（四钱） 广郁金（一钱） 夜交藤（四钱） 干橘叶（一钱） 金铃子（一钱五分） 干枇杷叶（去毛，三片） 更衣丸（先服，一钱五分）

十诊 得食则呃。是胃火与食相激。用黄连温胆汤法。

川连（酒炒，三分） 法半夏（一钱五分） 竹茹（盐水炒，一钱五分） 柿蒂（三枚） 橘皮（盐水炒，一钱） 枳实（八分） 白茯苓（三钱） 枇杷叶（去毛，两片，淡姜汁炒）

十一诊 胃纳稍起，呃逆亦减。前法参以镇逆。

川雅连（吴萸汤炒，三分） 枳实（七分） 鲜竹茹（一钱五分） 海风藤（三钱） 煅赭石（三钱） 橘皮（盐水炒，一钱） 云茯苓（三钱） 制半夏（一钱五分） 桑寄生（酒炒，三钱） 木防己（一钱五分） 白僵蚕（炒，打，一钱五分）

十二诊 平素偶服参苓，辄胃纳加增，神情振卓，其阳明中气之虚，未病先露。此次病发，忽然眩晕，左肢不遂，病发于左，口歪于右，一时神识昏乱，多言妄笑，不时目窜发厥，呃逆频频，显系火风挟痰上旋，乘阳明脉络之虚，抵隙而入，首方言中于府络者，即阳明大府之络也。叠进降火消痰熄热，火之内扰者渐平，风之上旋者自熄，眩晕由此而定，神情由此而清，发厥亦由此而止。岂知痰热甫平，而虚火挟湿上腾壅于胃口，以致通口糜腐，危险之境，较前更甚。遂导热下行，兼用外治，糜腐次第而退，脉弦滑得以渐柔，饮食渐次而进。惟左手足不能举动，不知痛痒。吾人左半属血，右半属气。左半之血还行于右，是为气中之血。右半之气还行于左，是为血中之气。今风火郁阻络中，左血虽得右行，而右气不能左入，则偏左半身有血无气，所以望之如常，抚之无异，欲举而动之，则无气以运也。无气以运，欲动得乎。其祛风舒筋活络之品，似为必用之药。殊不知风不自生，血不行然后生风也。筋络不自病，有所以阻之者，然后筋不舒而络不宣。则是病在经络，而病之本实在阳明之络空，火风阻之。经云、治病必求其本，拟通补阳明化痰清络。

台参须（另煎，冲，七分） 制半夏（一钱五分） 白茯苓（三钱） 羚羊片（先煎，一钱） 白僵蚕（一钱五分） 生于术（一钱） 薄橘红（一钱） 煨天麻（一钱） 生熟草（各二分） 竹沥（七钱） 姜汁（三滴）

十三诊 类中大势已定，而偏左不遂，肩胛作痛。此由肝火风挟痰入络，直者为经，横者为络，邪既入络易入难出，势不能脱然无累。病重之时，早经谈及。然既庆得陇，自宜望蜀。拟甘凉益胃，宣络化痰。

台参须（六分） 生甘草（三分） 煨天麻（一钱五分） 茯苓神（各二钱） 生蒺藜（三钱） 大麦冬（三钱，去心） 制半夏（一钱五分） 陈胆星（七分） 黑豆衣（三钱） 晚蚕砂（三钱） 女贞子（三钱） 竹沥（一两） 丹皮（二钱）

【赏析】

本案患者素有阳明中气之虚，痰浊内生，猝然发病，火风挟痰上旋，乘阳明脉络之虚而扰动清窍，发为眩晕，左肢不遂，口歪，神识昏乱，多言妄笑，不时目窜发厥，呃逆频频，起手以清镇护神，再参降胃化痰熄肝，效验甚佳，然本案精妙之处在于未变先防，知虚实之变，预见到火风鸱张不熄，恐阴分劫烁，清热熄风之时兼顾柔肝滋阴，养护胃气，调和肝脾，肝风得平，脾胃既健，再徐图通络化痰以期痊愈。

案3　风湿中风案

左　外疡之后，风与湿合，流入络隧。以致遍体烦疼，手足软弱，恐成类中。

秦艽 焦苍术 黄柏 半夏 丝瓜络 独活 桂枝 生薏仁 萆薢 桑枝（酒炒）汉木防己

二诊　两次得汗，湿郁稍宣，遍体烦疼大退。药既应手，无容更张。

于术（一钱五分） 陈皮（一钱五分） 泽泻（一钱五分） 络石藤（三钱，炒） 杜仲（二钱）制半夏（一钱五分） 茯苓（四钱） 秦艽（一钱五分） 炙绵芪（二钱） 焦苍术（二钱，研末，米饮作丸，药汁送下）

三诊　投剂之后，脉症相安。然四肢酸软，筋惕少寐。良由痰湿阻络，甲木之气，不能下降。前法出入再进。

桂枝（五分） 秦艽（一钱五分） 独活（一钱） 桑寄生（酒炒，三钱） 木防己（一钱） 茯苓（三钱） 制半夏（一钱五分） 萆薢（二钱） 枳实（一钱） 生

薏仁（四钱）　白蒺藜（三钱）　木瓜（一钱）　鲜竹茹（一钱）

【赏析】

中风元代王履提出“真中”、“类中”病名。《医经溯洄集·中风辨》指出：“因于风者，真中风也；因于火、因于气，因于湿者，类中风，而非中风也。”本案外疡之后，风与湿合，流入络隧，以致遍体烦疼，手足软弱，当属类中之象，首诊以秦艽、焦苍术、黄柏、半夏之品祛风除湿为主，二诊得汗，湿郁稍宣，继以祛湿，稍佐杜仲、炙绵芪补肾益气，三诊诸症大减，但见四肢酸软，筋惕少寐，属痰湿阻络，故以桂枝、木瓜、制半夏等通络化痰。

二、风温（附冬温　温热　秋燥）

案1　风温痰热伤阴案

陈（右）　风温八日，身热咳嗽，左胁作痛，日来神昏不宁，甚则迷昧，气升痰嘶，痰色稠黄，齿垢齦红，自汗渴饮。脉数浮弦，舌红苔黄。日前痰中屡屡见红。此由风邪化热，灼烁肺胃，所有津液，尽为火热熬炼，皆化为痰肺为热炎所熏，肺叶煽动，有喘厥之虞。用竹叶石膏汤加味。

麦冬（去心，三钱）　石膏（五钱，煨）　桑白皮（二钱，炙）　天花粉（二钱）　梨肉（二两）　制半夏（一钱五分）　北沙参（四钱）　马兜铃（一钱五分）　淡竹叶（十六片）

二诊　迷昧减。舌苔亦化，然痰仍黄厚，痰声如潮。脉数弦滑。肺胃为热所灼，津液尽化为痰，痰随气升，气随痰逆。前意参上病下取法。

马兜铃（一钱五分）　光杏仁（去尖，打，四钱）　炙桑皮（三钱）　冬瓜子（五钱，打）　瓜蒌皮（四钱）　川贝（去心，三钱）　海浮石（三钱）　薏仁（五钱）　枇杷叶（去毛一两）　风化霜（七分）　苇茎（一两五钱）　竹沥达痰丸（三钱，竹茹汤先送下）

三诊　上升之气，大为平定，谵语亦退，烦懊亦减。虽已出于望外，但脉象滑数而软，舌苔浮糙，上腭糜腐星布。痰热化火灼阴，一波未定，一波又起矣。再化痰热，参入甘凉。

马兜铃（一钱五分） 冬瓜子（五钱打） 风化硝（八分） 瓜蒌仁（五钱，研） 杏仁泥（三钱） 海浮石（三钱） 茯苓（四钱） 苇茎（一两五钱） 鲜竹茹（水炒，二钱） 梨汁（一酒杯，温，另服） 荸荠汁（半酒杯，同冲） 上濂珠（三分） 真川贝母（去心，五分，二味研极细末，先送下）

四诊 痰喘渐平，热亦大减，而白腐渐多，却不甚作渴。脉形软滑。阴分亏损，浊随气火上浮，虚多而实少矣。急和其阴，而参清化气热。

南北沙参（各二钱） 川贝母（去心，二钱） 冬瓜子（四钱） 川石斛（三钱） 滑石块（四钱） 淡天冬（一钱） 猪茯苓（各二钱） 二泉胶（蛤粉拌炒，一钱五分） 香豆豉（二钱，炒） 竹茹（水炒，一钱五分） 泽泻（一钱五分） 苇茎（七钱） 上濂珠（三分） 川贝母（四分，二味研为极细末，先调服）

五诊 痰喘全平，腐糜忽少忽多。舌质紫，苔淡黄，望之毛干，却不燥渴。胸次如哽如阻。脉形软滑。此的属阴分伤损，浊蒸不化。治多棘手。勉再以清化并行法，以图万幸。

南沙参（四钱） 青盐半夏（一钱五分） 竹茹（姜汁炒，二钱） 枇杷叶（去毛，一两） 瓜蒌霜（三钱） 滑石块（五钱） 杏仁泥（三钱） 金石斛（四钱） 川贝母（三钱） 香豆豉（三钱） 芦根（去节，一两） 陈关蛰（洗淡，一两） 大荸荠（拍碎，四枚，二味煎汤代水）

六诊 糜腐大化，胸中痞满。阴多渐复，而胃浊仍阻。犹恐治浊伤阴，动多窒碍。

法半夏（一钱五分） 金沸草（一钱） 杜苏子（炒研，三钱） 茯苓（四钱） 豆豉（三钱） 橘红（盐水炒，一钱） 杏仁泥（三钱） 竹茹（姜汁炒，二钱） 玫瑰花（去蒂，三朵）

七诊 一险于喘呼神昧，再险于阴伤糜腐，又险于浊阻膈痞，证象错综，治多窒碍。何幸清凉润燥，补泻纷更，应如桴鼓。履夷出险，殆天授非人力欤。

法半夏（一钱五分） 云苓（四钱） 猪苓（一钱五分） 薤白头（二钱） 玫瑰花（去蒂，三朵） 上广皮（盐水炒，一钱） 枳壳（一钱） 甜广皮（炒香，三钱） 瓜蒌仁（姜汁炒，研，三钱） 生熟谷芽（各一钱）

【赏析】

张聿青将温病分为风温、湿温两类，风温下附冬温、温热、秋燥，湿温下附瘟疫。本案属风邪化热，灼烁肺胃，所有津液，尽为火热熬炼，皆化为痰，肺为热炎所熏，故首以竹叶石膏汤加味清热生津，去人参以防助热，二诊肺胃之热渐消，痰浊尤甚，故以化痰为主，清热为辅，方用马兜铃、光杏仁、冬瓜子、瓜蒌皮、川贝、竹沥达痰丸等，三诊、四诊舌苔浮糙，上腭糜腐星布，痰热化火灼阴，一波未定，一波又起矣，故化痰热之时，加强甘凉生津之品，以南北沙参、川石斛、淡天冬等为君，五诊、六诊、七诊痰热已平，阴伤渐复，然浊阻膈痞，治以清化并行法，药用法半夏、金沸草、杜苏子、茯苓化浊和胃。本案病情变化，证象错综，然医者随机应变，辨证准确，诚如张聿青所言“清凉润燥，补泻纷更，应如桴鼓”，实属精妙。

案2 外风引动湿热案

陆（左） 咳嗽不爽，发热汗出不解，气从上逆，大便溏泄。脉数右大，苔厚心黄。风温袭于肺胃，症方七日，为势甚炽。

牛蒡子（三钱） 川贝母（二钱） 甜广皮（一钱） 杏仁（三钱） 竹茹（水炒，二钱） 生甘草（四分） 炙桑皮（二钱） 大连翘（三钱） 茯苓（三钱）

二诊 苔黄稍化。仍然腻浊，大便不利，每至日晡，辄仍凛热。外风引动湿热，郁阻营卫。再为宣化。

杏仁（三钱） 蔻仁（五分） 淡芩（一钱） 滑石（三钱） 鲜竹茹（水炒，一钱） 米仁（三钱） 广郁金（一钱五分） 通草（一钱） 赤茯苓（三钱） 鲜佛手（一钱）

三诊 轻宣肺气而化湿邪，每晨汗出，上焦之湿，理当从汗而解，乃日晡仍然似疟，便不畅行，腹膨脘痞欲呕，频转矢气。脉形滑数。此必有形之积，阻而不化。拟导滞兼清湿热。

南楂炭（三钱） 缩砂仁（五分） 云茯苓（三钱） 青陈皮（各一钱） 泽泻（二钱） 范志曲（二钱） 莱菔子（炒研，三钱） 木香槟榔丸（三钱，先服）

【赏析】

本案初由风温袭于肺胃，症见咳嗽不爽，发热汗出不解，气从上逆，大便溏泄，脉数苔黄厚，治疗以疏散风热为主，兼以化痰，用牛蒡子、大连翘、川贝母、甜广皮等，二诊见苔黄稍化，仍然腻浊，大便不利，每至日晡，辄仍凛热，乃外风引动湿热，治以三仁汤化裁，宣化湿热。三诊日晡仍然似疟，便不畅行，腹膨脘痞欲呕，脉形滑数，考虑有形之积，阻而不化，拟导滞兼清湿热，以木香槟榔丸配南楂炭、范志曲、莱菔子消导，云茯苓、泽泻利湿清热，积滞消而湿热清，病得痊愈。

案3　湿热熏蒸不化案

恩（左）　温邪将及两候，发热有汗不解，夜甚无寐，胸闷不舒，烦渴而不欲饮。脉数，右部沉郁，左部弦大，舌红苔黄，根带灰霉。无形之邪，有形之湿，熏蒸不化，遂致清津不能上供，阴液由此渐亏。恐化燥而神机不运，渐成昏蔽。拟退热泄湿。即请商裁。

羚羊片（一钱五分） 淡芩（一钱五分） 光杏仁（三钱） 赤苓（三钱） 生米仁（三钱） 连翘壳（三钱） 广郁金（一钱五分） 滑石块（三钱） 通草（一钱） 生梨汁（一两） 芦根（打汁调，一两） 白蔻仁（三分先服）

二诊　清湿润燥，参以退热，热势外扬，能得微汗，口渴大减。然大便不行，大腹满痛，频转矢气。脉象滑数。正合阳明病频转矢气之条，以丸药缓下。即请商裁。

豆豉（三钱） 郁金（一钱五分） 滑石（二钱） 赤苓（三钱） 杏仁（三钱） 楂炭（三钱） 淡芩（酒炒，一钱五分） 通草（一钱） 枳实导滞丸（三钱，先服）

三诊　热势递减，仍然起伏，大腹满痛，频转矢气，大便不行。脉数左弦，舌尖红绛。阴伤热恋，宿滞不达。再泄热利湿，参以磨滞。

连翘壳（三钱）　细生地（五钱）　滑石块（三钱）　黄芩（一钱五分）　瓜蒌仁（五钱）　黑山栀（三钱）　光杏仁（三钱）　通草（一钱）　枳实（一钱五分）　芦根（一两）　青竹叶（二十片）

改方停药饮，白残花露、佛手露各二两。

四诊　大便畅行，热痰悉化。然频渴欲饮。舌红苔白，根带灰黑。阴伤不复。再泄热和阴。

生地　川连　花粉　青蒿　竹叶　阿胶　连翘　滑石　杏仁　芦根

【赏析】

患者发热有汗不解，夜甚无寐，胸闷不舒，烦渴而不欲饮。脉数，右部沉郁，左部弦大，舌红苔黄，根带灰霉，乃湿热熏蒸不化，热扰营阴之象，故治以退热泄湿，羚羊片、连翘壳、广郁金等清热，淡芩、生米仁、滑石块、通草利湿兼清热，尤以羚羊片清营分热为要。二诊见热势外扬，能得微汗，口渴大减，则热象渐消，然大便不行，大腹满痛，是有宿滞不达，故利湿兼以枳实导滞丸，三诊仍大腹满痛，频转矢气，大便不行，治以泄热利湿，参以磨滞，方用连翘壳、细生地、滑石块、黄芩、瓜蒌仁等，继以白残花露、佛手露消食导滞，四诊大便畅行，热痰悉化，然频渴欲饮，舌红苔白，根带灰黑，恐阴伤不复，治疗以泄热和阴为续，方用生地、川连、花粉、青蒿之类。

案3　风温热扰清窍案

谢（右）　辛凉疏泄，汗未畅达，热仍不解，头胀耳鸣。脉数右大。风温袭于肺胃，不能外达，三日正炽。

淡豆豉（三钱）　薄荷（一钱）　连翘（二钱）　池菊花（二钱）　枳壳（一钱，炒）　牛蒡子（三钱）　桔梗（一钱）　桑叶（一钱五分）　光杏仁（三钱）　广郁金

（一钱五分） 宋半夏（一钱五分）

二诊 疏泄肺胃，得汗甚畅，邪从汗解，热势大减，胀痛渐松。苔黄较化，脉亦略缓。然炉烟虽熄，余烬未消，身热尚未尽退。还宜疏泄余邪。

桑叶（一钱五分） 杏仁（三钱） 郁金（一钱五分） 山栀（二钱） 池菊花（一钱五分） 粉前胡（一钱） 苦桔梗（一钱） 连翘壳（三钱） 枳壳（一钱） 雪梨（切片入煎，一两） 象贝母（二钱）

【赏析】

本案属风温袭于肺胃，不能外达，热势上炎，扰动清窍，故见头胀耳鸣，治以银翘散加减疏散风热，二诊得汗甚畅，邪从汗解，热势大减，然余热未消，故去淡豆豉、薄荷之走表，继用桑叶、杏仁、郁金、山栀等清余热。

案4 风温热移大肠案

包（左） 温邪将及二候，上焦之热，移入大肠，发热便泄，懊烦不寐，频渴欲饮，耳窍失听。舌光无苔，干燥无津，脉左大，重按无力。邪热不从外达，灼烁于内，阴津损伤，往往有液劫而神昏者，不可不知。拟养津泄热。

鲜石斛（六钱） 连翘（三钱） 黑栀皮（三钱） 香豉（三钱） 淡黄芩（一钱五分） 鲜生地（六钱） 滑石（三钱） 桔梗（一钱） 桑叶（一钱五分） 芦根（一两）

二诊 便泄已止，热势虽不甚盛，而仍神烦少寐，口渴欲饮，舌燥无津，既干且腻，右目红赤作痛。脉数左大。风温夹湿化热，由大肠还于肺胃，气燥津伤。拟清湿润燥，开泄风热。

桑叶 薄荷 荆芥 连翘壳 朱茯神 桔梗 甘菊花 鲜石斛 晚蚕砂 辰灯心，蔻仁末（三分，另用鲜芦根二两打汁调服）

【赏析】

温邪上受，侵犯肺胃，上焦之热，移入大肠，发热便泄，懊烦不寐，频渴欲饮，舌光无苔，干燥无津，乃邪热不从外达，灼烁于内，阴津损伤，治疗以养津泄热为主，未见止泄之品，然热清则泻止。二诊泻止，风温夹湿化热，由大肠还于肺胃，故治以清湿润燥，开泄风热，用桑叶、薄荷、荆芥、连翘壳等泄风热，兼加鲜石斛、晚蚕砂、辰灯心、蔻仁末等润燥化湿之品。

案5　肝火内炽案

浦（左）　咳嗽头胀发热，寤难成寐，知饥欲食。脉数而弦。风温袭于外，肝火炽于内。姑疏风泄热。

桑叶（一钱五分）　薄荷（一钱）　前胡（一钱）　黄芩（酒炒，一钱五分）　竹茹（水炒，一钱五分）　菊花（一钱）　象贝（二钱）　黑山栀（三钱）　粉丹皮（二钱）　枳实（一钱，炒）

二诊　辛凉散风，微苦泄热，邪势不达，未能得汗，咳嗽头痛，恶风。邪尚在表，再进辛凉。

桑叶（二钱）　炒枳壳（二钱）　前胡（一钱五分）　牛蒡子（三钱）　光杏仁（三钱）　菊花（二钱）　白桔梗（一钱）　象贝（二钱）　薄荷（一钱）　竹茹（水炒，一钱五分）

【赏析】

风温袭于外，肝火炽于内，症见咳嗽头胀发热，寤难成寐，知饥欲食，脉数而弦，治以疏风泄热。二诊见未能得汗，咳嗽头痛，为邪尚在表，故加强疏风之功，加大桑叶用量，更加牛蒡子、光杏仁加强疏风宣肺之力。

案6　风温挟湿案

秦（左）　发热烦渴，胸闷气逆，频咳痰多，神烦少寐。脉数糊滑。此风温挟湿，郁蒸肺胃。症逾两候，恐致昏喘。

桑叶　制半夏　桔梗　冬瓜子　水炒竹茹　青芦管　前胡　橘红　生薏

仁　光杏仁　通草

二诊　气逆稍定，热亦渐减，而脉仍滑数。还是肺胃之湿未楚也。再为降化。

光杏仁　生薏仁　制半夏　赤茯苓　云茯苓　炒苏子　橘红　冬瓜子　生香附　丝通草　旋覆花　炒枳壳　水炒竹茹

【赏析】

本案病在上焦肺胃，风温挟湿，郁蒸肺胃，症见发热烦渴，频咳痰多，且“肺病湿则气不得化，”故见胸闷气逆，治疗以清热化湿，宣肺理气为主，方中桑叶、冬瓜子清肺热利水，制半夏、水炒竹茹、橘红、生薏仁、通草化湿，桔梗、前胡、光杏仁宣降肺气；二诊气逆稍定，热亦渐减，而脉仍滑数，继续化湿理气，方用光杏仁、生薏仁、制半夏、赤茯苓、云茯苓等，湿化则病除。

案7　风温挟湿侵犯肺胃案

居（童）　先是口碎作痛，四日前忽然热起，势甚炽张，胸闷懊烦，鼻衄便泄，兹则咽中作痛。舌红苔白，脉数滑大。此风邪先袭于上，复以时令之邪与湿相合，致一阴一阳之火，俱结于上。病属风温，方在五日，邪势炽甚之际，当是易进难退之时也。

泡射干（六分）　广郁金（六分，冲）　马勃（一钱五分）　荆芥（一钱）　牛蒡子（三钱）　炒银花（一钱五分）　连翘壳（三钱半）　玄参（三钱）　桔梗（一钱）　杏仁泥（三钱）　竹叶心（十六片）（竹叶心、桔梗二味代茶饮）

改方加黄芩、酒炒秦艽。

二诊　前进辛以散风，苦以泄热，汗出邪势从外而泄。而肺胃之热蕴结，痧疹并发而不少衰，痛不少减。脉数滑大，舌红边绛。喉关以内，白腐满布，喉肿关小微咳。此炉烟甫熄，余烬复燃，肺胃之热，冲斥于中，喉痹重症，出入极为迅速。恐火烁肺金，而致气喘。商请专门名家酌夺。

郁金（一钱五分） 山豆根（三钱） 京玄参（三钱） 羚羊片（先煎，二钱） 连翘（三钱） 大贝母（三钱） 桔梗（一钱五分） 生石膏（七钱，打） 牛蒡子（三钱）射干（七分） 茅根（去心，一两） 芦根（去节，一两） 鲜荷叶（七钱）

三诊 昨进大剂泄热，热势大为轻减，喉肿较退，痛势大轻。涎水之自涌者，至此渐能下咽。脉洪大略收，火风之灼铄肺胃者，已退三舍，当乘胜而助鼓再进。

羚羊片（二钱） 玄参肉（三钱） 牛蒡子（三钱） 鲜石斛（六钱） 连翘（三钱） 生石膏（七钱） 泡射干（六分） 荆芥（一钱） 黑山栀（三钱） 苦桔梗（二分） 鲜荷叶络（七钱） 茅根（去心，一两） 芦根（去节，一两）

【赏析】

感受风温之邪五日，症见口碎作痛，高热，胸闷懊烦，鼻衄便泄，咽中作痛。舌红苔白，脉数滑大，是风温挟湿侵犯肺胃，证在气分，治以荆芥、牛蒡子、炒银花、连翘壳辛凉解表，泡射干、广郁金、马勃、玄参等清热解毒。二诊患者热势虽减，但咽喉肿痛腐烂，恐火烁肺金，故加用羚羊片、生石膏、射干等清热解毒利咽之品，服药后热势大为轻减，喉肿较退，继用前方兼芦根、鲜荷叶络等清润之品巩固疗效。

案8 痰热蕴肺案

某 气喘不定，痰多稠厚。苔白转黄，舌边尖红绛，唇朱颧赤，脉数至六至以外。夫风为阳邪，阳邪易于化火，所有痰浊，尽从阳化，华盖之脏，独当其炎，所以清肃之令不行，肃降之权尽失。痰鸣气喘，谵如梦语，将有耗气伤阴之变矣。

磨犀尖（四分） 杏仁泥（三钱） 桑白皮（二钱） 冬瓜子（四钱） 生石膏（五钱） 肥知母（二钱，炒） 马兜铃（一钱五分） 川贝母（二钱，炒） 生薏仁（四钱） 瓜蒌霜（三钱） 茯苓（三钱） 连翘（三钱） 青芦管（一两） 枇杷叶（去毛，一两）

【赏析】

《景岳全书·喘促》篇“实喘之证，以邪实在肺也，肺之实邪，非风寒则火邪耳”，实喘之病机一目了然。此案中风邪外感，日久入里化热，热邪灼津炼液为痰，“肺为储痰之器”，痰邪内阻，华盖之脏先受阻，肺失宣发肃降，“肺苦气上逆”，自当气喘不定，痰多稠厚。表邪由表入里化热，邪热炽盛，则见苔白转黄，舌边尖红绛，唇朱颧赤。痰热阻于气道，上蒙清窍，且热邪上扰心神，使心无所依，神无所居，则痰鸣气喘，谵如梦语。痰热之邪为阳邪，故有耗气伤阴之变矣。磨犀尖，镇心安神；生石膏，透热出表；知母，一助石膏清肺热，二滋阴润燥救已伤之阴津，二者同用，可增强清热生津之功；桑白皮，清泻肺热平喘；杏仁，开宣肺气，止咳平喘；枇杷叶，降气平喘，与杏仁相伍，一升一降，肺得宣发肃降，咳喘自消；川贝母、瓜蒌，润肺化痰止咳；生薏仁、茯苓，健脾利湿化痰，绝生痰之源；连翘、青芦管，清热生津，透邪解毒。因早意识到 “将有耗气伤阴之变矣”，使用滋阴生津之品体现了治未病思想，使清热而不伤津，滋阴而不留邪，实为上工也。

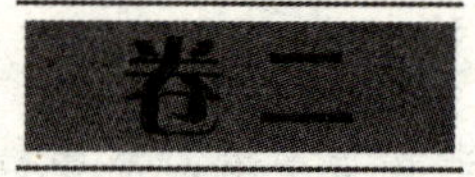

卷二

一、湿温

案1　湿温内蕴阳郁案

杨（左）湿温已届三候，不特汗瘖均不获畅，而且四肢脊背尚觉恶寒，阳气不能敷布，与阳气之衰微者，大相悬殊也。阳何以不布，湿阻之也。湿何以不化，饮食水谷资之助之也。为敌助粮，引虎自卫，非计也。拟开展气化，使湿随气行，则白瘖及汗可以通畅。

光杏仁　郁金　桔梗　霍香　滑石　生米仁　制半夏　通草

此症经陈医屡投厚朴、佛手花、茵陈等，致有棘手之象，先生嘱以勿妄食，勿进补，一以宣气化湿法治之，果获渐瘳。案语卓然名论，不易多得。（文涵志）

【赏析】

此案缘与湿邪内阻，气机为之郁遏，不得疏泄，导致阳气内阻，不能达与四末之证。食滞内阻，酿生湿邪内阻，阻遏阳气不能散布全身，故见四肢脊背尚觉恶寒；阳气内阻不能蒸腾津液，故不汗也。阳气不能敷布，易误诊为阳衰阴盛之阳气不布，但此二者有着本质上的区别，正如李中梓“此证虽云四逆，必不甚冷，或指头微温，或脉不沉微，仍阴中涵阳之证，惟气不宣通”。张聿青经辨湿温内蕴阳郁证，因此，开展气化，使湿随气行，则病自愈也。杏仁，开宣肺气，调节上焦气机，使肺通调水道；郁金、桔梗，理中焦之气；生米仁，渗水利湿而健脾，湿热从下焦而去；半夏、藿香，理气燥湿，气行则湿化；滑石、通草，利水化湿，使湿邪从小便而去。纵观全方，宣上、畅中、渗下，三焦分消，气畅湿行，三焦通畅，诸症自除也。

案2　湿热蕴结案

某　昨投泄热透邪，今午续得微汗，烦渴较昨略退，面色浮赤较淡。然天气乍冷，阳气阻郁，赤色瘀滞不匀，邪湿羁留，未能遽解。上焦之气不展，胸中窒闷不舒。口腻苔白舌红，脉数糊滑。化湿泄邪，固属定理。但除感冒带病酬应外，热甚不退者九日，邪湿熏蒸之势，尚在鸱张，总望转候大得退机耳。

郁金（二钱）　九节石菖蒲（四分）　桔梗（一钱五分）　香豉（三钱）　制半夏（三钱）　牛蒡子（三钱）　橘红（一钱五分）　光杏仁（三钱）　蔻仁（七分）　黄芩（酒炒，一钱五分）　川通草（一钱）　滑石块（三钱）

二诊　叠得自汗胸中之窒闷稍开，尚未安寐，口燥而腻。脉数舌红，苔白淡黄。胃中之浊与湿交蒸，不能遽化。症经旬日，惟有泄之，化之俾免内蒙为幸耳。

制半夏（二钱）　炒竹茹（一钱五分）　橘红（一钱）　郁金（一钱五分）　泽泻（一钱五分）　赤猪苓（各二钱）　炒枳壳（一钱）　黑山栀（二钱）　杏仁泥（三钱）　陈胆星（五分）　生薏仁（四钱）　炒蒌皮（三钱）

三诊　疏泄太阴，兼以通腑，宿滞下行，胸痞腹满较舒。然热势仍起，下午为甚，面色晦黄，口渴而复黏腻，咳嗽较退，寤难成寐。脉数而带糊滑，舌边绛赤，中心依然白腻，足见邪势由浅而深。然从无不可达之邪，亦从无不可泄之热，其所以解之不汗，清之热不泄者，以夹杂湿邪，相持于内也。再以泄化为主。冀邪与湿分，不致蒸痰从中弥漫为上。

广郁金（三钱）　光杏仁（三钱）　滑石（三钱）　薏仁（五钱）　炒竹茹（一钱五分）　炒香豉（三钱）　淡黄芩（一钱五分）　赤猪苓（各二钱）　广橘红（一钱五

分）　**桔梗**（一钱）　**通草**（一钱）　**制半夏**（二钱）

【赏析】

薛生白《湿热病篇》言："太阴内伤，湿饮停聚，客邪再至，内外相引，故病湿热。"吴鞠通说："内不能运水谷之湿，外复感时令之湿"。叶天士亦云："外邪入里，里湿为合"。故湿温之为病，乃内外合邪所致。今患者病湿温，投透邪泄热之品后，略有转机，然天气突变，病势缠绵，气郁湿留。苔白舌红者，正如叶天士言"白苔绛底者，湿遏热伏也"。故化湿泄热祛浊仍为定法。吴鞠通在《温病条辨》言："徒清热则湿不退，徒祛湿则热愈炽"。故祛湿、清热二者不可偏执。先生拟菖蒲、郁金化湿豁痰，桔梗、杏仁宣开肺气，气化则湿化；牛蒡子合香豉宣表透邪解郁；半夏、橘红、蔻仁燥化湿浊，疏利气机；黄芩苦寒泄热；通草、化湿渗利湿热，导邪下行。二诊浊湿未得速化，恐湿聚热蒸成痰，故增化痰利湿之功，加陈胆星、炒蒌皮、竹茹清热化痰，导浊下行；苡米、泽泻、赤猪苓利湿泄热。

三诊　脉数滑，舌边绛赤，中心白腻，仍旧湿遏热伏，且邪势由浅而深。湿温之病，原本病势缠绵、病程较长，故不可急功近利。今继加大泄热化湿之力，以图其效。

案3　湿热化燥证

陈（左）　湿温热势起伏，湿包热外，热处湿中，热胜于湿，挟滞蒸腾，太阴之邪，还并于阳明之分。舌红苔黄，中心微燥。便阻频转矢气，阳明之湿热，渐化燥热矣。

淡黄芩　川连　光杏仁　通草　郁金　生薏仁　滑石　竹叶心（十二片）　枳实导滞丸（通草佛手汤下）

二诊　两投苦泄，热势仍然起伏，起则烦渴欲饮。湿热蒸腾，津不上布，盖热如釜中之沸，邪之与湿，犹釜底之薪。仍以泄化主之。

香豉　广郁金　光杏仁　桔梗　通草　制半夏　淡黄芩　连翘　泽

泻　滑石　生薏仁　赤猪苓　竹叶心

【赏析】

此案为湿温时疫，热重于湿之证。脾喜燥勿湿，湿热内阻，脾先受困，脾失运化，亦可加重湿邪内生。病程日久，湿热之邪侵入阳明，热挟湿蒸腾而上，则舌红苔黄。阳明之湿热，渐化燥热，热盛灼津，燥屎仍成，湿热内阻，胃肠气滞，腑气不通，故见便阻且频转矢气。故治法应以清热化湿为主。淡黄芩、川连，清热燥湿；杏仁，宣利上焦肺气，气行则湿化；郁金，行气宽中，畅中焦之气机；生薏仁，健脾利湿，使湿邪下行；通草、滑石、竹叶心，增强利水行湿之功；枳实导滞丸，清热利湿，消导化积。两投苦泄后，热邪仍盛，湿热蒸腾，津不上布，则烦渴欲饮。湿热为本病之实邪，因此，清热化湿方为釜底抽薪之法也，二诊后予清热化湿治疗，病症必除。

案4　素体阳亢感寒案

杨（左）　外感风寒，卫阳被郁，先发微寒，阳郁暴伸，遂发壮热，汗出邪泄，阴阳洽和，得以脉静身凉。惟热气一蒸，里湿悉动，邪虽外达，蕴湿未清，所以胃纳不复，舌苔未化。宜理湿和中。至于头痛昏眩。腹满心悸，乃平素肝阳之偏亢，由于血虚不能养肝而来。当置缓议。

制半夏（一钱五分）　赤茯苓神（各二钱）　生薏仁（四钱）　大豆卷（三钱）　川朴（一钱）　猪苓（一钱五分）　白蒺藜（去刺炒，三钱）　建泽泻（一钱五分）　广皮（一钱）　佛手（一钱五分）

【赏析】

外感经过治疗之后，余邪未清，舌苔未化，胃纳不复，且病人平素肝阳之偏亢，故治疗当清化余湿，以制半夏、赤茯苓神、生薏仁、大豆卷等淡渗化湿之品，稍佐白蒺藜、广皮、佛手等平肝之品。

案5　湿热郁蒸扰神案

洪（左）　湿温七日，烦热胸闷恶心，汗出至颈而还。脉沉细涩，苔黄罩灰。邪湿郁蒸，湿遏热伏，有内闭神昏之虞。

制半夏　光杏仁　广郁金　淡黄芩　九节菖蒲　上广皮　白蔻仁　范志曲　炒枳实　炒香豉　玉枢丹（四分，研末，鲜佛手汤下）

二诊　发出斑瘀，而烦热仍然不减，至暮神昏谵语。脉糊不爽，苔霉虽化而底质白揩。还是邪湿郁蒸，欲泄而不能即泄。恐内闭昏痉。

制半夏（二钱）　白桔梗（一钱）　川雅连（三分）　干姜（四分）　九节菖蒲（六分）　光杏仁（三钱）　白蔻仁（四分）　川通草（八分）　枳实（一钱）　上广皮（一钱）　赤猪苓（各二钱）　太乙丹（五分，研细，先调服）

三诊　汗出颇畅，身热遂解，但脉形不爽。蕴湿未清，还当泄化。

大豆卷　制半夏　赤白苓　泽泻　川朴　木猪苓　生薏仁　鲜佛手

【赏析】

湿温为病，湿遏热伏，湿热胶结，不得外泄，湿热郁蒸，烦热胸闷恶心，汗出至颈而还，脉沉细涩，苔黄罩灰，治以制半夏、白蔻仁、光杏仁等化湿理气，广郁金、淡黄芩等清热，配玉枢丹化痰开窍，辟秽解毒；二诊发出斑瘀，而烦热仍然不减，至暮神昏谵语，是邪湿郁蒸，欲泄而不能即泄，加川通草、赤猪苓等泄湿，汗出之后，用大豆卷、制半夏、赤白苓、泽泻之类泄化余湿。

案6　邪湿交蒸神情懊烦案

王（左）　症交八日，热重汗不畅达，红疹发而未透，邪难外泄，热蒸湿动，湿阻气机，恶心脘痞，稍进汤饮，自觉停聚中州，里湿相搏，表气更难开泄，神情懊烦。苔白不渴，脉象糊数。恐邪湿交蒸，而致内蒙昏痉。拟宣化开泄。

川朴（一钱）　橘皮（一钱）　桑叶（一钱）　牛蒡子（三钱）　制半夏（一钱五

分） 杏仁（三钱） 桔梗（一钱） 枳实（一钱） 薄荷（六分） 炒竹茹（一钱五分） 蔻仁（五分） 佛手（一钱）

二诊 宣化开泄，汗出甚畅，热势大减，并能得寐，烦懊因而大定，胸痞转舒，恶心亦止。但脉仍糊数，热犹未解。舌红苔薄白。气分之邪，依然留恋。再为宣化。

杏仁（三钱） 上广皮（一钱） 茯苓（三钱） 制半夏（一钱五分） 广郁金（一钱五分） 蔻仁（五分） 炒枳实（一钱） 薏仁（三钱） 竹茹（一钱五分） 猪苓（二钱） 通草（一钱）

三诊 热势降序，寐亦稍安，脘痞已舒。然不悲而泣，不恐而惊，痰稠色带灰黑。脉象糊滑而数，苔白质红。腹中攻撑，便带溏薄。邪从外达，痰被热蒸，蕴而不化，胆胃之气从而失降，以致胆木漂拔。再从宣化之中参清气化痰。

杏仁（三钱） 橘红（一钱） 郁金（一钱五分） 云苓（三钱） 竹沥半夏（一钱五分） 胆星（五分） 枳实（一钱） 范志曲（二钱） 薏仁（四钱） 通草（一钱） 竹茹（一钱五分）

四诊 脉静身凉，稠痰渐少，思谷知味，胃气渐开，悲泣惊恐亦定。宜和中以清余蕴。温胆除枳实，甘草，加天麻，钩藤，白蔻仁，藿香，胆星。

五诊 苔白已化，胃开思纳。惟脉形左大。头重眩晕，肝阳挟痰上逆。再熄肝化痰。

制半夏（一钱五分） 白蒺藜（三钱） 石决明（五钱） 池菊花（一钱） 上广皮（一钱） 煨天麻（一钱五分） 陈胆星（四分） 白金丸（五分） 钩藤（三钱） 盐水炒竹茹（一钱）

【赏析】

本案湿温病，表里合湿，湿重热轻，病位偏于上中二焦，先生拟宣化开泄之法。药用桑叶、薄荷、牛蒡子辛凉宣开卫表、透邪外出；杏仁、桔梗宣降肺气，畅上焦之气机；川朴、橘皮、枳实理气燥湿化浊；半夏辛温、燥化湿邪，竹茹甘寒，清热化痰，二药寒温相合，相辅相成，使湿去不致助热，热宁不致留湿也。蔻仁、佛手则芳香化湿辟秽兼以调气。众药相合，宣气化湿，辛开苦泄，则湿开热退。二诊湿热得减，邪入气分，再为宣化。故去首诊中辛凉宣通解表药，加茯苓、猪苓、通草、苡米等淡渗通利之品以助渗湿祛浊。三诊热虽减，然热蒸痰蕴，胆胃失和，故见惊、泣、痰稠等象，参以温胆汤加减清气化痰。加竹沥、胆南星清热涤痰开窍。四诊继加平肝定惊、化湿祛浊之品以增疗效。五诊患者胃开湿化，唯肝阳夹痰上逆，又转以白蒺藜、石决明、天麻、钩藤、胆星、半夏、竹茹等平肝熄风化痰，以善其后。

卷三

一、伏暑

案1　暑热夹湿，辛开苦泄案

谈（左）　热势日轻暮重，热起之际，懊烦闷乱，神识模糊，目赤颧红，而所饮之汤，独喜沸热，烦甚则气逆似喘。脉闷数不扬，舌红苔白厚而罩灰黑。此暑热之气，从内熏蒸，而湿热之气，从外遏伏。所以暮重者，以湿为阴邪，旺于阴分也。湿性弥漫，清窍被其蒙蔽，是以神情糊乱。肺为华盖，热蒸湿腾肺当其冲，是以气逆似喘。深恐热势复起，而神昏暴喘。勉拟辛开其湿，苦泄其热，参以豁痰。总望抑郁之邪湿得开，方为转机之境。

制半夏（一钱五分）　生薏仁（四钱）　南星（二分）　赤猪苓（各二钱）　橘红（一钱）　川连（三分，干姜五分同炒）　光杏仁（三钱）　蔻仁（七分）　枳实（炒，一钱五分）　瓜蒌仁（四钱）　玉枢丹（二分）　石菖蒲须（九节四分）　广郁金（六分，后三味研极细末，薏仁橘红汤送下）

二诊　昨日热起，势较平定，神识亦未昏糊，今晨及午自觉甚舒，下午渐又烦闷。所最甚者，中脘之上，心胸之间，似觉一团结聚，于是欲呻不能，欲嗳不得。将寐之际，辄作惊跳。频渴欲饮，虽极沸之汤，不嫌为热。此痰湿蕴结，上焦之气郁痹不宣。脉较数，苔略化，似有松动之机。但极盛之时，虽略转机，尚难足恃，神昏发痉，当预防也。

淡干姜（五分） 广皮 蔻仁 槟榔皮 赤白苓 枳实 川连（二分） 香附 竹茹 薏苡仁 制半夏 川朴

另胆星五分，菖蒲五分，郁金二钱，黑丑二分，研为细末两次调服。如服药后仍昏，加郁金、菖蒲、桔梗、滑石、通草。

三诊 胸膺臂膊，发出赤疹隐约，尚是发泄于外者少，郁结于里者多，所以热势减轻而仍起伏。烦闷频渴，渴不多饮，虽极沸之汤，不嫌为热。良以湿热郁遏，津液不能布散于上，不得不引外水以济其急，与热烁津枯者不同。脐下板满，按之作痛。痰滞阻府，里气郁遏，表气难宣，势不能以斑疹忌下为例。脉数糊滞，苔白罩灰。还恐内闭神昏，而发痉厥。再辛以开，苦以泄，缓下痰积，以备商进。

干姜（五分，川连三分同炒） 广郁金（明矾三分化水磨，七分，冲） 制半夏（一钱五分） 枳实（一钱五分） 桔梗 光杏仁（二钱） 竹二青（生姜汁炒） 荆芥 橘红 香豉 礞石滚痰丸（三钱） 佛手薏仁汤(先服) 滚痰丸服下，仍然四肢发冷，大便未解，用竹沥达痰丸三钱，橘红一钱，胆星三分，二味煎汤送下。

【赏析】

《温病条辨·上焦篇》曰：长夏受暑，过夏而发者，名曰伏暑。众所周知，暑邪治病有三大特点：①暑为阳邪，其性炎热；②暑性升散，易扰神伤津耗气；③暑多夹湿。本例患者伏暑湿热兼夹，症见懊烦闷乱、目赤颧红、舌红，是为热盛；渴喜热饮，乃体内痰湿不化使然；神识模糊、脉闷数不扬、苔白厚而罩灰黑则为湿邪困遏。先生拟辛开其湿，苦泄其热，参以豁痰。半夏、橘红、干姜辛开其湿；杏、蔻、苡三仁宣上、畅中、渗下，合猪苓共助祛湿；川连、枳实、赤苓苦泄其热；一辛一苦又融祛湿于畅达气机之中。玉枢丹辟秽解毒、化痰开窍；石菖蒲、郁金化湿豁痰，开窍醒神；配伍南星、瓜蒌仁更增清热化痰之功。诸药相合，融半夏泻心汤、三仁汤及菖蒲郁金汤之精髓于一体，着实精妙。药后暑热略有松动之机，然痰湿之邪顽固不化，午后上焦之气又郁痹不宣。为防伏暑生变，深入心包、热盛动风而致神昏发痉，继守上方辛开苦泄、化痰开窍，更增竹茹清热化痰除烦，香附、槟榔皮助行气利水湿。三诊患者胸臂部赤疹少许，是暑热有外出之佳兆，需与暑热内陷营分相区别。患者烦闷频渴，则是湿热郁遏，气不化津，津不上乘所致；脐下板满，按之作痛乃痰气阻府，里气郁遏使然。故痰积不下，里气不通，表气亦难宣，隐疹难透。故虽斑疹忌下，先生却随机应变，宣表透邪与缓下痰积并施，既防峻下致斑疹内陷，又能泄里以助宣表。加荆芥、桔梗、香豉宣表透邪；用明矾清热消痰，礞石滚痰丸泻火逐痰、通腑降浊。若服后仍然四肢发冷，大便未解，恐正气已虚，不耐峻猛攻伐，则宜改为竹沥达痰丸泻火逐痰、扶正祛邪。邪正兼顾，而邪有出路。

案2 暑湿相合，湿重暑轻案

盛（幼） 暑与湿合，湿重暑轻者为湿温。身热起伏，屡次得汗，热仍不解，口腻渴不多饮，渐致迷蒙多睡，耳窍不聪，胸项间痱疹密布。脉形糊滑，苔虽不厚，而舌质滑白。似属邪与湿蒸，熏蒸之气，弥漫胸中，所以时多迷睡。浊占清位，清窍不宣，所以耳聋不聪。恐由湿而蒙，由蒙而闭。即请商裁。

香豉（三钱） 杏仁（三钱） 广郁金（一钱五分） 制半夏（一钱五分） 生薏仁（三钱） 桔梗（一钱） 白蔻仁（三分） 滑石块（三钱） 猪苓（二钱） 云茯苓（三钱） 僵蚕（二钱） 鲜佛手（一钱） 通草（七分）

【赏析】

吴鞠通言："伏暑、暑温、湿温，证本一源，前后互参，不可偏执。"今暑与湿合，湿重暑轻，故曰湿温。湿浊暑邪熏蒸弥散，症见身热起伏，胸项痱疹，口黏腻，渴不多饮；湿邪上扰清窍，故耳窍不聪，迷蒙多睡。因暑湿之邪病变迅速，若转而闭阻清窍、心神，则病情凶险。故急拟湿温之治，祛湿清热。历来各医家对湿温都重视宣气机、通三焦、利小便，使湿热之邪有外出之路。先生亦遵此法，处三仁汤加减以宣畅气机，清利湿热。香豉、杏仁、桔梗宣开上焦肺气，使气化则湿化；白蔻仁、制半夏芳香化浊、燥湿理气，宣畅中焦；苡仁、滑石、猪苓、茯苓、通草则淡渗利湿，疏导下焦；合用郁金、鲜佛手、僵蚕理气化痰祛湿，防痰湿之邪蒙蔽心窍。诸药合用，宣上、畅中、渗下，气机畅，湿热从三焦分消，则诸症自解。

案3　暑湿化火生痰案

某（左）　热盛之时，心胸窒闷，则呼吸之气，有出无入，呼吸烦扰，刻刻欲厥。而脉虽数，甚觉沉细，苔虽浊多半白腻，舌心黑，仍属浮灰。安有如此烦热，已经旬日，而不克化火者。显系中阳不足，而痰湿郁遏。叠进辛开，胸间喘呼，虽得稍平，脉转糊滑，苔白转黄，颧红目赤，稍一交睫，辄觉惊跳。此湿蒸成痰，热郁成火。亟为清泄，参以化痰，俾免痉厥。事济与否，非所敢知也。

羚羊角（先煎，二钱）　黑山栀（三钱）　广郁金（明矾水磨，五分，冲）　枳实（一钱炒）　九节石菖蒲（五分）　制半夏（三钱）　益元散（三钱，包）　鲜竹茹（一钱五分）　陈胆星（七分）

二诊　前进直清肝胆，大势稍定，略能安寐，懊烦扰乱，亦稍退轻。脉数较爽，舌苔焦黄亦化。但热仍起伏，起则依然烦扰，面赤目红。舌绛苔黄，赤疹密布。肌表之风，三焦之暑，太阴之湿，悉经化火，充斥三焦。非大苦不足以泄热，非大寒不足以胜热也。

雅连（五分）　犀尖（五分，磨）　连翘（二钱）　郁金（一钱五分）　竹叶心（三十片）　益元散（三钱，包）　淡黄芩（一钱五分）　粉丹皮（二钱）　黑山栀（三钱）　杏仁（三钱）　瓜蒌仁（三钱）　鲜荷梗（二尺）

【赏析】

患者暑湿之邪久羁伤阳，湿郁中焦则心胸窒闷，阻于上焦，肺失肃降则呼吸有出无入、烦扰不安，脉沉细为伤阳之象，苔白腻而浊，舌心黑仍为湿遏所致。屡进辛开，热象渐显，苔由白转黄、颧红目赤即是明证。脉转滑、稍交睫则惊跳乃痰热之象。由此，此诊痰火是病机，予以涤痰汤加减，清热豁痰，防热极生风、痰蒙致厥。方用羚羊角清肝泻火、熄风止痉；山栀清泄三焦火热；郁金、明矾、石菖蒲、半夏、竹茹、枳实、陈胆星清热豁痰开窍；益元散则清热祛暑安神。痰热清则诸症安。二诊痰消较显，然气分热势未见其衰，且有入营血之象，故见烦扰，面赤目红，苔黄之余，又见舌绛，赤疹密布。此暑湿之邪化火、化燥所致。故转方以大苦大寒之品清热泄火解毒。芩、连、栀苦寒直折其火，泄热于三焦，犀角、丹皮直入血分，清热凉血解毒，正如叶天士言："入血就恐耗血动血，直须凉血散血。"连翘、竹叶心、郁金、益元散均入心营，清心泻火安神，同时连翘又可透疹于外，有"入营犹可透热转气"之妙。此外，杏仁苦温疏肺以降气，瓜蒌仁甘寒清热化痰，鲜荷梗清热祛暑化湿，全方清泄火毒之余，兼祛残留暑湿痰邪，可谓思虑周全。

案4　伏暑风热，内外合邪案

夏（左）　风热感受于上，伏暑窃发于内，胃气闭郁，阳郁不伸，发热甚重。暑蒸湿动，热与湿合，熏蒸肺胃，遂致咳嗽气逆如喘。痰多稠厚，有时带红，左胁肋作痛，唇焦口渴欲饮。舌红苔黄，隐然有霉燥之意，脉数浮弦。风为阳邪，本易化火，伏暑既深，尤易化热，两邪相并，化热生火，上迫肺金，阴伤络损，所以左胁为之作痛也。症方五日，邪势正炽，有昏喘之虞。拟和阴肃肺，导热下行，即请商裁。

煨石膏（五钱）　盐半夏（六分）　川贝母（二钱）　光杏仁（三钱）　大天冬（三钱）　冬桑叶（一钱五分）　冬瓜子（五钱）　生薏仁（四钱）　通草（一钱）　滑石（三钱）　芦根（一两）　竹叶（十六片）　滑石、芦根汤代茶

二诊　和阴肃肺，导热下行，唇焦舌霉口渴俱减，热势略和。而气逆咳嗽，仍然不定，痰红青绿之色虽退，而痰多盈碗，胸膺胁肋俱觉作痛，不能转侧。火迫金伤，液滞为痰，络气因而不宣。症起六日，热方炽甚，恐络气闭阻，降令不行，而喘甚生变。拟降肺化痰宣络。即请商裁。

广郁金（四分）　盐橘络（一钱）　光杏仁（去尖，打，三钱）　滑石（三钱）　通草（一钱）　马兜铃（一钱五分）　旋覆花（二钱，猩绛包扎）　冬瓜子

（四钱，打） 枳壳（四钱） 生薏仁（四钱） 青葱管（二茎） 青芦尖（一两）以冬瓜子煎代茶。

【赏析】

患者风热外感，伏暑内发，气闭阳郁。风阳化火，暑湿化热，内外合邪，上迫肺金，肺失肃降，故咳逆如喘；痰热内炽，灼伤血络则痰中带红；肺右降失职，则肝左升失调，故左胁肋作痛；热盛伤津，则见唇焦口燥；舌红苔黄，脉数浮弦乃邪热炽盛之象，故拟和阴肃肺，清热化痰之举。先生取麻杏石甘汤之石膏、杏仁意在清泄肺热，肃降肺气以平喘，合以苇茎汤加减更增清肺化痰之功，方中芦根甘寒，主入肺经，清泄肺热且生津止渴；冬瓜仁性滑，长于清热涤痰利湿；薏苡仁上清肺热，下利水湿，使湿热去，则无生痰之源，兼有治病求本之意。同时配伍半夏、川贝清热化痰，冬桑叶具肃降之性，擅清肝肺之火而润燥，且能疏散风热，使留恋之风热外邪得以速去。通草、滑石、竹叶清热利小便而不伤阴，使热邪从小便尽解。天冬养阴润肺生津，用之为佐。全方一派甘寒之品，清热而不伤津，同时亦体现温邪夹湿之治："加芦根、滑石之流，渗湿于热下，不与热相搏，势必孤矣。"二诊患者肺热稍减，然气逆痰多，痰阻气滞故见胸膺胁肋俱痛，予降气化痰通络之法。故于前方增郁金、橘络、旋覆花、枳壳、葱管行气化痰宣络，去芦根改用青芦尖取其轻清而浮，更寓宣透之义。由此，先生处方用药之讲究可见一斑。

案5 清气化湿，芳香破浊案

温明远 微寒热甚，热在心胸，肌表并不炙手，一味烦懊，邪气交会于中宫，恶心欲呕。脉忽大忽小忽歇，舌苔白揹。此伏暑之邪，为湿所抑，不能泄越。虽有津气，不克上承，所以恶燥喜润也。与云瞻先生议流化气湿，参以芳香破浊法。

郁金（磨冲，七分） 白桔梗（一钱） 制半夏（三钱） 广藿香（三钱） 橘红（一钱） 大腹皮（三钱） 杏仁泥（三钱） 白蔻仁（七分，研，后入） 炒竹茹（一

钱） 玉枢丹（四分，研，先调服）

二诊 稍稍得寐，胃府略和之象。烦闷虽甚，较昨稍安。但脉仍歇止。频渴欲饮，饮则呕吐。气湿未能流化，清津安能上供。燥也，皆湿也。从昨法参入苦辛合化。

制半夏（三钱） 橘红（一钱） 蔻仁（七分，后入） 郁金（一钱五分） 石菖蒲（五分） 川雅连（姜汁炒，一分） 赤白苓（三钱） 香豆豉（三钱） 淡干姜（四分，炒黄） 桔梗（一钱） 木猪苓（二钱） 广藿香（一钱五分）

三诊 辛开苦降，气通汗出。其郁遏亦既开矣，其脉气宜如何畅爽，而乃闷细如昨，右部仿佛沉伏。汗收则烦懊复盛，汗出之际，肌肤发冷。足见闭郁欲开而未能果开，卫阳已经亏损。内闭外脱，可虞之至。勉拟连附泻心法。以备商榷。

人参须（另煎，冲，四分） 川雅连（五分，炒） 制半夏（三钱） 益元散（三钱，绢包） 茯苓（三钱） 制附子（三分） 淡黄芩（一钱五分） 竹茹（姜汁炒，一钱）

四诊 昨进连附泻心法，烦懊大定，渴亦大退，汗稍出不至淋漓，肤冷较温。六脉皆起。但仍歇止。足见正虚邪郁，营卫几不相续，虽为转机，还怕里陷。

川雅连（五分，炒） 黑草（三分，炙） 吉林大参（一钱） 制半夏（一钱五分） 熟附片（三分） 淡黄芩（酒炒，一钱五分） 茯苓（三钱） 白粳米（一撮，煎汤代水）

按师云、此际舌苔，业已抽心，中虚极矣。（清儒附志）

五诊 同汪艺香合参方，案未录。

人参须（另煎，冲，一钱） 炙黑草（五分） 炒白芍（三钱） 辰拌块滑石（五钱） 龟板（六钱，炙，打） 制半夏（三钱） 陈皮（一钱） 熟附片（五分） 鲜佩兰（一钱五分） 辰拌茯苓神（各三钱） 姜汁炒竹二青（二钱） 僭加姜汁炒川连（五分） 淡干姜（三分）

此际舌苔，不特抽心，而且色绛，气虚阴亦虚矣。

六诊 此方服后，脉之细涩，转为弦滑，舌之剥痕，已被浊苔满布，未始不为退象。同汪君议方。

人参条（一钱） 茯苓神（各三钱） 炙黑草（六分） 龟板（六钱，炙） 广皮（一钱） 制半夏（三钱） 鲜佩兰（一钱五分） 川熟附（五分） 辰拌滑石块（五钱） 炒白芍（一钱五分） 姜汁炒竹茹（一钱） 加姜汁炒川连（五分）

七诊 服后寒热日重，起伏依然，痰黏舌腻。气阴渐复，暑湿究未达化故耳。

人参须（一钱） 茯苓神（各三钱） 陈皮（一钱五分） 制香附（三钱） 藿香（三钱） 淡干姜（五分） 制半夏（三钱） 粉猪苓（二钱） 姜汁炒竹二青（一钱） 建泽泻（一钱五分）

八诊 寒热虽不甚盛，而仍有起伏。大波大折之余，邪热与湿，不能遽楚，不问可知。所可异者，脉又转细，神情亦少爽利，胸闷不舒，时仍有烦懊情形。当其脉见歇止，甚至隐伏，其时进以连附泻心，脉即顿起，数日甚属和平。撤龟甲，脉未变。撤草撤芍，脉亦未变。昨方之中，补中气，扶中阳，并未撤防，而脉情转异。谓是气不足而不能鼓舞，则参须虽为大参之余气，其时隐伏之脉，尚足以鼓之而出，今竟不足以保守旧地，于情于理，有所不通。细询其今日咯吐之痰，不及昨日之多，倦睡较昨为甚，是否上中两焦之湿热未清，弥漫于中，遮蔽脉道，不能鼓舞。质之艺香先生，以为何如。并请云瞻老宗台定夺。

制半夏（三钱） 广藿香（三钱） 淡干姜（六分） 大腹皮（二钱） 广橘红（一钱） 猪茯苓（各二钱） 白蔻仁（研末三分，冲服，四分后入） 川雅连（重姜汁炒，二分） 郁金（一钱五分） 泽泻（一钱五分）

九诊 气湿开通，脉歇及数象皆退，大便畅行。胃气将起，惟祈谨慎。艺香先生商定。

赤白苓（辰砂拌，各三钱） 粉猪苓（二钱） 香豆豉（一钱五分） 佩兰叶（一钱五分） 制半夏（二钱） 广藿香（二钱） 泽泻（一钱五分） 新会皮（一钱） 生米仁（三钱） 杏仁泥（三钱） 檀香（二钱，劈）改方去豉檀，加益元散四钱，枳壳一钱五分，炒竹茹一钱。

【赏析】

首诊患者暑湿郁遏上中二焦，气郁热扰，则心胸烦懊，恶心欲呕；气不化津，津不上乘，口渴喜润；脉至不畅，苔白且腻乃湿遏之象。治以行气化湿、芳香破浊。方中杏仁、桔梗宣降肺气，通调水道；郁金、藿香、白蔻仁性味辛香，化上中二焦痰湿之浊；半夏、橘红、大腹皮理气化痰，配竹茹化痰、除烦、止呕，加玉枢丹化痰祛浊开窍。二诊心神略安，胃腑稍和，然气湿未能速化，故脉歇止、渴甚欲饮，又胃腑痰饮未去，饮即呕吐。诸症皆因湿邪作怪，故守上方加苦辛合化。姜黄连去寒凉之性，取其苦降燥湿，且助止呕，所谓“去性取用”也。淡干姜取其辛散开结化痰，香豉芳香行气化湿、解郁除烦，赤白苓、猪苓则淡渗利湿，全方无论苦辛、甘淡，皆以祛湿为法。三诊湿邪未尽，而卫阳已伤，继拟连附泻心法，辛开苦降增益气温阳之法，用人参，附子温阳益气、扶正以助祛湿；芩、连苦寒，清热降浊；半夏辛开，升清除痞，余则利湿清热。四诊热减烦退，气津得布，卫阳得温，诸症虽皆有转机，但正虚邪郁仍未能尽退，可见其病程之缠绵。故守上又增炙草、茯苓、白粳米补中气、扶中阳。五诊苔剥舌绛，气虚阴亦伤，顾护中气之余不得不加龟板、白芍滋阴潜阳，气阴兼顾。六七诊观之舌脉，乃气阴渐复，而暑湿仍旧顽固不化。故渐减温阳、滋阴之品，酌增理气祛湿之法而以参须顾护胃气。几经曲折，病势渐稳，八九诊患者气畅湿开，病情向愈。仍遵利气祛湿之法以善后。值得一提乃八诊中患者突现脉细之象，需细细辨别。是阴伤之势、抑或中气不足以鼓动、抑或湿邪阻于脉道？先生追述遣药之增损，脉象之变化，综合诸症，分析简明透彻，余不赘述。一言以蔽之，先生处方用药之精髓在于“观其脉证，随证治之”。

案6　湿犯土位，木郁土中案

陈（右）　伏邪晚发，湿重邪轻，邪从汗泄，湿蕴未化，热退胸宽之后，黏腻之痰未净，饮食不慎，浊痰蕴聚，熏蒸复热，中脘痞满难舒。昨忽于脐上脘下突起一条如梗，作痛异常，按之摩之，其形较软。刻下痛势暂定，而形梗之处，按之跳动，心胸之间，汩汩作酸，滴水入口，亦觉阻碍。脉象弦滑，舌红苔白而浮。良由脾胃为浊痰所遏，胃土不能通降，脾土不克运旋，遂致肝藏之气，不能疏泄，浊气阻而不行，突起一条，以冲脉起于气街，而贯于胸中故也。胸中作酸，以曲直作酸也。今水湿之邪，干犯土位，肝木之气，郁于土中，诚恐气郁之极，而暴伸为喘，不可不虑。兹拟苦辛通降法，疏其土滞，而木之郁者，或由此条达，然不易也。备商。

川雅连（三分） 制半夏（一钱五分） 云茯苓（三钱） 炒黄淡干姜（五分） 薤白头（三钱） 整砂仁（四粒） 姜汁炒竹茹（一钱） 盐水炒橘皮（一钱） 生姜汁（二匙，冲）

二诊 苦辛合化，通降阳明，中脘略舒，稍能安谷。然脐之偏右，有形攻筑，心中嘈杂，呕吐痰涎。询悉日前曾吐青绿之色。今诊左寸细弱，关部弦滑，尺中小涩，右寸濡软，关尺虚弦，重取竟空豁无根。此中气虚微之兆。中无砥柱，肝木之气，自得摇撼其中州，此所以为嘈为杂也。木无土御，肝浊自得上泛，所以呕恶，为吐青绿之色。木郁土中，故肝病而聚形偏右。种种见端，皆由病伤根本而来，右脉空豁，即是木无胃气，大为可虑。勉拟六君以扶持胃气，合梅连煎出入，以泄胃浊而柔肝木。备商。

人参须 制半夏 川雅连 开口川椒 于术炭 新会红 云茯苓 广木香炙 乌梅肉 砂仁末

三诊 扶持胃气，兼泄胃浊而柔肝木，胃纳略有起色，吐水嘈杂，较前大减，结块攻撑已定。特饮食仍难多进，多进则中州仍觉痞满，痰浊上涌。脉象稍觉粘指，然仍涩数。此胃气既已空乏，胃阴亦已耗伤，虽见转机，尚难深恃也。仿戊已汤出入，参入甘寒益阴之品。备商。

人参须 东白芍 上广皮 杏仁 白蒺藜 于术炭 金石斛 制半夏 茯苓 鲜竹茹 左金丸

四诊 呕吐嘈杂已止，稍能安谷。特块之攻撑虽定，而不能泯然无形，所以于聚形之处，气分总觉窒滞。脉象濡细而涩，舌光无苔。良由气阴并亏，肝木之气，与平素之饮气互结。大便两旬未行，亦脾土不能鼓舞运旋耳。衰羸之症，尚未稳当。

人参须　甜杏仁　整砂仁　金石斛　橘白　半夏曲　云茯苓　白蒺藜　白芍　于术　上徭桂（研末，泛丸，先服）

五诊　呕恶全定，大便亦行，胃纳渐次加增，聚形已泯然无迹，攻撑亦止，音声稍振。虽属转机之象，但小溲作酸，脉尚细涩，舌苔薄白而揹，时犹嘈杂。良以中气未复，肝虚撼扰，肾阴亦亏，气化不及州都。大节恰临，还有意外之虞。

人参须　白归身　厚杜仲　川断肉　炒杞子　姜汁炒大熟地　上徭桂　炒山药　淮小麦　黑大豆　萸肉炭　牛膝炭

六诊　诸恙已退，惟尚有嘈杂之意，谷食较寻常所少无几。然匝月以来，仅能转侧不假于人，而仍未能起坐，偏左头颊作痛。脉濡而滑，左部细弱，舌淡少华频渴。正合《内经》"谷人多而气少"之例，其为血液衰脱，不及告复，确然可见。仿复脉法。

人参须　大麦冬　火麻仁　上徭桂　牛膝炭　炙甘草　炒杞子　淮小麦　制洋参　炒生地　真阿胶　炮姜炭　萸肉炭

【赏析】

伏暑之湿重暑轻，病上焦者，宜轻苦微辛之品，宣化开泄。先生治从汗泄，深谙其理。然湿邪未能速去，患者饮食不慎而病复，脾胃失运而痰浊内生，蕴久化热，致中脘气滞难舒，脾胃居于中焦，乃气机升降之枢纽，其升降失常，肝木难疏，见脐下脘上如梗作痛，其形较软，亦知浊气郁阻也。诚如先生所言，诸症均为水湿之邪，犯于土位，肝木之气，郁于土中所致。病在中焦，治当苦辛通降。川连苦能燥湿，寒可泻热，半夏、干姜辛散开结消痞，薤白头辛苦温，通阳散结、行气开痞，为胸痹之要药。橘皮、砂仁理气化痰湿，姜竹茹清热化痰止呕，茯苓则健脾渗湿。诸药化痰湿、畅气机，使土滞开、木郁达，则诸症解。药后略有改善，观其脉象，中气虚弱之象显，而痰湿之邪仍存，痰湿内盛，胃降失和，故见呕吐痰涎，青绿之色乃肝浊上犯所致。此乃土虚木乘、虚实兼夹。治从扶中气、柔肝木、祛痰湿着手。六君子合梅连煎加减。六君子去甘草之壅滞，增木香、砂仁健脾益气，行气化痰。黄连苦泄胃浊，川椒辛温开结，两药合用，畅中焦之气，乌梅味酸入肝，柔肝和营。土旺木和，则诸症自安。三诊药已对证，继六君子补益中气，加戊己汤（白芍、左金丸）苦降辛开，清温相宜，三药调肝理脾和胃。白蒺藜则疏肝平肝，防肝木犯土。胃阴既伤，故增石斛、鲜竹茹甘寒养阴清热。四诊脾胃气阴两伤非一时之功可以速愈，其运化之功未复，则肝脾之气难畅，脾土不运，大肠传导失职，则大便未行。故遵前法健脾理气益气阴。半夏改半夏曲燥湿之余，和胃消食，以助运化。五诊诸症大减，然温邪日久，深入下焦，伤及肝肾之阴，故人参扶中之余，参以滋养肝肾之品，如杜、续、枸杞、熟地、萸肉炭、牛膝炭、黑豆之属。其中牛膝、萸肉取炭，概因其色黑入肾，“取象比类”也。六诊诸恙已退，然其舌脉示人真阴耗伤、气血衰少。先生仿复脉之法，恰合吴鞠通在《温病条辨》言“热邪深入，或在少阴，或在厥阴，均宜复脉。”方中生地、阿胶、麦冬、滋养肝肾真阴，参须、洋参益气养阴，炙草、麻仁扶正润燥，枸杞、萸肉、牛膝平补肝肾，肉桂、炮姜炭二味配伍于诸滋养阴血之品中，温补肾阳，鼓舞气血生长，寓“阳中求阴”之义。亦可称画龙点睛之笔。

案7　暑留气分，热迫津泄案

沈（幼）　症起十七朝，热甚于里，屡经汗出，而烦懊不宁，夜甚无寐，小溲数而且多，频渴欲饮，曾发飞浆赤，舌红苔黄，中心略罩微黑，此由吸受暑邪，邪留气分，虽经表散，而暑乃无形之气，与外感风寒不同，屡表屡汗，而暑热之气仍然未化，以致气分热迫。一饮一勺，为热所迫，则建瓴而下，所以溲数且多。暑喜归心，所以暑必为烦。大肠与胃相联续，与肺相表里，肺热下移于肠，则大便泄泻。恐暑邪不化，从暑化热，从热化火，而动风生惊。拟以轻剂清化。候专家商进。

光杏仁（去尖打，三钱）　川石斛（三钱）　水炒竹茹（一钱）　橘红（盐水炒，

一钱） 益元散（三钱） 黑山栀（三钱） 肥知母（去毛炒，二钱） 大连翘壳（三钱） 朱茯神（三钱） 青竹叶（二十片）

二诊 轻清泄化，热势微轻，懊烦较定，大便通行，并不溏泄，极为正色。但舌苔稍化，而中心仍觉黄掯。暑湿蒸腾于胃，湿蕴为热，肺脉通心，所以时作懊烦。前方已经应手，宜再扩充。候专门名家商用。

川雅连（三分） 光杏仁（一钱五分） 广郁金（一钱五分） 制半夏（一钱五分） 橘红（八分） 益元散（三钱） 生薏仁（三钱） 黑山栀（二钱） 连翘壳（三钱） 竹叶（十二片）

三诊 大热虽退，余蕴未清，至暮神烦口渴，肢倦发热，热愈甚则小溲愈多。良由暑湿热熏蒸，肺当其炎，遂令津液不能约束。拟泻火生津法。

川雅连（二分） 天花粉（一钱五分） 藕汁（一酒杯） 活水芦根（八钱）

【赏析】

暑热稽留于气分，暑气通于心，见身热烦懊，夜甚无寐；热盛伤津，则频渴欲饮，暑热内盛，膀胱气化失宣，故小便频多，舌红苔黄中心微黑均为气分暑热炽盛之候。暑热之邪经屡汗外散，未能宣化，留恋气分，极易从暑化热、化火而生变故，故急拟清化暑热之法。杏仁、橘红理气以助祛湿，山栀、知母、竹茹、青竹叶融苦寒、甘寒于一体，清热泻火却不伤阴，同时栀子、竹茹燥湿化痰，暑多夹湿，清暑同时配伍祛湿之品，是为常法。竹叶清心利尿，使热邪从小便而泄。石斛养阴生津，兼清热之功而不滋腻助湿，乃热盛伤津之良药。连翘取壳更增轻清升浮之效，清热解毒与宣透暑邪并举，寓“治上焦如羽，非轻不举”之理。益元散、朱茯神则共奏清心祛暑安神之功，暑热得祛，则心神乃安。二诊暑热湿邪稍化，已见成效，故紧守上法减知母、石斛等清润养阴之品，增川连、半夏苦降辛开、燥湿化痰，苡米淡渗利湿，郁金化痰除湿、清心除烦，继清热解暑祛湿之法。三诊大热虽去，余热未清，伤津耗气，遂拟泻火生津。黄连苦寒，泻火除湿，天花粉、藕汁、活水芦根甘寒，清热生津养阴，全方清残留之余热，护已伤之阴液，邪正兼顾。

案8　暑湿相合，郁阻肺卫案

李（右）　每至下午，辄凛寒而热，热势不扬于外，而甚于里，胸闷中脘痞阻，恶心呕吐，渴不多饮，少腹作痛。脉数沉郁不扬。咳嗽痰多。苔黄质腻。暑邪夹湿，郁阻气分，肺胃之气，不克下行，开合因而失度。症起旬日，病邪方盛，恐再转剧。姑开泄气机，以通三焦而致开合。即请商裁。

制半夏（一钱五分）　炒枳实（一钱）　上广皮（一钱）　白蔻仁（五分）　竹茹（一钱）　粉前胡（一钱）　淡干姜（二分）　广郁金（一钱五分）　川连（三分）　杏仁（三钱）　鲜佛手（一钱）

二诊　中脘痞阻已舒，恶心亦减，凛热退轻，咳亦稍松，故气逆因而大定。然下午仍有微寒，痰多胶腻。脉象稍扬，而带糊滑，舌红苔白不匀。上焦微通，而湿蕴成痰，弥漫肺胃。再参清化。

香青蒿（一钱五分）　杏仁（三钱）　杜苏子（三钱）　冬瓜子（三钱）　云茯苓（三钱）　竹沥半夏（一钱五分）　瓜蒌皮（一钱五分）　旋覆花（一钱五分）　竹茹（一钱五分）　枇杷叶（去毛三片）

三诊　似疟已止，中州亦舒，咳嗽亦减。然仍痰多黏腻，痰气秽浊。舌苔前半稍化，后半尚觉白腻。少阳阳明之邪，早经泄化，而湿热熏蒸于肺胃之间，浊酿成痰，肺胃少降。拟降肺化痰。

甜葶苈　制半夏　冬瓜子　炒竹茹　生薏仁　炒苏子　瓜蒌仁　橘红　茯苓　枇杷叶

【赏析】

暑热痰湿内盛，湿郁热伏，见身热不扬、渴不多饮、脉数沉郁、苔黄质腻；三焦气郁，痰湿内阻，则咳嗽痰多、胸闷痞阻、恶心呕吐、少腹作痛；伏暑之邪，其病急骤，变化迅速，且缠绵难愈，暂拟祛湿热、畅三焦之法。药用川连苦泄其热，半夏、干姜辛开其湿，竹茹清热化痰，杏仁、前胡、白蔻仁、广皮、枳实、郁金、佛手，行气开郁，畅三焦之气机，兼以祛痰化湿。二诊湿蕴成痰，痰热胶着，治宜清化痰热。半夏辛温，燥湿化痰，虽有助热之虞，然与大队甘寒清热化痰之品（竹沥、竹茹、冬瓜子、瓜蒌皮）配伍，则温燥之性得减，而燥湿祛痰之功犹存。杏仁、苏子、旋覆花、枇杷叶共奏降气止咳化痰之功，青蒿辛苦芳香，解暑透热于外，茯苓甘淡滑利，渗湿泄热于下，同时健脾以杜绝生痰之源，乃取治病求本之义也。三诊痰湿之邪未能尽去，阻于肺胃，治以降肺化痰。故守上方增葶苈子泻肺平喘，瓜蒌改皮为仁减清热之功而增润燥化痰之力。苡米则助茯苓健脾渗湿。先生每诊必辨证察色，前后参详，立法处方紧扣病机，每获良效。

案9　风暑相合，变生痰火案

荣（右）　木郁已久，兹兼暑湿内伏，风邪外束，脾胃受困，骤然吐泻。伏暑风邪，乘此而发，不能外泄，郁于肺胃之间，以致咽赤作痛，肌痒发痧，烦热不解。热迫下注，大便频泄。胃热上冲，咽中牵腻，干恶连绵。又当天癸临期，经行不爽。脉细弦数，舌红无苔。热郁阴伤，势多变局。拟清咽滋肺汤进退。

大连翘（三钱）　川雅连（五分）　大元参（三钱）　炒牛蒡（三钱）　泽兰叶（二钱）　酒炒淡黄芩（一钱五分）　青防风（一钱）　泡射干（六分）　细木通（六分）　滑石块（三钱）　枳实（八分）　桔梗（一钱）　紫丹参（二钱）　薄荷（一钱后入）

二诊　利膈清咽，热态稍安，而咽中赤碎痛甚，环口发出热泡，两腮碎痛，烦渴欲饮。经色紫黑。左脉弦紧，舌红边尖绛刺。邪热化火，熏灼肺胃，阴津暗伤。恐热入血室，而致昏喘。

磨犀尖（六分，冲）　鲜生地（一两，洗，打）　大元参（三钱）　柴胡（五分）　丹皮（二钱）　细生地（四钱）　大天冬（三钱）　连翘壳（三钱）　肥知母（二钱）　人中黄（五分）　泽兰叶（二钱）　青竹叶（三十片）

三诊　凉营泄热和阴，咽赤碎痛稍减，渐能得寐，痰稍爽利。舌绛赤转淡，中心似苔非苔，颇觉黏腻。火得水而渐衰，湿得水而仍浊，浊火蒸腾，仍是熏蒸肺胃之局。拟泄热化浊。

羚羊片（三钱，先煎一炷香） 白茯苓（四钱） 黑山栀（三钱） 碧玉散（三钱，包） 连翘壳（三钱） 净蝉衣（六分） 柴胡（五分） 枳实（七分） 水炒竹茹（二钱） 青竹叶（三十片） 竹沥（一两，冲） 鲜橄榄（去核，五枚，打汁，冲）

四诊 咽痛略定，气逆较平，痰稍爽利，烦热亦轻，而肌肤仍然作痒，口渴喜凉饮，咽中白腐不退。左脉细弦而数，右脉细数微弱，舌白质红，舌尖满布红点。火热劫烁肺胃，阴津大伤。咽通于胃，喉通于肺，肺为辛金，在色为白，金因火旺，其腐为白，金之色也。还恐火刑金烁，而致肺喘。再清肺胃之热，而救肺胃之阴。

北沙参（五钱） 大麦冬（三钱） 生石膏（六钱） 真川贝（三钱） 冬桑叶（一钱） 鲜生地（洗，打，八钱） 鲜铁斛（洗，打，七钱） 元参肉（三钱） 天花粉（三钱） 甘中黄（五分） 粉丹皮（二钱） 生赤芍（一钱五分） 冬瓜子（三钱打） 金汁（一两，冲） 青芦管（一两五钱）

五诊 另定方服。

龙胆草（二钱） 杭白芍（二钱） 大元参（八钱） 生甘草（二钱） 生山栀（二钱） 大生地（一两） 川黄柏（一钱五分） 全瓜蒌（三钱） 生石膏（三钱） 马兜铃（二钱） 板蓝根（三钱）

六诊 咽痛白腐布满，项侧耳后肿胀作痛，热势不衰，肝胆之火，势若燎原。大苦泄热，大寒胜热，咽痛略减，白腐略退。然热势仍炽，经紫色不净，脐下按之板滞。脉象弦数，舌红起刺。肝胆之火风，交炽于上，欲行未行之血，凝滞于下，营郁则热，亦属定理。再从清泄之中，兼和营滞。以备商酌。

大生地（七钱） 龙胆草（一钱五分） 黑山栀（三钱） 桑叶（二钱） 生甘草（七分） 板蓝根（三钱） 生赤芍（二钱） 丹皮（二钱） 酒炒延胡索（一钱五分） 单桃仁（三钱，去皮尖，打） （另）上濂珠（二分） 上西黄（四厘） 西血珀（四分，三味研末，蜜水调服）

七诊 清泄肝胆，兼化营滞，热势减轻，咽痛碎腐大退，略能安谷。人之一身，营卫阴阳而已矣，周流贯通，无一息之停。卫者阳也，所以卫闭者则生寒。营者阴也，所以营郁则生热。盖营郁则阳气屈曲，自然生热。热重复轻，其势起伏，以营郁而阳不得宣，屈曲而热，郁极而通，热即转轻。迨周流至营郁之处，阳气复阻，屈曲复热，此热势起伏之情形也。昨进药后，少腹微微攻动，旋即大便，坚而且黑，甚觉安舒，未始非滞血之所化。然少腹尚觉板滞，项侧耳后，肿硬渐甚，外疡大有起发之势。其肿硬之处，营血亦必停阻，肝胆之火亢甚，夫人而知之矣。而营气不宣，阳气屈曲，积薪助火，安得而不燎原乎。再从和阴泄热，兼化营滞。

羚羊片（三钱，先煎） 粉丹皮（二钱） 人中黄（五分） 大生地（六钱） 元参（三钱） 霜桑叶（二钱） 龙胆草（一钱五分） 泽兰叶（二钱） 大贝母（三钱） 丹参（三钱） 生赤芍（一钱五分） 十大功劳叶（二钱）

八诊 辛凉重剂，原为清热解毒，救液熄风而设，何以喉间更痛者。曰：红炉泼水，烈焰飞腾也。何以少腹痞硬者。大气欲泄而不泄，肠间之气，反为痹阻也。经云、其始则异，其终则同。斯之谓欤。今诸款见松，喉腐亦定，痛势且缓，独是遗毒胀痛，更甚于前。脉小数弦，口干作渴，唇吻燥痛。分明郁伏之邪火，由脏出腑，由腑出经，痛虽不堪，而症则由此转顺矣。所嫌者本质阴虚，又当邪火燔灼之余，气伤液耗，热犹未已，而遗毒之痛，亦起心火，则火化风而劫液，实为可虑。急急存阴清热，导腑解毒，安内攘外之法，未识当否。

羚羊片（三钱，先煎） 桑叶（二钱） 银花（三钱） 元参（三钱） 连翘（二钱） 丹皮（二钱） 人中黄（五分） 赤芍（一钱五分） 石膏（八钱） 川贝母（二钱） 枯芩（一钱五分） 铁皮斛（五钱） 知母（二钱） 猴枣（二分） 金汁（一两，冲） 芦根（一两）

【赏析】

暑湿内伏，风邪外束，风暑均为阳邪，易化火化燥伤阴，今热郁阴伤而以肺胃热邪为重，先生拟清咽滋肺汤。连翘、薄荷、牛蒡子辛凉，疏风清热、清利咽喉，防风辛温开凑，以助散邪，射干清热解毒、利咽消痰，桔梗宣肺利咽，枳实降气化痰，一升一降亦宣降气机。芩、连苦寒，清泄肺胃之火，玄参泻火解毒凉血、启肾水上朝于咽喉，张元素《医学启源》称“治空中氤氲之气，无根之火，以玄参为圣药”，丹参活血凉血除烦、泽兰活血利水，二药同用，助经水畅行。木通、滑石则清利小便，分泄暑湿。二诊邪气化火化燥之势迅猛，肺胃热邪亢盛，恐热邪亦有深入营血之势，故减疏表之品，转而清营泄热，同时顾护已伤之阴津。方用犀角地黄汤合增液汤加减。犀角清营凉血解毒；鲜、细生地、玄参、天冬同用，清热凉血而养阴增液，既助清热，又复已伤之阴血；丹皮清热凉血、活血散瘀，防热与血结；人中黄甘、咸、寒，清热泻火、凉血解毒；知母、竹叶清热生津；连翘取壳清热解毒、透热转气；柴胡、泽兰则气血同治、疏肝活血。三诊火热渐减，水湿仍浊，湿火熏蒸，法当泄热化浊。羚羊片清肝平肝、清热解毒，防热极生风之虞，鲜橄榄清热解毒、利咽生津，同时融宣透、清泄、清利、调气于一体，使湿热浊邪得去。四诊肺胃火热津伤，拟再清肺胃之热，而救肺胃之阴。仿养阴清肺汤之意，北沙参、麦冬、生地、石斛滋养肺胃，石膏、川贝、玄参、天花粉、桑叶、冬瓜子、青芦管清热泻火化痰，丹皮、赤芍凉血散瘀。五诊察其病位，可见肺病及肝，肝胆火盛，故加龙胆草清泄肝火，白芍柔肝平肝，山栀、黄柏、石膏清泄火热，全瓜蒌、马兜铃清肺化痰。从而肺肝同治。六、七诊肝胆火炽，营阴瘀滞，故奏以平肝清肝、清肺化痰、凉血散瘀，和营化滞之法。八诊病势渐稳，仍有余邪火毒残留，热炽阴伤，急当清泄火毒，顾护阴液。羚羊片、猴枣清肝解毒，定惊消痰，防邪火化风结痰而生变端。石膏、知母、黄芩清泄火热，合川贝、芦根清热化痰，人中黄、玄参、丹皮、赤芍、金汁泄火解毒、凉血散瘀，同石斛甘寒养阴。银花、连翘、桑叶疏风清热，导郁火由脏出经，而邪有出路。诸药安内攘外，虚实兼顾，必能诸恙悉退。

案10　暑湿交蒸，热滞经血案

王（右）　伏暑感新凉而发，凛寒而热有起伏，胸闷恶心欲呕，适及经来，少腹不舒。脉细数而滞，舌苔白腻。此伏邪夹湿，郁阻气机，深恐内闭昏痉。

大腹皮（二钱） 川朴（一钱） 郁金（一钱五分） 赤猪苓（各二钱） 泽兰（二钱） 制半夏（二钱） 橘红（一钱） 延胡（一钱五分） 光杏仁（三钱） 桔梗（一钱） 炒枳壳（一钱） 羌活（一钱） 竹茹（一钱） 玉枢丹（四分，佛手汤先化服）

二诊 热势起伏不减，胸闷恶心，每至热起，辄觉头昏晕冒，汗不获畅。脉滞数不扬，舌苔淡黄，而中带干毛。无形之暑，有形之湿，交蒸不化，心胸遂成氤氲之乡。更以经来涩少，血因热滞，深虑内窜昏厥。

炒香豉 广郁金 广杏仁 五灵脂（酒炒） 桔梗 上广皮 制半夏 延胡 竹二青（盐水炒） 丝瓜络 荷叶边 西血珀（四分） 上西黄（三厘，二味研细，先调服）

三诊 今日热起，大为减轻，恶心亦得较定，昏晕烦渴，与昨迥殊。足见伏气与湿交蒸，心胸即如云雾矣。但脉仍糊数。邪势尚甚，还恐起伏生波也。

连翘 乌药 光杏仁 赤苓神 淡子芩 南楂炭 天水散 延胡 泽兰 制半夏 郁金 竹叶心

四诊 热势虽未大起，而犹恋恋未退，胸闷恶心，脐上作痛，经事已净，较诸寻常尚觉涩少。脉左关弦大。良以暑湿交蒸于气分，肝胃之气，亦由此失和。再参调气。

半夏 香附 广皮 郁金 枳壳 泽泻 赤苓 杏仁 竹茹 佛手 左金丸（佛手汤先服）

【赏析】

伏暑寒热起伏，乃暑湿郁阻卫分，营卫失和；胸闷呕恶，少腹不舒，脉滞，苔白腻又是暑湿伤于气分，困阻气机所致。卫气同病，治当宣表清暑化湿。羌活解表祛风，透散外邪；桔梗、杏仁一升一降，宣降肺气，畅达气机；同时配伍大队理气之品，如大腹皮、厚朴、郁金、橘红、玄胡、枳壳等开气郁、化痰湿；赤猪苓、半夏、竹茹则功专祛痰湿；泽兰活血利水，防水湿外邪与经水裹结为患，佛手加玉枢丹辟秽解毒、理气化痰。二诊湿邪未化，蕴有化热，暑湿缠绵，波及经血，血因热滞，故经来涩少，治取前法加香豉宣透解郁，丝瓜络、荷叶边仿清络饮之义，丝瓜络清肺透络，荷叶取边祛暑清热之中寓舒散之意。失笑散活血化瘀，配伍琥珀活血利水，使热去血畅，则经水复常。三诊诸症有减，然邪势尚甚，遵前法理气化湿之余，加连翘清热透邪，清宣并施。暑气通心，故用赤茯神清热利湿安神，竹叶心清心除烦并利水导热，助暑湿有外出之机。四诊邪热留恋，暑湿郁阻，肝胃之气失和，故胸闷恶心，脐上作痛，脉左关弦大。先生于大队调气开郁之品中，参以祛湿化痰，调和肝胃。

二、疟

案1　柴胡达原饮化解湿疟案

翰臣　症起七日，先寒后热，寒则震战，热则烦渴，恶心胸闷，汗出溱溱，而气味甚秽。脉象弦滑，苔白质腻。病起之际，适值失精，若论邪势直入阴经，则喻氏治黄长人房劳后伤寒，论极详细。此盖由时感之邪，与湿混合，阻遏于少阳阳明，名曰湿疟。所恐少阳之邪，并入阳明，而转但热不寒，或热而不退，便多变局，以少阳主半表半里，无出无入，而阳明胃络，上通于心也。若有寒有热，当无大患耳。用小柴胡以和解表里，合达原饮以达募原之邪。即请商政。

净柴胡（五分）　草果仁（五分，炒）　花槟榔（八分）　赤茯苓（三钱）　橘红（一钱）　黄芩（酒炒，一钱五分）　制半夏（一钱五分）　枳壳（一钱炒）　制川朴（一钱）　竹茹（一钱五分，姜汁炒）

【赏析】

本例患者先寒后热，汗出，为疟疾之主症，伴恶心胸闷，而汗出气味甚秽乃湿邪郁遏中焦之象；脉滑，苔白腻亦示人湿盛之象，而化热不显；同时患者先寒后热，胸闷、烦渴恶心正与少阳主症：往来寒热，胸胁苦满，心烦喜呕，脉弦吻合，由此病位乃少阳半表半里。此乃疟邪与湿邪兼感，名曰湿疟。故治疗总以和解少阳，祛湿截疟为主。方用小柴胡合达原饮加减，一和解少阳，一开达膜原(何为膜原？薛生白《湿热病篇》认为“膜原者，外通肌肉，内近胃腑，即三焦之门户，实一身之半表半里也，邪由上受，直趋中道，故病多归膜原。”)、辟秽化浊，可谓相得益彰！方中柴胡、黄芩同用和解少阳，达原饮取草果辟秽化浊、燥湿截疟；厚朴、半夏苦温燥湿；槟榔破气破结、疏通壅滞，即所谓“气行则湿化”，而去芍药、知母阴润之品，恐其滋腻助湿。又加用赤茯苓清热利湿，枳壳、橘红理气化痰，竹茹清热止呕，同时赤茯苓、竹茹又防诸辛温燥烈之品助热。此外，方中黄芩酒炒意在增强燥湿之性而防其寒凉冰伏湿邪；竹茹姜汁炒旨在加强止呕之功。全方组方精炼，配伍严谨，诸药相合，少阳之邪得解，湿疟之邪得化。

案2　瘅疟之加味温胆法案

正蒙暑湿先伏膜原，兹从少阳外达，热壮烦恶，热退汗畅。舌苔中黄边赤。恐成瘅疟。拟方即请正之。

肥知母（二钱）　茯苓皮（四钱）　黑山栀（二钱）　广郁金（一钱）　大豆卷（三钱）　白蔻仁（五分）　益元散（四钱）　淡黄芩（酒炒，一钱五分）　香青蒿（一钱五分）　荷梗（六钱）

二诊　畅汗热达，痰热未净，夜寐不安。苔根黄腻，脉弦滑转甚。拟加味温胆法。候正。

半夏（青盐水炒，二钱）　川石斛（先煎，三钱）　广皮（一钱）　川毛连（姜汁炒，四分）　益元散（包，四钱）　丹皮炭（一钱五分）　瓜蒌皮（三钱）　朱茯神（各三钱）　小枳实（一钱）　黑山栀（一钱五分）　竹二青（盐水炒，一钱半）　荷梗（五钱）

【赏析】

瘅疟是但热不寒的一种疟病，正如《素问·疟论》曰“阴气孤绝，阳气独发”、“邪气内藏于心，外舍分肉之间”乃瘅疟的基本病机。患者暑湿伏于膜原，郁久已有化热之象，症见热壮烦恶，舌苔中黄边赤，恐其转化成瘅疟，故急处以清热化湿截疟之法以治之。首诊方取蒿芩清胆汤之义，青蒿、酒黄芩共清少阳湿热之邪；山栀、知母、郁金三味共奏清热之功，效专力宏。大豆卷宣化湿邪，透邪外出；白蔻仁和中化湿；茯苓皮淡渗利湿；三药亦有宣上、畅中、渗下之妙。益元散乃六一散加辰砂、灯心汤调服，主清心祛暑、兼安神；荷梗清热解暑。全方清热化湿，解暑截疟而获效。二诊汗畅则邪有出路，然痰热未尽，扰乱心神，故见夜寐不安。苔根黄腻，脉弦滑转甚可知首诊即有脉弦滑之象，此亦为痰热内盛之征，处温胆汤（半夏、广皮、枳实、竹二青）加味增清热化痰之功，方中尤值一提乃半夏、竹二青（即竹茹）两味盐水炒取“咸能引经下行”之用，引诸药畅达下焦共奏清热化痰之效，因苔根部黄腻之故也。方中加瓜蒌皮清热化痰，朱茯神清心安神，姜炒川连清热止呕，石斛一味则清热养阴，既防诸辛燥、苦寒药伤阴，又助清下焦之热而不滋腻助湿。

案3　疟邪、痰血痞结肝络之久疟案

沈（左）　久疟屡止屡发，刻虽止住，而食入不舒，左胁下按之板滞，胃钝少纳。脉濡，苔白质腻。脾胃气弱，余邪结聚肝络。拟和中运脾疏络。

于潜术（二钱，炒）　陈皮（一钱）　川朴（一钱）　制半夏（一钱五分）　沉香曲（一钱五分）　焦楂炭（三钱）　茯苓（一钱）　炒竹茹（一钱）　鳖甲煎丸（一钱五分，开水先服）

二诊　脉濡滑，苔白质腻。胃钝少纳，形体恶寒，饮食入胃，命火蒸变，则胃如大烹之鼎，旋入旋化。今湿有余阳不足，胃气呆钝，亦所不免。拟化湿和中，温助阳气。脾胃能得转旋，则络邪亦归默化也。

奎党参（三钱）　炒于术（一钱）　茯苓（三钱）　煨益智仁（六分）　藿香（三钱）　炒沉香曲（一钱五分）　制半夏（一钱五分）　生熟谷芽（各一钱）　玫瑰花（二朵）

【赏析】

患者久疟，疟邪结聚肝络，与痰血痞结于胁下可见胁下板滞，肝木失于条达，脾胃失于运化，加之湿困脾胃，故胃顿纳少，食入不舒，乃中运失调所致。脉濡，苔白质腻亦湿盛之象。治宜燥湿运脾和胃与破瘀消癥、杀虫截疟共施。先生处以二陈平胃散合鳖甲煎丸加减，《金匮要略》首载鳖甲煎丸用于疟病日久之疟母，方用此处，恰如其分。鳖甲煎丸主功破瘀消癥、杀虫止疟，祛邪兼以扶正又以祛邪为主。二陈平胃散以炒白术易苍术燥湿之余，更增健脾之功，陈皮、厚朴、半夏、茯苓理气燥湿、和胃健脾，为治疗中弱湿困之主药，沉香曲、焦楂炭理气和胃消食，恐脾虚湿困，食滞不化而成积。全方肝脾胃同治，使中土得运，肝络得疏，则湿邪、疟病有转出之机。再诊湿邪有余，因湿为阴邪，病程缠绵，非一日之功可以速解，且湿易损伤阳气，加之脾弱，阳气本身不足，故见恶寒、食入难化，终至食滞气阻。拟化湿和中，温助脾阳之法。参、苓、术健脾益气，煨益智仁温脾肾之阳而止泻，生熟谷芽、沉香曲理气消食；藿香、半夏化湿与燥湿兼施，然温脾和中化湿之余，佐以玫瑰花疏肝理气、畅达肝络，使络邪亦有外出之路。

案4　木旺乘土之少阳间疟案

王（左）　少阳间疟。而少阳胆为肝之外府，疟虽止住，肝木纵横，腹痛甚剧，拟疏泄木郁。

杭白芍（一钱五分，川桂枝四分，同炒）　柴胡（醋炒五分）　香附（醋炒，二钱）　茯苓（三钱）　焦楂炭（三钱）　青皮（醋炒，一钱）　缩砂仁（五分）　煨姜（二片）

二诊　腹痛大减。肝邪横扰，络滞不宣。效方进退。

杭白芍（一钱五分，川桂枝五分，同炒）　柴胡（醋炒五分）　金铃子（一钱五分，炒）　香附（醋炒二钱）　延胡索（一钱五分）　青皮（醋炒八分）　茯苓（三钱）　楂炭（三钱）　鳖甲煎丸（二钱先服）

【赏析】

患者少阳间疟，邪犯胆府而及肝木，肝旺乘脾土，致肝脾不和、脾络不通，故见腹痛甚剧，以方测证，患者当有腹泻之症，且为肝脾不和之痛泻。

故治取疏肝健脾，缓痛止泻。先生书白芍与桂枝同炒且白芍三倍多于桂枝之量，实取桂枝加芍药汤之义。芍药重用柔肝和脾，于土中泻木，缓急止痛。桂枝通络和脾，兼以外散疟邪。柴胡、香附、青皮三药醋炒入肝经疏肝解郁、条达肝木。茯苓健脾渗湿，乃实脾之举，先生可谓深谙“见肝之病，知肝传脾，当先实脾”之理也。又因“酸入肝”，焦楂取炭能行气散瘀，然此处更能止泻痢腹痛。加用砂仁、煨姜助温中止泻。全方肝脾调和，则腹痛腹泻可除。二诊腹痛大减，继前加减以疏肝通络，祛邪截疟。桂枝稍稍加量，增通络散邪之功，又加用金铃子散疏肝清热、活血止痛，鳖甲煎丸破瘀消癥、杀虫止疟兼以扶正。待气血畅、肝络通，疟邪出，则诸症愈。

案5　五苓，五皮解疟胀案

周（左）　疟症必有黄涎聚于胸中，故曰无痰不成疟也。脉弦主痰饮，故曰疟脉自弦。疟疾湿痰未清，以西药止截，遂致腹满肤肿面浮，为疟胀重症，未可轻视。

川朴（一钱）　广皮（一钱）　木猪苓（二钱）　五加皮（三钱）　生姜衣（三分）　白术（一钱）　腹皮（一钱五分）　泽泻（一钱五分）　薏仁（四钱）　炙内金（研末调服，一钱五分）　范志曲（二钱）

【赏析】

《金匮要略》疟病脉证并治第四首条即云“疟脉自弦，弦数者多热，弦迟者多寒。”因疟病以寒热发作有时为特点，病位在半表半里，属少阳，故云其脉多弦，此疟脉弦原因之一。然疟疾常兼痰湿之邪，病痰饮者，其脉弦，此疟病脉弦原因二也。先生对“疟脉多弦”的见解可谓是发前人之所未及发者，独到精辟。西药截疟，然痰湿之邪并无外出之路，终至腹满肤肿面浮，名曰疟胀。先生遵刘河间“治湿之法，不利小便，非其治也。”以利水渗湿、理气健脾为大法，参五苓散合五皮饮增减。猪苓、泽泻、苡米、五加皮、生姜皮、大腹皮共奏利水消肿渗湿之功，使水湿之邪从小便尽去，同时白术健脾利水，厚朴、陈皮理气燥湿化痰，炙内金、神曲有消食除胀，理气化湿之效。全方使水、湿、痰、食诸邪得以尽消，疟胀则不足为惧。

案6　疟居二阳，清和并举案

陈（左）　大便通行，热仍起伏，汗出即解。脉象溷数，苔腻心黄。有形之积，虽已下达，而湿热氤氲，极难泄化。从泄化之中，参入辛温寒以通营卫。

制半夏（一钱五分）　生薏仁（四钱）　赤白苓（四钱）　知母（二钱）　通草（一钱）　草果仁（五分）　上广皮（一钱）　川桂枝（三分）　石膏（煨，打，三钱）

二诊　昨晚寒热分明，阳明之邪，并归少阳，极为正色。阳明胃脉，上通于心，而少阳胆经，无出无入，虽有邪居，不能蔓延脏腑，从此不虑病变矣。

制半夏（一钱五分）　淡黄芩（酒炒，一钱五分）　建泽泻（一钱五分）　细柴胡（五分）　橘皮（一钱）　通草（一钱）　蔻仁（五分）　生薏仁（四钱）　茯苓（三钱）

三诊　疟未复来，苔未净化。拟和中利湿。

制半夏（一钱五分）　白茯苓（一钱）　陈皮（一钱）　猪苓（二钱）　佛手（七分）　白术（二钱）　川朴（七分）　泽泻（一钱五分）　生熟薏仁（各二钱）

【赏析】

患者大便通行，燥屎等有形实邪已有外出之机，然疟邪兼夹湿热之邪却难以速化。因湿为阴邪，治宜辛开，然辛泄太过即可变而为热；热为阳邪，本宜苦寒清热，然苦寒太过又易冰伏湿邪，故二者在治疗上实属矛盾，治疗亦不可急功近利。吴鞠通言“徒清热则湿不退，徒祛湿则热愈炽”，治疗上应把握湿热之偏重，清热祛湿同用，乃本病辨证施治之关键。本例患者脉象滑数，苔腻心黄，显然中焦脾湿胃热之象明显，先生融甘寒、辛温、甘淡于一体，石膏、知母寓白虎之义，清泄阳明邪热于中；半夏、草果、陈皮、桂枝辛温燥湿通阳；苡米、茯苓、通草则淡渗利湿，诸药使湿去热孤，其病可愈。正如叶天士云“渗湿于热下，不与热相搏，势必孤矣”。二诊阳明热邪得解，不必虑其传变及心而生变，现患者寒热分明，乃邪居少阳胆府，故转方以小柴胡汤合三仁汤化裁以和解少阳，祛湿截疟。药用柴胡、黄芩和解少阳，白蔻仁化湿于中，茯苓、通草、泽泻、苡米渗湿于下，同时苓、苡健脾以杜生痰、生湿之源。半夏、陈皮理气燥湿化痰，共助湿邪得以尽解。三诊疟邪暂止，湿邪仍未净化，故继予和中利湿，灵活增损二陈胃苓汤，深寓燥湿、渗湿、理气和中之法。

案7　疟母之宣通消散案

某　疟母结聚，寒热不期而来。营卫阴阳痹阻。再为宣通。

川朴（一钱）　归须（一钱五分）　桂枝（五分）　冬术（二钱，炒）　青蒿（鳖血拌炒，三钱）　广皮（一钱）　乌药（一钱五分）　槟榔（一钱五分）　焦麦芽（四钱）　焦楂炭（三钱）　延胡索（一钱五分）

二诊　邪结于营络之中，聚形坚硬满而不化。未可过于攻克，以防其散漫等变。

当归尾　蓬术　焦麦芽　西潞党　南楂炭　川桂枝　延胡炒　于术　制川朴

【赏析】

疟母有形之邪结聚日久，必致气滞血瘀、营卫闭阻、阴阳失调，故见寒热不期而至。理应宣通，以行气活血，散结消积为法，方中川朴、桂枝、广皮、乌药、槟榔大量理气之品，以宣通之效共助散结消积；当归取须意在活血；延胡索活血行气，气血并调。大剂焦麦芽、焦楂炭则调理气机，消一切积滞，包括食、痰、瘀积。《日用本草》言山楂：“化食积，行结气，健胃宽膈，消血痞气块。”《本草纲目》亦云其“化饮食，消肉积，癥瘕，痰饮痞满吞酸，滞血胀痛。”然方中尤为妙用乃青蒿一味，用鳖血拌炒，因青蒿苦辛寒而芳香，能清热透络，引疟邪外出，然疟邪久居营络，病位之深恐青蒿难以达及，而鳖血恰入阴分，能入络搜邪，故引青蒿入营分也。两药有“先入后出”之妙。与《温病条辨》“青蒿不能直入阴分，有鳖甲领之入也；鳖甲不能独出阳分，有青蒿领之出也”确有异曲同工之妙。疟病日久易耗伤人体正气，故加用炒白术以补后天之本也。二诊疟邪久居深位，顽积难化，若过于攻克，耗伤正气，恐反助邪气弥散，故治疗当祛邪、扶正兼顾，不可偏废。先生谨遵上方之治而增党参健脾益气以助扶正，莪术则破血行气而助消积。所谓“正胜邪自去”，“正气存内，邪不可干”是其理也。

案8　疟止痰湿未尽案

杨（左）　大疟虽止，漫热不退，中脘不舒。痰湿内聚，营卫开合失常。阳气宣畅，其热自退。

川桂枝（四分）　干姜（四分）　制首乌（三钱）　炙鳖甲（先煎，五钱）　制香附（二钱）　熟附片（五分）　当归（酒炒，二钱）　炒沉香曲（二钱）　制半夏（一钱五分）　茯苓（三钱）

【赏析】

患者疟邪已止，然痰湿之邪未可尽去，聚于中焦，阳气不宣，故中脘不舒；久疟虽愈，恐阴血亦有耗伤，痰湿久蕴又易伤阳，营为阴，卫属阳，营卫开合失常，故见漫热不退，此热乃湿邪弥漫之实热与阴血耗伤之虚热并存。法当宣通阳气，待湿邪去，阴血存，营卫协调则其热自退。处方以桂枝、干姜、熟附片温阳通脉、散寒化湿，阳气宣通则湿邪可化；香附、沉香曲、半夏、茯苓则理气祛湿兼以健脾；酒炒当归活血通阳；制首乌、炙鳖甲则滋阴养血、退阴分之虚热，二药一则补久疟阴血之亏虚；二则防诸辛温之品耗血伤阴，属未病先防、已病早治之举。

三、诸寒热

案1　辛通苦泄，开郁化痰案

左　痰多，自觉身热，而脉不甚数。此痰湿有余，郁遏阳气。

制半夏　炒竹茹　川桂枝　广橘红　云苓　制香附　砂仁末　生熟薏仁　二妙丸（二钱，开水先下）

二诊　辛通苦泄，痰气之郁遏者开，则阳气之勃蒸自化。胃气既苏，内热亦退。阴虚生内热，虽属古圣明训，实与此证异岐。前法再扩充之。

焦苍术（一钱）　泽泻（一钱五分）　广皮（一钱）　姜汁炒黄柏（一钱五分）　制半夏（一钱五分）　桂枝（五分）　云苓（三钱）　炒黄野于术（一钱五分）　炒竹茹（一钱）　炒谷芽（三钱）　生熟米仁（各二钱）

【赏析】

患者痰多，自觉身热，而脉不甚数。此为痰湿有余，郁遏阳气，阳气不能外达，日久郁而化热，故而患者自觉身热，而脉不甚数。治疗上应抓住主要病机，着重于燥湿化痰，辛通苦泄，痰气之郁遏者开，则阳气之勃蒸自化。方中半夏、橘红、茯苓有二陈汤之意，功以燥湿化痰，理气和中；此处用辛温之桂枝，以宣通郁遏之阳气；薏苡仁及二妙丸利水渗湿，引湿热从下而解，香附、砂仁行气醒脾，以复脾胃之运化水湿之能，诸药合用，使胃气苏，内热退。虽然古圣明训：阴虚生内热。但笔者认为此病中内热非因阴虚所致，故而继续加大前方中燥湿化痰之功，方用苍术、泽泻、半夏、茯苓加强燥湿化痰之功；黄柏清利湿热；桂枝宣通阳气；竹茹清热养阴，以防苦寒之药伤阴，诸药合用，则痰湿去，阳气通，疾病愈。

案2　苦辛合用，开阴泄热案

周（左）　每至日晡，辄作漫热，热不退清，汗出稍松，痰多，脉濡滑。气虚痰阻，遂致阴阳开合失其常度。年近花甲，不宜见此。拟苦辛寒合方，以开痰泄热。

川桂枝（五分）　光杏仁（三钱）　橘红（一钱）　制半夏（一钱五分）　竹茹（一钱五分）　煨石膏（三钱）　茯苓块（三钱）　枳实（七分）　生姜（二片）　红枣（一枚）

二诊　苦辛寒合方而开痰饮，以通阴阳，日晡漫热已退，如鼓应桴，其为开合失度，可以概见。以退为进拟蠲饮化痰。

制半夏（一钱五分） 茯苓（三钱） 竹茹（一钱） 猪苓（一钱五分） 南星（三分） 上广皮（一钱） 枳实（一钱） 薏仁（四钱） 老姜（二片）

三诊 脉象濡滑。运化迟钝，便溏不实。舌苔中心黑润。痰湿不运，脾阳不克鼓舞。拟温中而蠲饮。

川桂枝（五分） 云茯苓（三钱） 上广皮（一钱） 姜竹茹（一钱） 霞天曲（二钱） 炒于术（二钱） 制半夏（一钱五分） 生熟薏仁（各二钱） 老生姜（三片）

【赏析】

患者每至日晡，辄作漫热，汗出则稍缓解，伴有痰多，脉濡滑。根据患者症状体征，辨证应为气虚痰阻所致的发热，阴阳开合失其常度，进而发为此病。治疗上用以苦辛寒合方，以开阴泄热。方中半夏、橘红、茯苓有二陈汤之意，功以燥湿化痰，理气和中；石膏辛甘大寒，开痰泄热，配以辛温之桂枝，以通阴阳，诸药合用，开痰饮，通阴阳，而日晡慢热退。表明此病确为气虚痰阻，阴阳失度所致，故而以退为进拟蠲饮化痰，方用半夏、南星燥湿化痰，茯苓、薏苡仁、猪苓利水渗湿，服药后见便溏不实，舌苔中心黑润，痰湿不运，脾阳不克鼓舞所致，治疗上应温中而蠲饮，方用桂枝温阳化饮；茯苓、白术、薏苡仁健脾化湿；竹茹防温热药伤阴，诸药合用，则脾阳复，痰湿除，而病愈。

案3 清热化痰，宣通阴阳案

左 久嗽不止，痰稠厚腻，甚则色带青绿，寒热往来。脉软而数。此肝肾素亏，而脾胃之痰热，熏蒸于肺，阴阳开合之机，悉为痰阻，此所以为寒为热也。将入劳损之门，不易图治。

川桂枝 杏仁泥 制半夏 橘红 炒黄川贝 生石膏 肥知母 海蛤粉 郁金 云苓

二诊 湿痰稍退，而营卫流行，不能和协。再拟和中化痰。

人参须（另煎冲五分） 制半夏 橘红 茯苓 川桂枝 炒枳实 干姜（四分） 郁金 野于术 煨石膏

三诊 开饮化痰和中，阴阳交并，寒热已止，纳增痰爽。再从前法扩充。

人参须（八分） 云苓 制半夏 炒枳实 砂仁 野于术 橘红 川桂枝 石膏（煨）

【赏析】

患者久嗽不止，痰稠厚腻，甚则色带青绿，寒热往来。脉软而数。分析此病病因病机，应为肝肾素亏，而脾胃之痰热，熏蒸于肺，致使阴阳开合之枢纽，俱为痰阻，故而表现为寒热往来。治疗上予以清热化痰，宣通气机，方中石膏、知母清泻中焦脾胃之伏火；半夏、橘红、川贝、杏仁合用，以达燥湿化痰止咳之效，且痰消气亦畅；另用辛散之桂枝，配伍苦降之杏仁，宣通阴阳开合之枢纽；加用郁金疏肝理气，气行则痰消；诸药合用，则气畅痰消。湿痰消退，却营卫流行，不能和谐，故而再拟和中化痰。处方上加用人参、白术加强健脾和中之功效，另桂枝、干姜、石膏，寒热并用，调和营卫，服药后寒热止，纳增痰爽，由此可见，痰湿阻滞所致之营卫失调，与阳虚生外寒，阴虚生内热者是迥然不同的，临床上要注意辨别区分，遂治疗上沿用前法，加大人参之用量，以加强健脾调营卫之功，余药物大致同前，以巩固疗效。

案4 疏化痰湿，调和阴阳案

某 气虚多痰之质，偶食粘腻窒滞之物，气由此不行，湿由此不运，痰由此不化，营卫由此而阻，阴阳由此而乖，遂至阴阳相争，先寒后热。郁极而通，两次大汗，阴阳稍得协和，热势因之渐缓。然脾肺升降，仍为痰气所阻，右胁作痛，痰鸣带咳。盛纳在胃，运化在脾，所谓窒滞者阳明也。气之不行，胃气之不行也。湿之不运，胃湿之不运也。脾为生痰之源，胃为贮痰之器，肺为出痰之窍，痰之不化，是胃中之痰不化也，阻于斯，滞于斯。寒热交争之下，热虽循减，而胃中之痰湿，已被熏蒸，于是随其阳土之性而欲化燥，舌苔为之焦黑。舌色如此，而不甚热，不烦闷，不口渴引饮者，独何欤。以痰湿熏蒸，化燥化热，皆由气机郁遏，津液不行，不若时邪之症，温气化热之后，烁液劫津而成燥也。阳明胃络，上通于心。今胃中为痰湿弥漫之区，所以神机为之不运，神倦如寐，中脘板硬。脉象左寸微浮，关部涸滑，尺部沉细，右寸细滞，关弦，尺弱。证由痰湿食停阻，传变化燥，以平素气弱，而致化火不足，化燥不足。惟恐里气一虚，而湿痰内陷，以致神迷。拟疏化痰湿，参入苦降辛开，即阳土宜清，阴土宜温之意。备诸方家采择。

制半夏（二钱） 旋覆花（一钱五分，包） 光杏仁（三钱） 赤白苓（各二钱） 磨枳实（三分） 白蔻仁（三分，冲） 广橘红（一钱） 淡干姜（四分） 川雅连（三分） 生香附（一钱五分）

二诊 疏降胃府，苦辛开通，脉数稍退，舌焦黑顿化十七。郁蒸之热，已退三舍。大便虽未通行，而中脘略软频转矢气，亦属腑气欲通之象，不可不为起色。但热仍未退，右胁仍痛，痰鸣欲咳，还是痰湿交蒸，不可遽化，所谓伤食类伤寒者，即此是也。再拟疏化一法，而步步顾其中阳，以防内陷神昏之变。备方家采择。

制半夏（二钱） 橘红（一钱） 生香附（一钱五分） 淡干姜（四分） 磨枳实（三分） 雅连（二分） 光杏仁（三钱） 旋覆花（二钱） 炒苏子（三钱） 竹茹（八分） 白蔻仁（三分，冲） 豆卷（三钱）

【赏析】

患者为气虚多痰体质，因食用黏腻之物，故而气机不能正常运行，湿浊痰浊不能正常运化，气滞痰阻，营卫失其调和，以致阴阳相争，发为寒热。汗出则阴阳稍调和，故而热势渐缓；然而脾肺之升降，仍为痰气所阻，故见右胁作痛，痰鸣带咳；胃主受纳，脾主运化，痰气阻滞于阳明也；脾为生痰之源，胃为贮痰之器，肺为出痰之窍，脾胃气机不行，运化失职，则痰湿停滞于中焦胃腑，寒热交争，熏蒸胃中痰湿，使其从阳化燥，故见舌苔焦黑，而不甚热，不烦闷，不口渴引饮；此乃痰湿熏蒸，化燥化热，气机郁遏，津液不行所致，与温病时邪，化热劫烁津液所致口渴不欲饮是不同的。胃中痰湿，上扰心神，蒙蔽清窍，见神倦如寐，中脘板硬，脉象左寸微浮，关部涸滑，尺部沉细，右寸细滞，关弦，尺弱。证由痰湿食停阻，传变化燥，以平素气弱，而致化火化燥不足。故而若患者正气亏虚，而湿痰内陷，以致神迷，则病情危重。治疗上拟疏化痰湿，参入苦降辛开，即阳土宜清，阴土宜温之意。方中半夏、茯苓、橘红燥湿化痰，理气和中，有二陈汤之意；用辛热之干姜，与黄连相伍有辛开苦降之效；旋覆花、杏仁、枳实、香附理气以化痰，理气以促脾胃之功的恢复。服药后则脉数稍退，舌焦黑顿化十七。郁蒸之热，已退三舍。大便虽未通，而中脘略软频转矢气，亦属腑气欲通之象。但热仍未退，右胁仍痛，痰鸣欲咳，还是痰湿交蒸，不可遽化，此即通常所说的伤食所致的伤寒，故而再予以疏化之方，处方用药不忘顾护中阳之气，以防邪气内陷，于原方基础上加用苏子降气化痰，润肠通便；竹茹清热化痰；豆卷、蔻仁宣化湿邪，方中干姜用量重于黄连，以防苦寒之药伤及中阳；诸药合用，共奏燥湿化痰，调和阴阳之功，使邪去病除。

四、霍乱

案1　行气化湿，芳香化浊案

朱（左）　吐泻交作。中州阻窒，恐至内闭。

川朴（一钱）　槟榔（一钱）　制半夏（二钱）　青陈皮（各一钱）　鲜佛手（一钱五分）　川雅连（吴萸汤拌炒，三分）　木香（五分）　范志曲（二钱）　赤白苓（各二钱）　淡干姜（六分）　广藿香（三钱）　枳实（磨冲，五分）　鲜生姜（二钱）　伏龙肝（一两，煎汤代水）　玉枢丹（一锭，用佛手藿香汤旋磨旋冲旋饮）

【赏析】

《灵枢·五乱》篇说："清气在阴，浊气在阳，营气顺脉，卫气逆行。清浊相……乱于肠胃，则为霍乱"。指出了霍乱的发生机制是脾胃运化机能失常所致，病位在脾胃。霍乱是因饮食不洁而感受秽浊疫疠之气导致突然吐泻的急性传染病，此例霍乱，吐泻交作，以致中州阻窒。治以行气化湿，芳香化浊，方用藿香正气散加减，从其所用药物可以看出，方中川厚朴、槟榔、制半夏、青陈皮、佛手、枳实大队理气药，以理气和中，化湿辟秽；茯苓淡渗分利，使湿浊自下而去；藿香芳香化湿；鲜生姜为止呕圣药，加强止呕之功。诸药合用，共奏理气和中，化湿辟秽之功。寒湿秽浊壅滞中焦而呕吐较甚者，治以温中散寒，芳化湿浊，可用玉枢丹口服。从此例可以看出，患者吐泻交作，但张师在用药时并未用收涩之法以止吐泻，正如《霍乱论》谓："止，非通因塞用之谓也。"《痧症全书》亦谓："宜驱不宜止。"霍乱为邪气乱于肠胃，只能祛其邪气，邪去正自安，不用涩止而吐泻自停，若一味收涩，镇吐止泻，每有留邪之变。由此，张师在临床用药上的细致谨慎可见一斑。

案2　温中和胃，芳香开窍案

郁（左）　带病入闱，病邪未澈，昨复啖饭二次，复食冷柿三枚，寒食交阻，胸中阳气逆乱，阴阳之气，一时挥霍变乱。泄泻稀水，继而复吐。阳气闭郁，肢厥脉伏，汗出不温，目陷音低。频渴欲饮，中脘不通，胸中大痛。中阳毫无旋转之权，有内闭外脱之虞。拟黄连汤以通胃中阴阳，参以芳化而开闭郁。

台参须（一钱）　甘草（四分）　淡干姜（七分）　枳实（一钱）　制半夏（二钱）　川雅连（七分）　川桂枝（七分）　焦楂炭（三钱）　车前子（三钱）　橘皮（一钱）　辟瘟丹（七分）

二诊　用仲景黄连汤以和胃中阴阳，参以芳化而开气机，六脉俱起，肢厥转温，胸痛亦止，泄泻亦减。病虽转机，而湿热何能遽楚，以致湿化为热，劫烁阴津。舌苔干黄，毫无津液。频渴欲饮，时带呃忒，小溲全无，神识迷沉。极为危险。勉拟辛咸寒合方，参以芳开。

生石膏（一两）　滑石（四钱）　官桂（六分）　茯苓（三钱）　寒水石（三

钱） 猪苓（二钱） 于术（一钱五分） 泽泻（一钱五分） 鲜荷梗（一尺） 紫雪丹（六分）

【赏析】

患者外感秽浊之邪，复食生冷，以致寒食交阻，胸中阳气逆乱，从而发为霍乱。寒湿秽浊壅滞中焦，脾阳受损，运化失司，清浊不分，升降悖逆，脾不升清而下陷故见腹泻，胃不降浊而上逆故见呕吐，而致吐泻交作；寒湿秽浊之邪盘踞中焦，中阳被遏，阳气郁闭于内，不达四末，故见肢厥脉伏，汗出不温，目陷音低；寒湿内停，清阳受阻，气机凝滞，故见中脘不通，胸中大痛，中阳毫无旋转之权，有内闭外脱之虞。拟黄连汤以通胃中阴阳，参以芳化而开闭郁。方中用黄连配以干姜，寒温并用，和中道而止吐泻；枳实、制半夏、橘皮芳化而开气机，共奏温中和胃，芳化湿浊之效。服药后肢厥转温，胸痛亦止，泄泻亦减，但湿热日久，劫烁阴津，故见频渴欲饮，时带呃忒，小溲全无，拟辛咸寒合方，参以芳开。石膏、滑石、猪苓、茯苓、泽泻合用利水渗湿，清热养阴，紫雪丹清热开窍，诸药合用，共奏清热养阴，芳香开窍之效。

案3　清热化湿，辟秽化浊案

姚（左）　外寒束缚里热，致寒热互阻，三焦清浊相干。吐泻交作，中脘不通。宜苦辛以开三焦。但霍乱时症，未可与寻常并论。

制半夏（二钱） 川朴（一钱） 淡吴萸（三分） 川雅连（五分） 云茯苓（三钱） 晚蚕砂（三钱） 藿香（三钱） 炒竹茹（一钱五分） 白蔻仁（五分） 广皮（一钱） 香薷（一钱） 太乙丹（五分）

题臣　饮食内停，寒热杂感，致清浊相干，三焦闭塞。始则上吐下泻，今则欲吐不出，欲泻不爽，腹笥板滞，按之满痛噫出卵臭，脉伏肢厥，螺瘪目陷清浊溷淆，湿食停阻，吐泻虽得稍停，而浊积更加闭塞，气道不宣，阳不敷布。危险已极，勉与显卿仁兄先生同议苦辛开通，降泄浊积。即请高明商进。

川雅连（姜汁炒，七分） 上川朴（一钱） 枳实（一钱五分） 木香（五分） 橘皮（一钱） 淡吴萸（七分） 姜半夏（二钱） 白蔻仁（五分） 大腹皮（二钱） 范志曲（二钱） 备急丸（三分，佛手汤送下）

【赏析】

外寒束缚里热，致寒热互阻，秽浊之邪乱于肠胃，气机逆乱，清浊相干，升降失司，故见吐泻交作；秽浊之邪盘踞中焦，故而中焦气机不利，出现胃脘不通，治疗上应苦辛以开三焦。方用蚕矢汤加减，以清热化湿，辟秽化浊。方中选用半夏、吴茱萸、黄连相配，辛开苦降，清热燥化中焦之湿，湿浊无以留着；香薷、藿香芳香化湿；茯苓淡渗分利，是湿浊自下而去；厚朴、蔻仁、陈皮行气化湿；竹茹清热养阴，以防吐泻太过。诸药合用，共奏清热化湿、辟秽化浊之功。同时，此例也告知我们，治疗湿热霍乱虽用苦寒清热之剂，但必须注重芳香化湿药的运用，同时，方中配合了辛热的吴茱萸，与黄连相配有辛开苦降之效，亦为治疗湿热霍乱常用之品。患者因饮食内停，寒热杂感，以致清浊相干，三焦闭塞，发为霍乱。秽浊之邪乱于肠胃，气机逆乱，清浊相干，升降失司，故见吐泻交作；中焦气滞，脾胃运化失常，饮食积于胃脘，气滞食滞不行，故见欲吐不出，欲泻不爽，腹部板滞，食积日久，故见按之满痛噫出卵臭，阳气郁闭于内，不得外达，则见脉伏肢厥，吐泻伤津，脱液太甚，则见螺瘪目陷，治疗上应予以苦辛开通，降泄浊积。方中配合了辛热的吴茱萸，与黄连相配有辛开苦降之效；木香、枳实、厚朴、大腹皮大队行气药，理气健脾，以复脾胃运化之常；神曲消食醒脾和胃，以消饮食积滞；蔻仁、半夏理气燥湿；备急丸攻下积滞，诸药合用，共奏苦辛开通，降泄浊积之效。

五、丹痧（附烂喉痧）

案1　咸寒泄热，甘凉保津案

金（左） 春温疫疠之邪从内而发。发热咽痛，热势甚炽，遍身丹赤，痧点连片不分，咽痛外连颈肿。右脉滑数，左脉弦紧，舌红边尖满布赤点。此由温疫之邪，一发而便化为火，充斥内外蔓延三焦。丹也，痧也，皆火也。刻当五日，邪势正盛，恐火从内窜，而致神昏发痉。拟咸寒泄热，甘凉保津。

犀尖（五分磨） 鲜生地（七钱） 粉丹皮（二钱） 大青叶（三钱） 金银花（二钱） 霜桑叶（一钱五分） 大力子（二钱） 黑玄参（三钱） 薄荷（五分） 金汁（五钱） 鲜茅芦根肉（各一两）

二诊 咸寒泄热，甘凉保津，丹痧较化，热亦稍轻。然咽中仍然肿痛，左耳下结块作胀，亦属火风所结。大势稍定，未为稳当。

大连翘 黑山栀 粉丹皮 淡黄芩 白桔梗 人中黄 大玄参 大力子 荆芥 芦根

【赏析】

本证乃邪毒化火，燔灼气血所致，病情较凶险，对于丹痧的治疗，正如夏春农所说："首当辛凉透表，继用苦寒泄热，终宜甘寒救液。兼痰者清化之，兼湿者淡渗之，兼风者清散之。辛温升托皆在所禁。"他还指出："疫喉痧治法全重乎清也，而始终法程不离乎清透、清化、清凉攻下、清热育阴之旨也。若参入败毒之品更妙。"此例病势正盛，泻火解毒乃为正治。同时要防止时毒内陷，而致神昏发痉，治疗上予以咸寒泄热，甘凉保津。方中金银花、薄荷、桑叶、大力子清透气分邪热；犀角、丹皮、生地、金汁、大青叶清热凉血、解毒活血；玄参、芦根甘寒生津，清热解毒，服药后丹痧较化，热亦稍轻，但咽中仍然肿痛，左耳下结块作胀，继予泄热保津，方有普济消毒饮之意，连翘、黄芩、山栀子、荆芥、大力子清泄气分邪热；桔梗轻宣上焦气机，兼利咽解毒；玄参、芦根清热生津；诸药合用，共奏两清气血、解毒生津之效。

案2 清热解毒，急下存阴案

金 痧点较昨稍透，兼有起浆白疹，咽赤作痛，偏左起腐。肺胃蕴热，未能宣泄。病起三朝，势在正甚。

连翘壳　马勃　荆芥　薄荷叶　桔梗　射干　牛蒡子　蝉衣　广郁金　灯心

二诊　痧点虽布，面心足胫，尚未透发，烦热胸闷咽痛。舌苔黄糙少津。肺胃之邪，不克宣泄，夹滞不化，恐化火内窜。

净蝉衣　牛蒡子　连翘壳　麻黄（蜜炙三分）　苦桔梗　苏薄荷叶　广玉金　炒枳壳　煨石膏　茅根肉

三诊　咽痛稍轻，肌肤丹赤，投辛温寒宣泄肺胃，热势大减。苔黄大化，而舌边红刺。邪欲化火，再为清泄。

连翘壳　广郁金　滑石块　炒枳壳　煨石膏　黑山栀　淡豆豉　杏仁　牛蒡子　竹叶心

四诊　肌肤丹赤，而痧点未经畅透。肺胃蕴热不能宣泄，邪势化火，劫烁阴津，舌绛干毛。恐邪热内传，而神昏发痉。

犀尖（三分，磨）　丹皮（二钱）　鸡苏散（四钱）　玄参（三钱）　杏仁（三钱）　荆芥（一钱）　鲜生地（五钱）　牛蒡子（三钱）　连翘（三钱）　广郁金（一钱五分）　茅根肉（八钱）　竹叶（二十片）　灯心（三尺）

五诊　丹痧渐化，而火风未能尽泄，咽痛甚重，大便不行。舌绛无津。拟急下存阴法。

犀尖（三分，磨）　丹皮（二钱）　玄参肉（三钱）　防风（一钱）　元明粉（一钱五分）　生广军（三钱）　鲜生地（五钱）　大贝母（二钱）　荆芥（一钱）　黑山栀（三钱）　生甘草（五分）　桔梗（一钱）

六诊　大便畅行，咽痛大减。然仍热甚于里，舌红尖刺无津。痧化太早，邪势化火，劫烁阴津，未为稳当。

玄参肉　细生地　连翘壳　桔梗　银花　郁金　天门冬　山栀　生甘草　竹叶　鲜芦根

七诊　咽痛渐定，热势大减。舌绛刺亦退，然舌心尚觉干毛，还是阴津未复也。

细生地（四钱）　连翘（三钱）　银花（一钱五分）　鲜石斛（五钱）　天花粉

（二钱） 大玄参（三钱） 生甘草（五分） 天门冬（三钱） 绿豆衣（三钱） 山栀（三钱） 芦根（一两五钱） 竹叶（三十片）

八诊 脉静身凉，履夷出险，幸甚幸甚。拟清养肺胃，以澈余炎。

大天冬 大玄参 连翘 白银花 茯苓 绿豆衣 川贝母 竹叶心 鲜芦根

【赏析】

何廉臣说："疫痧时气，吸从口鼻，并入肺经气分则烂喉，并入胃经血分则发痧"。此例在初诊时因肺胃蕴热，未能宣泄，故以透表泄热、解毒利咽、透疹之法治之；继之咽喉疼痛稍减，但肌肤赤丹，且舌边有红刺者，为邪欲化火，以清泄之法治之；对肺胃蕴热不能宣泄，邪势化火，劫烁津液，恐邪热内传而神昏发痉，以解毒救阴、透表泄热之法治之；对丹痧渐化，见有大便不行，舌绛无津等症，以解毒、急下存阴之法治之；对烂喉痧后期阴伤、余毒未尽者，主以清养肺胃，以澈余炎。对于丹痧中期之治，特别要注意几点：①若病已离表，辛透之品不宜再用。②若时毒内结阳明而为腑实者，尤当及时苦寒攻下，釜底抽薪，待腑气通畅，痧火自熄，咽喉亦愈。③若见神昏谵语，乃时毒内陷心包之象，喉痧重险之候，须急予清心开窍。

案3 清热泻火，凉血解毒案

某 春温疫疠之邪，由募原而入胃腑，邪化为火，熏蒸于肺，充斥上下，蔓延内外。以致热炽丹痧密布，上则咽赤肿痛，下则协热下利。脉象紧数，舌红无苔。今则渐增气喘，危象已著。勉拟黄连解毒汤出入。即请高明商榷行之。

川雅连（五分） 生山栀（二钱） 大青叶（三钱） 犀尖（五分，磨） 丹皮（二钱） 川黄柏（三钱，炒） 大麦冬（三钱） 淡黄芩（一钱五分） 鲜芦根（去节，二两） 竹叶（三十片）

【赏析】

分析此病病因病机，乃为春温疫疠之邪，入胃化火，熏蒸于肺，充斥上下内外所致，热毒熏蒸于肺，则见咽喉肿痛，热毒下迫肠道，则见协热下利，现渐增气喘，已为危象，故治疗上予以黄连解毒汤加减，黄连解毒汤苦寒直折，清泄三焦火毒热甚；加用犀角、丹皮、大青叶清热凉血、解毒活血；麦冬、芦根、竹叶甘寒生津、清热解毒；诸药合用，共达泄火解毒、清营凉血之功。同时，此病的发病也体现了何廉臣所说的："疫痧时气，吸从口鼻，并入肺经气分则烂喉，并入胃经血分者则发痧。"

案4 清热解毒，利咽化痰案

张（左） 外风引动温邪，邪从内发，即化为火。喉风发痧，舌心焦黑，黏痰缠扰咽中，咯吐不尽。脉数弦滑。时行急病，变端不测。

紫背浮萍（一钱五分） 大元参（四钱） 桔梗（一钱） 马勃（一钱） 光杏仁（三钱） 生石膏（六钱） 生甘草（五分） 连翘（三钱） 射干（七分） 广郁金（一钱五分） 白茅根肉（一两） 竹沥（一两）

二诊 痧疹畅发，咽中黏痰稍利，痛势略轻。舌苔焦黑已化，而里质绛赤，干燥无津。喉关之内，白腐星布。肺胃之火，灼烁阴津，恐其暴窜。

磨犀尖（五分） 鲜生地（一两，洗，打） 细生地（五钱） 大麦冬（三钱） 桔梗（一钱） 粉丹皮（二钱） 炒知母（二钱） 煨石膏（四钱） 大玄参（二钱） 金汁（七钱，冲） 茅根肉（一两） 鲜芦根（一两） 银花露（一两，冲）

（原注）已后未来看，病亦渐松矣。

【赏析】

此例患者，外风引动温邪，从内而发，致使喉风发痧，舌心焦黑，黏痰缠扰咽中，咯吐不尽。此为邪热与痰气搏结于咽喉，治疗上予以清热解毒、利咽化痰，方中浮萍解表透疹；连翘、石膏清热泻火；桔梗、射干、马勃、甘草清热解毒利咽；杏仁止咳化痰；郁金行气以助祛痰；玄参、竹沥清热养阴；诸药合用，共奏清热解毒、利咽化痰之功，药后，痧疹畅发，咽中黏痰稍利，痛势略轻。舌苔焦黑已化，而舌质绛赤，干燥无津。喉关之内，白腐星布。此为肺胃之火，灼烁阴津所致，治疗上予以清气凉血、解毒救阴，方中犀角、生地、丹皮同用，有犀角地黄汤之意，清热凉血，防止邪热耗血动血；石膏、知母清泻肺胃之火；麦冬、玄参、生地、芦根甘寒养阴生津；金银花露亦有透泄余热之效，诸药合用，各方兼顾，共奏两清气血、解毒生津之效。同时，临床上，对于烂喉痧，亦可配合外治法，如初起咽喉肿痛，可外吹玉钥匙清热消肿；咽喉红肿腐烂时，可外吹珠黄散或锡类散清热解毒，去腐生新。

案5　辛凉解表，泄热和营案

严（右）　咽痛红肿，丹痧已透三朝，上至头面，下至足胫，是为透足。邪从痧出，热随邪达，理当病退十七，乃热势仍然不减。咽痛稍轻，仍然赤肿。脉象滑数，舌红无苔。足见邪势太重，半发丹痧透露于外，半化火热郁于肺胃。况当经水适行，若肺胃之热，乘血分之虚，袭入营中，便是热入血室。今当出入之际，治法不可不细论也。经云：火郁发之。则开泄之药，在所必用。又云、热者寒之。则清化之药，在所难缓。而白喉忌表。殊不知白为金色，火热亢盛之极，金受火刑，所以喉间结成白点，甚者起出白条。凡表药之性，皆带升泄，恐升动火热，所以忌用。即非白喉，如喉风喉疳喉蛾之甚者，往往亦有白腐，其为火甚刑金，则一也。刻下咽痛较前昨稍轻，白点似有若无，喉症之势已得稍缓。而痧点渐化，热势不减，其火热之渊薮，不在喉间，而蕴于肺胃。显然可见。肺主皮毛，则开泄肺气，是散邪，即散火也。清泄上中，是化热。即防其入血室也。拟清泄一法。即请商榷行之。

川郁金（一钱五分）　淡黄芩（一钱五分）　大连翘壳（三钱）　黑山栀（三钱）　紫丹参（三钱）　大力子（三钱）　泽兰叶（二钱）　白桔梗（七分）　薄荷（八分）　白茅根（一两）

二诊　辛凉解表，微苦泄热，参以和营，遍身痧点畅发，邪从痧透，怫郁之热自得稍松，喉间赤肿大退，热势略得减轻。然脉仍滑数，舌红无苔，不时恶心，还是胃火逆冲，胃气不降。良由邪势太重，泄者虽泄，留者仍留，总望痧退之后，继之以汗，热势步退，方为正色。再拟清化法。即请商裁。

大连翘（三钱） 紫丹参（二钱） 赤茯苓（三钱） 盐水炒橘皮（六分） 牛蒡子（三钱） 黑山栀（三钱） 苏薄荷（一钱） 水炒竹茹（一钱五分） 淡黄芩（一钱五分） 广郁金（一钱五分） 桑叶（一钱五分） 白桔梗（七分） 茅根肉（一两）

改方去薄荷、桔梗，加芦根一两，竹叶三十片。

三诊 热势递减，咽痛亦轻。然痧点出而不化，瘖难成寐，多言而时有错语。脉数细弦，舌红无苔，边尖皆布红点。此由热甚之时，经水适行，血海空虚，邪热乘虚而入血室，神藏于心，魂藏于肝，而心主血，肝藏血，今热扰血中，所以神魂不能安贴，灵明渐次为之扰乱，二十二日案中早经提及，正为此也。恐致神昏痉厥，不得不为预告也。拟养血凉营，以宁神志。即请商榷行之。

大生地（四钱） 磨犀尖（三分） 粉丹皮（二钱） 紫丹参（二钱） 朱茯神（三钱） 川贝母（二钱） 生赤芍（一钱五分） 水炒竹茹（一钱五分） 辰灯心（三尺） 上濂珠（三分） 西血珀（四分） 真玳瑁（三分，以上三味研极细末，蜜水调服）

【赏析】

初诊时患者丹痧已透，但仍感咽喉肿痛，此乃邪毒太甚，虽有部分丹痧透露于外，亦有部分余火余热郁于肺胃。对于肺胃之邪火，本着火郁发之，热者寒之的理论，酌情给予清热开泄之药，治疗上应予以清热解毒，开泄肺气，凡表药之性，皆带升泄，恐升动火热，加重咽喉肿势，然患者现咽痛较前稍轻，白点似有若无，喉症之势已得稍缓。而痧点渐化，热势不减，表明其火热之根不在喉间，而蕴于肺胃，故而可酌情运用开泄肺气之药，另患者正值经期，故而在用药上要防止肺胃之邪，趁血分之虚，致热入血室，加重病情。综合患者病因病机，予以清热泻火，宣肺散邪之方。方中大力子、桔梗、薄荷宣肺散邪；连翘、山栀清热解毒；黄芩清泄中上焦之邪热；白茅根清热凉血，治其未达之所，防止热入血室；服药后遍身痧点畅发，邪从痧透，郁遏之热稍减，喉间赤肿大退，然脉仍滑数，舌红无苔，不时恶心，此皆胃火逆冲，胃气不降所致。由于邪势太重，泄者虽泄，留者仍留，故而治疗上继续予以清泄之法，去掉薄荷、桔梗，加用清热止呕的芦根，服药后热势递减，咽痛亦轻。然痧点出而不化，寤难成寐，多言而时有错语。脉数细弦，舌红无苔，边尖皆布红点。结合患者情况，应为经期血海空虚，热入血室所致，治疗上予以养血凉营，以宁神志，处方中用到犀角、生地、芍药、丹皮，有犀角地黄汤之意，功以清热解毒、凉血散瘀，加用茯神、琥珀等宁心安神；继予竹茹清胃止呕；丹参活血；诸药合用，共奏清热凉血之效。

案6　升阳止泻，宣肺散邪案

顾（童）　风温发痧，痧邪太重，邪热与风，半从外出，半从里陷。痧邪本在肺胃二经，然肺与大肠表里相应，大肠与胃，又系手足阳明相合，所以陷里之邪，直趋大肠。以致泄痢无度，痧点欲回未回，咳嗽不爽，遍身作痛。脉数，重按滑大，舌红无苔。上下交困，极为恶劣。勉用薛氏升泄一法。即请明贤商进。

煨葛根（一钱五分）　苦桔梗（一钱）　生甘草（五分）　白茯苓（三钱）　淡枯芩（酒炒，一钱五分）　大豆卷（三钱）　羌活（七分）　炒黄荷叶（三钱）

二诊　昨用升泄之法，陷里之邪，略得升散，脾之清气，稍得升举，泄泻大减，白冻亦退，神情亦略振作。舌红绛较淡，脉滑大稍平。种属转机之象，守前法扩充，续望应手。即请商裁。

羌活（一钱）　防风根（一钱，炒）　广木香（三分）　酒炒淡芩（一钱五分）　枳壳（八分）　苦桔梗（一钱）　大豆卷（二钱）　煨葛根（一钱五分）　生甘草（五分）　白茯苓（三钱）　干荷叶（炒黄，三钱）

三诊　下痢稍疏，然昼夜当在二十次之外，所下黑黄居多，肛门灼热，肌表之热，并不甚盛。而脉数竟在七至以外，舌红起刺。良以陷里之邪，与湿相合，悉化为火，仿金匮协热下痢法。即请商裁。

炒黄柏（二钱） 北秦皮（一钱） 滑石块（三钱） 炒雅连（四分） 生甘草（三分） 白头翁（一钱） 金银花（三钱） 白茯苓（二钱） 金石斛（二钱） 龙井茶（一钱五分）

【赏析】

患者发痧，本在肺胃，然邪气太重，以致部分病邪内陷大肠，出现泄痢无度，痧点欲回未回，咳嗽不爽，遍身作痛。脉数，重按滑大，舌红无苔。由此可见，病邪上留于肺，下结大肠，致使上下交困，故而治疗上予以薛氏升泄之法，方用葛根升阳止泻，配以桔梗、羌活、大豆卷宣肺散邪，使内陷之邪从上而解；茯苓渗湿止泻；黄芩可清热燥湿以止泄，酒炒加强其升散之性，服药后泄泻大减，白冻亦退，神情亦略振作。舌红绛较淡，脉滑大稍平。表明前方属对症之治，故而于原方基础上加用既能祛风解表，又可升阳止泻之防风；木香可行气止痛，治疗泻痢里急后重；诸药合用，加强止泻及散邪之功，药后，患者下痢虽减，但所下黑黄居多，且伴有肛门灼热，肌表之热，并不甚盛。而脉数竟在七至以外，舌红起刺。分析其病机，乃为陷里之邪，与湿相合，化热化火所致，治疗上仿照金匮之协热下痢法，方用白头翁、黄柏、黄连、秦皮有白头翁汤之意，功以清热解毒、凉血止痢；金银花、滑石清热解毒；茯苓渗湿止泻；石斛、龙井养阴生津，防止湿热及泻痢伤阴，诸药合用，清热、止泻及养阴并举，标本兼顾，可使痢止热退。

案7 引火下行，理湿祛风案

金（幼） 时疫七日，丹痧回没太早，火热内灼，口干咽痛，热胜则肿，面目肢体虚浮。脉象弦数。恐变肿胀。急导火下行。

鲜生地（五钱） 玄参（三钱） 茯苓皮（三钱） 细甘草（五分） 元明粉（一钱） 车前子（一钱五分） 木通（五分） 丝瓜络（二钱） 金银花（二钱） 上湘军（二钱）

二诊 身热已退，口疳稍轻，四肢仍带肿胀。火风阻闭，脾湿因而不运，随风流布。恐肿胀日甚。再理湿祛风。

大腹皮（二钱） 宣木瓜（一钱） 冬瓜皮（四钱，炒） 茯苓皮（三钱） 泽泻（一钱五分） 生米仁（四钱） 汉防己（一钱五分） 猪苓（二钱） 青防风（一钱） 左秦艽（一钱五分）

（原注）服后渐愈。

【赏析】

此例患者，痧邪未能尽透，以致火热内灼，口干咽痛，面目肢体虚浮，治疗上予以清热泻火、导火下行，方中生地、木通清心养阴、利水通淋，有导赤散之意；茯苓皮、车前子利水渗湿以消水肿；金银花、玄参、丝瓜络清热解毒兼养阴，共达清热泻火、利水通淋之功，服药后患者身热已退，口干稍轻，然四肢仍带肿胀，此乃火热与风邪痹阻于内，脾气运化失常，致使水湿溢于肌肤，治疗上以理湿祛风之法，方中大腹皮、木瓜、冬瓜皮、茯苓皮、薏苡仁、猪苓大队利水渗湿药，利水消肿兼以健脾；防己、秦艽祛风胜湿；诸药合用，标本兼治，使脾气复运，肿胀消退。

卷四

一、虚损

案1　肺气阴两虚案

陈（右）　久咳根蒂不除，去秋燥气犯肺，咳而失血，金水由此而亏，连绵内热，肉脱形瘦。脉细数而促。理宜壮水救阴，清金保肺。然舌淡少华，中气薄弱，稠腻之药，不能多进。症入劳损之途，不能许治。勉拟金匮麦门冬方备质高明。

人参须（另煎，冲，四分）　云茯苓（四钱）　桑白皮（二钱，炙）　甜杏仁（三钱）　川贝母（二钱）　麦冬（炒，去心，三钱）　生甘草（三分）　地骨皮（二钱炒）　白粳米（一把，煎汤代水）　枇杷叶（去毛四片）

二诊　用金匮麦门冬汤，咳嗽稍减，然清晨依然咳甚。脉细弦数。盖寅卯属木，金病而遇木旺之时，病势胜矣。药既应手，未便更章。

人参须（五分，冲）　生甘草（五分）　茯苓（三钱）　淡芩（炒，一钱五分）　地骨皮（二钱）　法半夏（一钱五分）　川贝（炒，一钱五分）　桑白皮（二钱）　知母（炒，一钱五分）　枇杷叶（去毛，四片）　肺露（一两，冲）

三诊　神情稍振，胃亦渐起。然咳嗽仍然未定，甚则哕恶欲呕，上午清晨为甚，辰巳之交，往来寒热。脉细数，舌红苔黄。还是肝肾阴虚，气难摄纳，自下及上，阴阳不能和协。虽略转机，不足为恃。

人参须（一钱） 生扁豆衣（三钱） 桑白皮（二钱，炙） 蛤黛散（三钱，包） 大麦冬（去心，三钱） 霍石斛（三钱） 代赭石（三钱） 法半夏（一钱五分） 生甘草（四分） 地骨皮（二钱） 茯苓神（各三钱） 粳米汤代水

【赏析】

肺属金，不耐燥气，患者属秋燥犯肺，肺阴受损必然肺气受损，是故患者肉脱形瘦。肺气亏虚，故舌淡少华。肺为水之上源，肺气受损则伤脾气，故中气薄弱。故用药时，应同时补益肺脾之气。患者为秋燥犯肺，必用养阴滋腻之品，然补阴必然阻遏中焦气机，故应加强健脾胃中药。一诊，用人参补益肺脾之气，茯苓健脾，白粳米养胃，桑白皮、地骨皮清肺热，麦冬、枇杷叶润肺化痰，杏仁宣肺，贝母润肺化痰，全方共成养阴润肺化痰健脾之功。二诊加强健脾化痰，加用法半夏健脾化痰，升降气机，以免养阴润肺中药阻碍气机，加重人参用量，以加强补益脾肺之气，加用知母是为滋肾水以补肺阴，杏仁为宣肺，对补益肺气无益，故去除。三诊加大人参用量，并加生扁豆衣，目的是加强健脾以防滋腻，加用代赭石肃降胃气，配合法半夏，一升一降，调畅中焦。加用石斛为加强养阴。蛤黛散为海蛤粉与青黛组成，清肝肺之热痰。患者肝肾阴虚，阴虚则肝火旺，故患者咳嗽仍然未定，甚则哕恶欲呕，故用青黛清肝火降肺气。三诊之妙在滋阴同时，健脾化痰，升降气机，益气养阴，清肝肃肺。

案2　肝气犯肺案

某　金匮云、心下悸者有水气。未病之先，心下先悸，水饮早已停阻，复因感邪，遂起咳嗽，邪虽渐解，三焦气伤。以致形色淡白，咳恋不止，甚至形寒内热。盖肺为相传，有分布阴阳之职，肺气一虚，阴阳之分布失其常度，是以寒热往来。金所以制木也，金病则木无所制，所以气撑不和，得矢气则松，肝藏之气，不能扶苏条达，有可见者。脉象虚弦，舌白少华，苔腻。此伤风激动伏饮，邪去而饮复阻肺，肺气日虚，肝邪日旺，将成虚损之症。冠翁先生不降肺而和胃平肝，隔一隔二之治，所以卓卓人上。无如病久

根深，未克奏效。兹勉从经旨久咳不已则三焦受之之意，用异功为主。管窥之见，深恐贻笑于方家耳。尚乞斧正是荷。

人参须（一钱） 上广皮（一钱） 炙黑草（五分） 整砂仁（四粒） 茯苓（四钱） 川贝（炒黄二钱） 白芍（土炒，一钱五分） 海蛤粉（四钱） 生熟谷芽（各一钱五分）

【赏析】

肺为相，肝为将，肺气亏虚，肝气旺盛，则相不能制约将，肝气犯肺，故患者表现为咳嗽。患者久病之后肺气亏虚故形色淡白，咳恋不止。肝气旺则气撑不和，得矢气则松。肺气虚则脉象虚，肝气旺盛则脉象弦。肺气虚，内有痰饮则舌白少华，苔腻。治疗上当平肝理气，健脾化痰益气。海蛤粉清肺化痰；可泻肝火以凉血，清肺热以止咳，共奏清肝宁肺之功，使火不犯肺，则肺气肃降，痰饮得化，咳嫩宁息。白芍补血柔肝、平肝止痛，两药合用平肝清肝共为君药，砂仁、陈皮健脾理气化痰，川贝化痰止咳，谷芽健胃消食，人参补气。君臣佐使共成平肝止咳健脾化痰益气之功，使肝气得制约，肺气得补充。将相和则咳嗽自止。

案3　火旺伤络咳血案

陈（在）　失血之后，久嗽不止，每交节令，辄复见血，面色桃红，时易怒火，然每至天寒，即恶寒足厥。脉形沉细而数，颇有促意，其为血去阴伤，龙雷之火不能藏蛰，阴火逆犯，肺降无权。清肺壮水益阴，固属一定不易之法。然药进百数十剂，未见病退转觉病进。再四思维，一身之中，孤阳虽不能生，而独阴断不能长，坎中之一点，真阳不化，则阴柔之剂不能化水生津，阴无阳化，则得力甚微。意者惟有引导虚阳，使之潜伏，为万一侥幸之计。拙见然否。

龟甲心（八钱） 粉丹皮（二钱） 大麦冬（去心，三钱） 阿胶（蛤粉炒，一钱五分） 泽泻（一钱五分） 大生地（一钱） 萸肉炭（三钱） 西洋参（元米炒，三

钱） 生熟白芍（各一钱） 上徭桂（研末，饭糊丸，二分，药汁先送下）

二诊 壮水益肾，兼辛温为向导，脉数稍缓，火升之际，足厥转温。但交节仍复见红，龙相之火尚未安静。前方出入再望转机。

西洋参 川贝母 云茯苓 炙紫菀肉 北五味 牛膝炭 阿胶珠 肥知母 蒲黄炭 煅牡蛎 太阴元精石 金色莲须

【赏析】

阴虚火旺伤络咳血到底是应该先滋阴还是滋阴降火同时进行？此是本案疗效的关键。患者失血之后，久嗽不止，每交节令，辄复见血，面色桃红，时易怒火，然每至天寒，即恶寒足厥。脉形沉细而数，颇有促意。根据病史，症状，脉象，患者应该是阴虚火旺灼伤脉络。阴虚是本，火旺是标。火旺伤络是引起咳血的基本病理。治疗上当同时滋阴降火，标本兼治才能起效。杜老在给该患者开方时刚开始仅仅给予滋阴，未曾降火，故服药百十余剂而无效。后来增加温阳药，期望温阳以滋阴再次无效。最后在养阴同时给与降火药物才停止咳血。方中加用知母滋阴降火润燥，蒲黄炭止血，煅牡蛎、太阴元精石重镇降火，全方共用滋阴降火，咳血停止。到此我们得到答案，阴虚火旺伤络咳血当滋阴降火同时进行。

案4 痰饮阻肺案

某 痰饮多年，加以病损，损而未复，气弱不运，饮食水谷尽化为痰。以致气喘肿发，两月方定。今神情萎顿，肢体疲软，吸气则少腹触痛。脉细濡而苔白无华。呼出之气，主心与肺，吸入之气，属肝与肾，一呼一吸，肺肾相通之道，必有痰阻。诚恐损而不复。

川桂枝 炒苏子 制半夏 厚杜仲 旋覆花 生香附 云茯苓 炒牛膝 杏仁泥 煅蛤壳 广橘红 菟丝子（盐水炒）

【赏析】

常规思维，喘证见于肺肾气虚，肾不纳气则气喘，一般治疗以补肾纳气为主。该患者病损多年，肺肾气虚是必然，并出现肢体疲软，肾虚伤及脾胃，吸气则少腹触痛。虽然患者痰饮多年，但肺肾气虚为主证，痰饮为兼证。然则该患者以痰阻塞肺肾相通之道为主，肾气亏虚为次证。患者以痰饮多年为主要病因，痰饮阻塞中焦，气机不顺畅，故吸气则少腹触痛；痰饮阻遏阳气，故患者出现神情萎顿，肢体乏力，脉细濡，苔白无华。故治疗上应健脾化痰，升降气机为主，兼以温肾纳气。方中旋覆花降气化痰，半夏辛散化痰，两者一升一降，共奏疏通气机之功，使肺肾相通之道通畅，辅佐以苏子降气化痰，茯苓健脾化痰，蛤壳降气化痰，橘红健脾化痰，四药合用能化肺脾肾之痰。菟丝子、杜仲补肾纳气，桂枝温通心阳，辅助温通肾阳。香附疏肝理气止痛，牛膝活血止痛。全方共成打开通道，引肾气入肺之神奇功效。

案5　肝火犯肺咳血案

朱（左）　先自经络抽掣，继而吐血盈碗，血从脘下上升。今血虽渐定，而呛咳气逆，脉象虚弦。肝肾阴虚，虚火载血上行，遂至阴不收摄。恐咳不止而致入损。

大生地（四钱）　怀牛膝（盐水炒，三钱）　杭白芍（一钱五分）　川贝母（二钱）　煅磁石（三钱）　青蛤散（三钱，包）　丹皮炭（一钱五分）　淡秋石（一钱五分）　侧柏炭（三钱）　藕节炭（两枚）

二诊　吐血仍未得定，血散鲜赤，食入胀满，气冲作呛。脉象虚弦。阴虚木火上凌，激损肺胃之络，络损血溢。再降胃凉营止血，参以降气，所谓气降即火降也。

侧柏炭（三钱）　代赭石（煅五钱）　杭白芍（酒炒，二钱）　丹皮炭（二钱）　瓜蒌仁（五钱，研）　上广皮（盐水炒，一钱）　竹茹（水炒，三钱）　藕汁（一两，冲）　沉香（乳汁磨，二分）

（原注）胃血，血夹水而散。肝血，凝厚外紫内红。心血，细点如针。

【赏析】

患者肝肾阴虚，虚火上行，虚火刑金，损伤脉络，故咳血。咳血量大则气血亏虚，故脉虚弦。治疗宜滋阴降气降火止血。方中生地养肾阴，白芍养肝阴、敛肝阳，丹皮清肝火，磁石和淡秋石重镇降逆，青蛤散清肝肺之火，贝母清肺止咳，牛膝引火下行，侧柏叶及藕节炭凉血止血，全方共用共奏养阴敛肝止血之用。

最近接诊一女性患者，80岁。反复咳血两年余，做肺部血管造影，发现有两条血管出血，在武汉中南医院、湖北省人民医院都不敢接收治疗，最后来到武汉协和医院介入科治疗，介入科给予介入治疗一条血管，还有一条血管因为走形畸形，介入完成不了。每日咳血量达200毫升以上，中度贫血，请我会诊，遂转入我科治疗。中医诊治，患者及其家属性格急躁，诊治方面极其不配合，不同意输血，不同意查血常规，不同意手术。首先考虑患者为肝火犯肺，给予三黄汤（黄芩，黄连，黄柏），当天停止咳血，甚是高兴，但是好景不长，第二天又大咳血，考虑病因，认为三黄汤能立即清火，但患者为虚火，虚火必须养阴敛火方能持久生效，三黄汤为苦寒伤阴之品，故当时止血，次日反而咳血量更加大，遂更改药方，以滋阴降火同时平肝潜阳，三副见效，未再咳血。

案6　阴虚咳血案

郑（右）　由咳嗽而致见红，咳嗽由此更甚，内热连绵，春间复发肛痈，月事由此停阻，心中烦懊，咳甚咽中微痛。脉细弦而数，舌红心剥。肺肾并损，不能许治。以金水双调法，聊作缓兵之计而已。

北沙参（三钱）　白芍（酒炒，二钱）　蛤黛散（四钱，包）　女贞子（酒蒸，三钱）　炙生地（四钱）　茯神（三钱）　川贝母（去心，二钱）　生山药（三钱）　枇杷叶（去毛，炙，三钱）　都气丸（四钱，开水分二次服）

二诊　脉稍柔缓，内热略减，咽痛亦轻，胃气稍振。然咳嗽时轻时重。金水并损，何能遽复。姑踵效方以观其后。

大生地　生甘草　蛤黛散　川贝母　云茯苓　大天冬　生山药　杭白芍　扁豆　都气丸

三诊　内热咳嗽递减，胃气渐振，纳食之后，胸脘亦舒，足见冲气逆上，则胸中必致填塞。滋养之剂在所必进。

大生地（四钱）　天冬（三钱）　白芍（酒炒，二钱）　海蛤壳（五钱打）　云茯苓（三钱）　阿胶珠（二钱）　生甘草（三分）　山药（三钱）　生扁豆（三钱）　川贝母（一钱五分）　怀牛膝（盐水炒，三钱）　都气丸（五钱，分二次服）

四诊　饮食渐增，适交节令，咳仍轻减，时带恶心。肺肾并虚，中气亦弱，盖中气下根于肾，自必此响而彼应也。前法参以补气。

大生地（四钱）　阿胶珠（二钱）　川贝（二钱）　党参（二钱）　茯苓（三钱）　蛤壳（五钱）　炙甘草（三分）　怀牛膝（盐水炒，三钱）　生扁豆（三钱，研）　白芍（酒蒸，一钱五分）

五诊　肺肾并调，兼养肝阴，呛咳递减，呕恶未止。药既应手，宜再扩充。

奎党参（三钱）　生熟甘草（各三分）　杭白芍（一钱五分）　怀牛膝（盐水炒，三钱）　白茯苓（三钱）　蛤黛散（三钱，包）　大麦冬（去心，三钱）　大生地（四钱）　川贝母（二钱）　款冬花（二钱）　车前子（三钱）　生山药（三钱）

六诊　脾肺肾三脏并亏，脾不能运则生痰，肺不能降则呛咳，肾不能收则气逆，虚损不复，痛泄咽疼诸恙，时轻时重。脉数细急。聊望缓兵耳。

麦冬（三钱）　生甘草（六分）　扁豆衣（三钱，炒）　生山药（三钱）　阿胶珠（三钱）　桔梗（三分）　白芍（二钱）　川贝母（二钱）　木瓜皮（炒，一钱五分）　八仙长寿丸（四钱）

【赏析】

肺脾肾为人体三大水脏，土生金，金生水。肾为水之下源，肺为水之上源，上源之水枯竭，就要提下源之水上入肺部。脾的功能运化体内水湿、升举清阳，作为体内运化水湿的中央枢纽有重要作用。引肾水入肺有如南水北调工程，南方有水，北方干旱，要拦截南方的水，不让水任意外流，同时通过水利工程将南方的水输布到北方各地。患者肺阴亏虚，故出现内热连绵，咳甚咽中微痛，脉细弦而数，舌红心剥。治疗上肺肾之阴同补。春间复发肛痈，脉细弦而数，说明肝阴亏虚。治疗上应同时养肝阴，清肝热。方中白芍、蛤黛散养肝阴清肝热，沙参、女贞子、生地养阴，山药平补三焦，贝母清肺化痰，枇杷叶润肺化痰，都气丸阳中求阴，茯苓健脾以防滋腻。二诊加扁豆以加强中焦健运功能。三诊加阿胶滋阴养血，并加牛膝补肝肾活血。四诊则逐渐加强健脾养胃功能。五诊加强健脾养阴之功。六诊养阴同时气血双补。六诊中体现出三脏同时补才能养好肺阴。

案7　肝不藏魂案

庄（左）　吐血之后，阴分未复，操劳动作，阳气升腾，头目昏晕，寐中辄轰然而热，有汗出之意。脉形左大。宜育阴熄肝。

阿胶珠（三钱）　生牡蛎（五钱）　女贞子（三钱）　茯神（三钱）　甘菊花（一钱五分）　生鳖甲（五钱）　生白芍（一钱五分）　粉丹皮（一钱五分）　生地（四钱）　淮麦（三钱）

二诊　头目昏晕稍减，然寐中仍轰热汗出，血吐未复，操劳动阳，阳气不收。再敛阴潜阳。

大生地（四钱）　生牡蛎（七钱）　黑豆衣（三钱）　柏子霜（三钱）　枣仁（二钱，炒）　生鳖甲（四钱）　生白芍（三钱）　女贞子（三钱）　茯苓神（各三钱）　淮小麦（五钱）　大红枣（三枚）

三诊　眩晕稍减。寐中轰热汗出略定。的是吐血之后，阴虚阳气不收。再育阴摄阳。

龟板（五钱）　牡蛎（五钱）　枣仁（三钱）　黑豆衣（三钱）　大红枣（三枚）　鳖甲（四钱）　白芍（二钱）　青蒿（三钱）　大生地（四钱）　淮小麦（五钱）

四诊　寐得酣沉，轰热汗出已定，眩晕渐轻，胃纳递增。阳气渐得收摄。但虚而不复，非滋养难收全功也。

生龟板（四钱）　杭白芍（一钱五分）　黑豆衣（三钱）　生牡蛎（四钱）　川贝

（二钱） 生鳖甲（四钱） 枣仁（二钱，炒） 大生地（四钱） 白茯苓（三钱） 海蛤粉（三钱） 橘红（盐水炒，一钱）

【赏析】

肝为刚脏，体阴而用阳，阴虚则阳亢，再虚则肝火旺。肝藏魂，阴虚则不能藏魂，故不能寐。肝阳上亢则头晕目眩。阴虚内热，逼迫津液外泄则有汗出之意。肝火旺则脉形左大。治疗上当养阴平肝熄风。方中鳖甲平肝潜阳，生白芍养肝阴，丹皮凉肝活血，生地、女贞子滋养肝肾之阴，阿胶养血而养肝（肝为血脏），菊花清肝泻火，牡蛎重镇降逆，平肝潜阳，淮小麦止汗，茯苓健脾安神。全方共用共成平肝潜阳，清肝泻火，滋阴养血，柔肝安神止汗之功。

二、内伤劳倦

案1 气血亏虚案

沈（右） 产后气血亏损，不能制伏肝木，以致木乘土位，饮食稍一过节，辄作便泄，中脘作痛，噫出腐气。脉象细弦，舌苔腻浊。肝强土弱，拟温中运中，所谓将欲升之，必先降之也。

炒木瓜皮（一钱五分） 云茯苓（二钱） 上广皮（一钱） 炒杭白芍（一钱五分） 白蒺藜（三钱） 煨益智仁（八分） 炒薏仁（三钱） 砂仁（四钱） 川朴（一钱）

二诊 温中运中，脉症相安。肝强土弱，脾胃升降失常，所以上则噫腐气，下则便溏泄。脾宜补，胃宜通，拟养脏疏腑。

整砂仁（盐水炒，二粒） 炒于潜术（二钱） 炒东白芍（一钱五分） 炒半夏曲（二钱） 炒木瓜皮（一钱） 上广皮（一钱） 白蒺藜（三钱） 白茯苓（三钱） 黑大枣（三枚）

【赏析】

患者气血亏虚，不补气血而调和肝脾，是为本案奇妙之处。患者虽然病因气血亏虚，基本病机为肝脾不和，肝木乘脾土，脾胃失去升降之机，则不能升清降浊，故出现饮食稍一过量，脾胃更加虚弱，则作便泄，中焦气机不畅，则中脘做痛，胃不能降浊，则噫出腐气。气血亏虚则脉象细，肝气乘胃则脉弦，浊气不降则舌苔腻浊。故治疗应健脾疏肝理气。方中木瓜、茯苓健脾化痰，陈皮理气化痰，白芍柔肝止痛，收敛肝阳，白蒺藜疏肝止痛，益智仁补脾肾而养气血，薏苡仁、砂仁健脾化湿，厚朴理脾胃之气。诸药合用则肝气疏，脾气升，胃气降，然后则气血和。如果治病见到气血亏虚就给以滋腻之品补气血，则更加阻滞气机，脾胃功能更加失调，生化无源，则气血难生，故补气血前提条件是脾胃功能正常。二诊中，更加注重脾胃升降功能，加半夏化痰升清降浊，加少许大枣健脾养血。

案2　气虚火炎案

陈（左）　中虚夹痰，胆胃失降，甲木升浮，头胀眩晕，有时火升，身体似觉升浮，四肢作麻。脉形濡滑。虚里跳动。宜化痰而扶持中气。

人参须（另煎，冲七分）　陈胆星（五分）　煨天麻（一钱五分）　制半夏（一钱五分）　茯苓（三钱）　炙绵芪（二钱）　生薏仁（四钱）　川萆薢（一钱五分）　海蛤粉（三钱）　大淡菜（二只）　白金丸（四分，先服）

【赏析】

脾胃气虚生痰临床较为常见，但气虚生火则少见。气虚则气乱。脉象濡滑是为气虚湿甚。故患者有时火升，身体似觉升浮应该理解为气不足，气机运行时强时弱。气机由弱转强时感觉身体升浮。脾胃亏虚，肝木乘虚而入，故头胀眩晕、有时火升。气机不顺则四肢做麻。治疗上健脾化痰补中益气凉肝熄风。方中胆星、半夏、茯苓、薏苡仁健脾化痰，升降气机，川萆薢利水化湿，海蛤粉祛顽痰，人参、黄芪补气，大淡菜、白金丸补肺气。天麻平肝潜阳清肝泻火而为佐。全方为补气之补足，逆转气机升降不顺。

案3　中虚湿阻案

沈（左）　中虚湿阻，不纳不饥，脾土不运，胃土不降，二土气滞，木气遂郁，如种植然，其土松者其木荣，其土坚者其木萎，土病及木，大概如此。今诊六脉细弦，均有数意，舌红苔黄，微带灰霉。谷食不进，气冲呕恶。若以痰浊上泛，则脉象应当滑大，今细弦而数，其为土虚木乘无疑。夫土中有木，木土相仇，虽饮食倍常者，且将由此而减，而况先从脾胃起点乎。欲求安谷，必先降胃，欲求降胃，必先平肝，金匮厥阴篇中每以苦辛酸主治，即宗其意，以观动静如何。方草即请厚甫先生商政。

台参须（另煎，冲，一钱）　雅连（四分）　杭白芍（二钱）　橘白（一钱）　佩兰叶（一钱）　淡干姜（三分）　淡黄芩（一钱）　制半夏（一钱五分）　茯苓（三钱）　炒麦芽（一钱）　泽泻（一钱）　水炒竹茹（一钱）

二诊　呕恶少定，胃纳略觉增多，寐稍安稳。舌红略淡，灰霉已化，脉象细弦，仍有数意。中脘微痛，土中有木，即此可知。中气素虚，胃浊素重，然浊虽中阻，而缠绵二月，和中化浊，屡投频进，而何以浊不得化，胃不得和。良以木火犯中，浊被火蒸，则胶滞难化，胃中之浊气不降，则胃中之清气不升，不纳不饥，势所必至。前投扶土熄木，尚合机宜，再拟扶持中气，化浊和中，仍参熄木，以望肝胃协和，清升浊降，胃气从此鼓舞，然不易也。方草即请商裁。

小兼条参（一钱五分，另煎冲）　制半夏（一钱五分）　炒香甜杏仁（二钱）　云茯苓（三钱）　煅代赭石（三钱）　佩兰叶（一钱）　盐水炒竹茹（一钱）　旋覆花（包，一钱五分）　焦麦芽（二钱）　广橘白（一钱）　枳实（一钱）　左金丸（七分，入煎，另四分开水先送下）

三诊　扶中熄木，呕恶又得稍减，舌心揩白之苔，亦得全化，胃中之浊，有渐化之机，肝木亦得稍平。惟胃纳仍未馨增，胃气虚而不复，胃中之清气，不能鼓舞。再扶持中气，养胃化浊，即请商裁。

小兼条参（另煎，冲，二钱）　炙甘草（四分）　水炒竹茹（一钱五分）　茯苓（三钱）　炒木瓜皮（一钱五分）　制半夏（一钱五分）

橘皮（一钱） 炒香甜杏仁（三钱） 炒谷麦芽（各一钱） 炒焦秫米（一钱五分） 佩兰叶（一钱五分） 玫瑰花（去蒂，三朵）

四诊 气虚脾弱，湿热留停，不能旋运，以致湿气泛溢，入于肌肤，由足肿而致肤胀面浮。恐延蔓入腹。

大腹皮（二钱） 茯苓皮（二钱） 通草（一钱） 泽泻（一钱五分） 五加皮（二钱） 广陈皮（一钱） 猪苓（二钱） 生姜衣（二分） 生熟薏仁（各五钱） 炒冬瓜皮（一两，以上二味煎汤代水）

【赏析】

患者中虚湿阻，脾土不运，胃土不降，医者不以健脾化湿为主，而以平肝降逆为主为本案奇妙之处。肝为将军之官，脾胃虚弱，升降气机失调，则肝木乘虚而入，故患者六脉细弦，中焦虚弱则脉细，肝气不舒则脉弦。脉有数意、舌红苔黄微带灰霉是为胃气肃降不能，食物腐化为热。故治疗上首先应平肝，其次健脾化湿降胃，辅助清热。方中白芍为君，平肝潜阳，橘白、半夏化痰祛湿，佩兰芳香化湿，人参补气，黄连、黄芩清热燥湿，茯苓、泽泻祛湿健脾，杏仁宣肺祛湿以健脾，竹茹清热止呕，全方合用共成平肝健脾化湿降胃止呕清热之功，可谓用药周到，君臣佐使配伍合理。二诊宗首诊病机，加旋覆花、煅代赭石加强清热降逆，焦麦芽消食化积、左金丸疏肝清热，平熄肝火。是为加强调畅气机功效。三诊中，患者肝胃气舒，惟独胃气亏虚，所以减弱了疏肝之品，以玫瑰花代左金丸，加强健胃消食。四诊，患者仍然脾胃虚弱，脾虚湿盛，故改用大量祛湿药。

卷五

一、咳嗽

案1 咳嗽上下分治案

魏（左） 肺有伏寒，稍一感冒，咳嗽即甚。兹当天气渐寒，更涉重洋，咳嗽因而尤甚，动辄气逆。脉沉弦重按少力，舌红苔薄白，并不厚腻。此风寒痰饮有余于上，而肾本空虚于下。用雷氏上下分治法。

炒苏子（三钱） 制半夏（一钱五分） 川朴（八分） 橘红（一钱） 白茯苓（三钱） 熟地炭（四钱） 嫩前胡（一钱五分） 当归（炒透，一钱五分） 老生姜（三片）

二诊 上下兼治，喘嗽稍减。的是上实下虚，前法扩充。

制半夏（一钱五分） 菟丝子（盐水炒，三钱） 巴戟肉（三钱） 白茯苓（三钱） 广橘红（一钱） 怀牛膝（盐水炒，三钱） 紫蛤壳（四钱） 炒于术（二钱） 炒苏子（三钱） 附子都气丸（三钱，晨服）

【赏析】

肺肾气虚，体质虚弱，稍感风寒即咳嗽，继而生痰。治疗上健脾化痰止咳补肾。杜老用上下分治法。上下分治即先治疗标实，再治疗本虚。先治咳嗽，再治肾虚。为何不同时治疗咳嗽和肾虚。患者肾气虚，当用桂附地黄丸温肾气。温肾气必然生热，首诊时患者以寒邪侵犯肺脏咳嗽为主，温肾恐将寒咳化热而咳热痰。故在二诊中，待咳嗽明显好转时才温肾治疗。

案2　气虚咳嗽案

吴（左）　咳逆得食即定，中虚显然。咳甚于晨。痰在肺下，因卧而不旋运，所以至阳气初展之时，而为之咳也。下虚上实。拟补气立方。

奎党参　炒苏子　炙甘草　制半夏　粉前胡　薄橘红　川桂枝　福泽泻

【赏析】

咳嗽一般由外感六淫或内伤影响肺之宣发肃降功能引起，然很少见到气虚可引起咳嗽。患者咳逆，但是食后则好转，说明是明显的脾胃空虚。咳甚于晨是因为阳气伸展而肺气不宣。何以中焦气虚而咳嗽，概因痰在肺内影响肺宣发肃降功能，当正气旺盛则肺宣发肃降功能损害不大，当中焦气虚则肺气也随之而亏虚，此时正不胜邪，则咳嗽厉害，故单纯气虚不会出现咳嗽，必定有邪气存在才能咳嗽。故治疗当扶正祛邪，邪在上，虚在下，则当补下泻上。方中党参补中焦，桂枝温阳而止咳，半夏、橘红化痰健脾胃，同时祛上焦之痰，苏子降气化痰，前胡化痰止咳，泽泻利小便祛湿而通阳。全方共用补中焦之虚而泻上焦之邪。

案3　肺胃湿热案

支（左）　嗜饮过度，肺胃湿热蒸腾，至暮咳嗽痰多，痰厚色带青绿。精水下枯，痰热上扰，不易言治。

炒香玉竹（三钱）　炙紫菀（一钱）　冬瓜子（四钱）　生薏仁（四钱）　炒黄川贝（二钱）　白茯苓（四钱）　光杏仁（三钱，打）　炙桑叶（二钱）　水炒竹茹（一钱）　青芦管（七钱）　枇杷叶（去毛，四片）

【赏析】

酒为阳热之品，有热量无营养，过量饮酒，损伤阴精；同时酒作为阳热之品，在体内损伤阴津，炼津化痰，痰热互结于上焦，故咳黄绿色痰液。病理为上实下虚，治疗上应清上焦湿热，补下焦阴精。方中玉竹补下焦阴精。茯苓、薏苡仁健脾化痰，同时能防玉竹滋腻。紫菀、川贝化痰，桑叶清肺热而化痰，竹茹清上中二焦热痰，枇杷叶化痰润肺，青芦管利尿清下焦湿热，使湿热之邪从下焦而去，杏仁宣肺止咳。全方清肺化痰养阴使上焦之邪得祛，下焦之阴得补。

案4 阴虚咳血案

萧（左） 久咳曾经见红，两月前吐血盈碗。今血虽止住，而咳嗽暮甚，必致呕吐而咳方减，音塞不扬。脉形细数。经云、胃咳之状，咳而呕。良由肺肾并伤，中气亦损，损而难复，不可不防。

台参须（另煎，冲，六分） 盐半夏（一钱） 生扁豆（三钱） 生山药（三钱） 大麦冬（三钱） 生甘草（三分） 蛤黛散（三钱，包） 北沙参（三钱） 川贝母（二钱） 白粳米（一撮，煎汤代水）

二诊 甘以益胃，咳嗽大减，呕吐亦减。然大便泄泻，临圊腹痛。偶然饮冷。损伤脾土，一波未平，一波又起。再参培土生金法，复入分消，以理水湿。

奎党参（三钱） 泽泻（一钱五分） 生熟草（各二钱） 砂仁（五分） 白茯苓（三钱） 炒扁豆（三钱） 炒山药（三钱） 生熟薏仁（各二钱） 木香（四分） 木猪苓（二钱）

三诊 水泻渐轻，便仍溏泄，胸脘痞满不舒。脾清不升，则胃浊不降。久病之体，未便遽投重剂。

陈皮（一钱） 生熟薏仁（各二钱） 木猪苓（二钱） 泽泻（一钱五分） 鲜佛手（一钱） 砂仁（五分） 白茯苓（三钱） 煨木香（四分） 楂炭（一钱五分）

【赏析】

肺为水之上源，肾为水之下源，损伤水之上源，必伤水之下源。患者咳血两个月，必损伤肺阴，久之则肺肾阴虚，故患者脉细数，音塞不扬。中气受损则呕吐。故组方当养阴健脾胃。方中山药、麦冬、沙参养阴，半夏化痰升清，人参、扁豆健脾益气，川贝化痰止咳，蛤黛散治顽痰。全方养阴健脾，肺脾肾三焦同补。二诊中发现滋腻太过，损伤脾胃，患者出现腹泻，故改为健脾为主，香砂六君子为主加减，加泽泻祛湿，使湿从小便去，从而起到健脾作用。健脾有效，三诊继续健脾。

案5　湿滞中焦咳血案

张（左）　哮喘多年，肺伤吐血，渐至咳嗽痰多，痰色黄稠，兼带青绿，有时腹满，运化迟钝。脉形濡细，左部带涩。肺胃并亏，而湿滞中州。且作缓兵之计。

海蛤粉（三钱）　川贝母（二钱）　冬瓜子（三钱）　炙款冬（二钱）　淡秋石（一钱）　炙紫菀（一钱五分）　牛膝炭（三钱）　云茯苓（三钱）　煨磁石（三钱）　金水六君丸（六钱，二次服）

二诊　痰饮凌于上，肾阴亏损于下，饮聚则成痰，阴虚则生热，热痰交蒸，所以咳血频来，痰黄青绿，热蒸痰郁，痰带臭秽。脉细濡数。腹中不和。将成肺痿重证，再作缓兵之计。

南沙参（三钱）　川贝母（二钱）　橘红（盐水炒，八分）　冬瓜子（三钱）　海蛤粉（三钱）　炒枳壳（一钱）　沉香曲（一钱五分）　炙款冬（二钱）　清阿胶（二钱）　炒天冬（二钱）　生谷芽（一钱五分）

【赏析】

脾为生痰之源，肺为储痰之器，肺病多年，母病及子，患者表现为脾气虚弱，时有腹痛，运化迟钝，脉濡细。治疗上当健脾为主，合以化痰，方中茯苓、金水六君子健脾补气，海蛤粉清热化痰，川贝母、冬瓜子、款冬花、紫菀、化痰止咳，淡秋石清虚热，磁石宁心安神、平肝潜阳。全方健脾化痰，止咳平喘。患者脾肺肾三脏亏虚，肺脏虚实夹杂，呈上实下虚之势，治疗上虚实同治，即化痰又养阴。故二诊加强养阴与化痰。

案6　胸痹案

夏（左）　痰饮阻于肺胃，胸次闷窒，痰多咳逆，甚则四肢不温。阳气为阴所阻，宜为温化。

制半夏（一钱五分）　广皮（一钱）　茯苓（三钱）　瓜蒌霜（四钱）　桔梗（七分）　薤白头（三钱）　桂枝（四分）　枳壳（一钱）　炒莱菔（二钱，研）

二诊　胸次窒闷稍舒，四肢亦稍温和。然仍痰多咳逆。还是痰饮内阻，肺胃之气不宣。再化痰而开展气化。

制半夏（一钱五分）　瓜蒌霜（四钱）　桔梗（七分）　白蒺藜（三钱）　薤白头（三钱）　广郁金（一钱五分）　枳壳（一钱）　光杏仁（三钱）　枇杷叶（去毛，炙，四片）　白金丸（四分，开水送下）

三诊　四肢渐觉温和，痰亦稍利。然胸次时仍窒闷。还是痰饮伏而不化。恐难杜绝根株。

制半夏　枳实　霞天曲　茯苓　陈南星　上广皮　郁金　薤白头　杏仁　白金丸（五分）

四诊　肢厥转温，咳嗽虽属和平，而胸次尚觉窒闷。无非痰气之阻。前法扩充用千缗汤出入。

陈皮　竹茹　光杏仁　制半夏　茯苓　枳壳　郁金　薤白头　皂荚子

五诊　胸次窒闷稍舒，然仍不时呵欠的是胸有伏痰，以致阴阳相引。再化痰以通阴阳。

制半夏　橘红　广郁金　茯苓　龙骨　陈胆星　炒枳壳　竹茹　姜汁

六诊　胸中之伏痰渐开，阴阳交通，呵欠大退，咳嗽痰多较盛。此痰饮之本态也。宜化痰和中降肺。

制半夏（一钱五分）　炒苏子（三钱）　光杏仁（三钱）　前胡（一钱）　郁金（一钱五分）　广橘红（一钱）　白茯苓（三钱）　陈胆星（五分）　枳壳（一钱）　姜汁（二匙）

七诊　外感寒邪，寒饮复聚，咳嗽复盛，胸又窒闷。再辛润滑利以化痰降浊。

薤白头（三钱） 橘红（一钱） 制半夏（一钱五分） 郁金（一钱五分） 砂仁（五分） 瓜蒌仁（四钱，生姜汁炒研） 茯苓（三钱） 炒枳壳（一钱） 干姜（三分） 佛手（一钱）

【赏析】

患者寒痰阻于肺胃，四肢不温，为外寒内引，当用小青龙汤温肺化饮散寒，为何不用小青龙汤而用瓜蒌薤白白酒汤加化痰理气之品？患者虽然痰饮阻于肺胃，但主要为胸部闷窒，心阳不振，故四肢不温，阳气为痰饮所阻故然。小青龙汤为温肺阳，散表寒方剂，故不用小青龙汤。方中瓜蒌、薤白、桂枝化痰温阳温通血脉，半夏、茯苓健脾化痰，枳壳理气宽胸，莱菔子降气化痰，全方化痰通阳开阔胸痹。二诊中发现前方有效，说明辨证大方向正确，仍感化痰力量不够，故二诊加白金丸豁痰通窍，郁金理气宽胸，杏仁宣肺化痰，枇杷叶化痰，白蒺藜散风疏肝、行气破血，起到宽胸作用。三诊中，阳气已通，寒痰为主要病症，故以化痰为主，方中加南星化寒痰，霞天曲健脾和胃除痰湿。辨证正确，后面几次就诊仍然以化痰为主。

二、喘

案1　肺寒咳喘案

顾（童）　寒入肺腧，稍涉感寒，则外寒与伏寒相触，遂致哮喘咳嗽频发，甚则见红。良由喘咳激损肺络，与吐血实属两途。伏寒既深，肺热不解，而肺为娇脏，过进辛温，恐转损肺。拟辛温寒合方，而用重药轻服法。

麻黄（蜜炙三分） 川桂枝（三分） 石膏（煨打，一钱五分） 生熟甘草（各二分） 白茯苓（三钱） 淡干姜（二分） 光杏仁（三钱，打） 冬瓜子（三钱）

【赏析】

患者体质虚寒，感受外邪遂致哮喘，良久则化痰生热，热伤肺络则咳血，故患者表现为外寒内热，当此之时，单纯解表则不能清里热，单纯清里热则不能解表之寒。故治疗上当同时辛温解表，同时清里热。辛温寒合方专为解表寒清里热方剂，方中麻黄汤解表，配合茯苓健脾化痰，冬瓜子化痰，干姜助麻黄汤发热，佐以石膏清里热，并能抑制干姜过于热。该病以体质虚寒加上外感寒邪为主，里热为郁而化热，不是主证，且患者素来体质虚弱，故仅用石膏一味清里热。外寒得解则里热可退，哮喘自然可以平息。

案2　补肾定喘案

邱（左）　痰湿素盛，而年过花甲，肝肾日亏，木少滋涵，于一阳来复之后，骤然气喘，痰随气上，漉漉有声。其病在上，而其根在下，所以喘定之后，依然眩晕心悸，肢体倦乏，肝木之余威若此。下焦空乏，不足以涵养肝木，略见一斑。脉象左大少情，右濡细软。诚恐摄纳失职，复至暴厥。

炙熟地（四钱）　海蛤粉（五钱）　朱茯神（三钱）　煅龙骨（三钱）　炒杞子（三钱）　牛膝炭（三钱）　煨磁石（三钱）　白归身（酒炒，二钱）　炒白芍（一钱五分）　沙苑子（盐水炒，三钱）

二诊　补肝肾，症尚和平，然左脉仍觉弦搏。下焦空乏，根本之区，不易图复，理所宜然。

龟甲心（五钱）　牛膝炭（三钱）　沙苑子（三钱）　炙河车（三钱）　茯苓神（各二钱）　炙生地（四钱）　海蛤壳（六钱）　煅龙齿（三钱）　炒白芍（二钱）　建泽泻（一钱五分）

三诊　左脉稍敛，心悸眩晕俱减。再摄纳下焦。

龟甲心（五钱）　牛膝炭（三钱）　紫河车（三钱）　海蛤壳（四钱）　川断肉（三钱）　生熟地（炙，各三钱）　煨龙骨（二钱）　粉丹皮（二钱）　炒白芍（一钱五分）　沙苑子（盐水炒，三钱）　泽泻（一钱五分）

四诊　脉象较前柔静，饮食亦复如常。虚能受补，当扬鞭再进。

龟甲心（七钱）　辰茯苓（三钱）　泽泻（秋石拌炒，一钱五分）　生熟地（四钱，炙）　紫河车（三钱）　海蛤壳（一两）　沙苑子（盐水炒，三钱）　杭白芍（一钱五

分） 粉丹皮（二钱） 龙齿（三钱，煨） 牛膝（三钱，炒） 厚杜仲（三钱）

五诊 滋填甚合，再参补气，以气为统血之帅，无形能生有形也。

人参须（七分） 黑豆衣（三钱） 女贞子（三钱） 厚杜仲（三钱） 白归身（二钱） 生熟地（炙，各四钱） 元武板（八钱） 杭白芍（酒炒，一钱五分） 粉丹皮（二钱） 西潞党（元米炒，三钱） 煨龙骨（三钱） 泽泻（一钱五分）

用紫河车一具，微炙研末为丸，每日服三钱。

【赏析】

肝肾亏虚，肾失摄纳，故气喘。肝肾亏虚，肝气上逆，肝气犯肺则气喘，气逆生痰，痰随气上。本病基本病机为上实下虚，治疗当滋养肝肾，温肾纳气，化痰健脾。方中熟地、沙苑子、枸杞子补肾，当归、白芍养肝阴，磁石、煅龙骨重镇降逆纳气，茯神健脾化痰，牛膝引血下行而制约肝肾气逆。方中化痰药物不多，主要抓住肝肾亏虚这个基本病机。二诊发现补肾有效，加用龟甲滋阴潜阳、补肾填精，紫河车补肾益精、益气养血，达到加强补益作用，泽泻使补而不腻。三诊继续补肾纳气，加丹皮凉肝，预防补益引起肝火，川续断加强补肾摄纳。补肾完成后，加强健脾，补后天以滋先天。

案3 小青龙汤治脾虚生痰案

某 肝肾素亏，脾土亦弱，水谷之气，生痰聚饮，饮阻肺下，气喘痰多盈碗。脉象沉弦，舌苔白腻。五饮中之支饮也。仲景云、饮家当以温药和之。仿此立方。

麻黄（蜜炙，三分） 炒白芍（一钱五分） 川桂枝（三分） 五味子（二分） 橘红（一钱） 北细辛（三分） 制半夏（一钱五分） 淡干姜（三分） 炙黑草（三分）

【赏析】

小青龙汤本治疗外寒内饮，后医家发现，小青龙汤治疗一切肺部寒引，不论肺部有无外寒均可。该患者脾胃虚弱，生痰聚饮。脾为生痰之器，肺为储痰之器。当健脾化痰，已经产生的痰当温肺化饮。患者脉象沉弦，舌苔白腻，为脾阳亏虚。故治疗上应温补脾阳、温肺化饮。小青龙汤中橘红、半夏健脾化痰，干姜、细辛温脾肺之阳，麻黄、桂枝温肺化饮，五味子、白芍防辛散太过而为反佐。从本案的应用可以看出，凡上中二焦痰饮均可用小青龙汤。

案4　寒包火案

侯（左）　先感风寒，既饮火酒，寒热互阻于肺，痰饮因而上升，致肺气不能下通于肾。气喘痰鸣，胸次窒闷异常，卧着尤甚。脉象沉弦，左尺尚觉有神。尚非肾气不能仰吸肺气下行之劣症。时自汗出。拟开太阳之表。弄斧班门，即请主裁。

川桂枝（八分）　淡干姜（五分）　煨石膏（三钱）　光杏仁（三钱）　甜葶苈（五分）　白茯苓（三钱）　制半夏（一钱五分）　生莱菔子（一钱五分）　生熟草（各一分）　枳壳（七分）

【赏析】

喘有实喘虚喘，实为肺实，虚为肾虚，实喘当泻肺，虚喘当补肾。患者既往未见肾虚，现今喘为外感风寒、内有蕴热，热蕴藏于肺当外越，而寒邪外束于表，使肺气不宣，故发为喘。即为寒包火，当和解处理。单纯解表不能解决内热，单纯清里热不能解表。方中桂枝解表寒，杏仁宣肺平喘，葶苈子泻肺化痰平喘，石膏助葶苈子清里热，茯苓、半夏、莱菔子降气化痰，干姜既助桂枝解表，又反佐葶苈子、石膏清里热。全方共成解表泻里之功。

卷六

一、吐血

案1　肝阳犯肺胃之吐血案

某　天下无倒行之水，因风而方倒行，人身无逆行之血，因火而即逆上。湿热有余，肝阳偏亢，肺胃之络。为阳气所触，遂致络损不固，吐血频来，时易汗出，阳气发泄太过，不言可喻。脉象弦，两关微滑，亦属火气有余之象。清养肺胃益水之上源，方可不涉呆滞而助湿生痰，特王道无近功耳。

金石斛　茜草炭　女贞子　茯苓神　黑豆衣　北沙参　牡蛎　炒白薇　川贝

【赏析】

《内经·厥论》篇谓“阳明厥逆衄呕血”；“所谓阳明者，指胃腑而言也，所谓厥逆者，指胃腑之气上行而言也”；“盖胃腑以腐熟水谷，传送饮食为职，其中气化，原以息息下行为顺”；“乃有时不下行而上逆，胃中之血亦恒随之上逆。其上逆之极，可将胃壁之膜排挤破裂而成呕血之证”。出血之初，“存得一分血，便保得一分命”，所谓“止血”者亦是为祛邪立法，“祛邪即是安正”。

本证乃肝阳损伤肺胃致使吐血。宋代《济生方·吐衄》言：“夫血之妄行也，未有不因热之所发，盖血得热则淖溢，血气俱热，血随气上乃吐衄也。”机体的血液循行于血脉，在脉内规律地循行，营运不息，滋润全身。根据患者脉象，关脉微滑，患者体有湿热，肝阳偏亢，损伤肺胃之络。湿热郁久化热化火，导致肝阴不足，肝阳上亢，灼伤肺胃之络，耗损肺胃之阴。胃络受损，血从上溢而吐血；肺络受损，则肺卫之气不足，致使营阴不能内守而外泄为汗，故患者频频吐血，且易出汗。治当滋养肝肾以平肝潜阳，清养肺胃以泄肺胃之火。女贞子可滋补肝肾，肾水充则肺胃之阴有源；北沙参养阴清肺，益胃生津，俱补肺胃之阴；金石斛滋养胃阴，兼清胃热，亦能滋肾阴；川贝可清肺润肺；白薇益阴清热；牡蛎平肝潜阳，收敛固涩；茜草炭可凉血化瘀止血，使离经之血归于脉中；茯苓神、黑豆衣药性温和，健脾化湿，脾健则方中滋补之药补而不滞。

案2　降气行血以止血案

某　吐血时止时来，胸脘作痛，时易火升。此由努力任重，伤损肺胃之络。缪仲醇谓宜降气不宜降火，宜行血不宜止血，旨哉言乎。

磨郁金　侧柏炭　丹皮炭　磨三七　茜草炭　瓜蒌炭　黑山栀　代赭石　生赤芍

醋炒当归炭、鲜藕煎汤代水。

此症经陈莲舫治过，用止血药，故案有隐射语。（正蒙附志）

【赏析】

此案为治吐血之法。患者吐血时发时止，伴胸脘疼痛，是因患者负重损伤位居胸脘的肺脏、胃腑，肺胃之络受损，致使血不循经而行，溢出脉外而吐血，血行不畅则致血瘀，“通则不痛，痛则不通”，故血瘀胸脘，气机阻滞，清阳郁遏不升，而发为胸痛，痛如针刺，且有定处，血瘀日久化热，火性炎上，故火热上扰。患者曾向陈莲舫求治，治以止血，而症未见好转，故可推知当以降气行血治其本，而非降火止血。郁金行气活血止痛，入肝经血分而凉血降气止血；侧柏炭、黑山栀凉血清血热，磨三七、茜草炭活血化瘀止痛，丹皮炭、生赤芍凉血活血化瘀，代赭石苦寒，入肝经血分，降气凉血止血；瓜蒌炭利气开郁，宽胸散结而止痛。

瘀血去则新血生，止血不留瘀是本案之重点。对于吐血证的治疗，应据证用药，反对但用凉药及药炭强止其血之治法。张锡纯云："如此治法，原不难随手奏效，使血立止"。然而"血止之后，初则右似发闷，继则饮食减少，继则发热劳嗽"："此无他，当其胃气上逆，冲气上冲之时，排挤其血离经妄行，其上焦、中焦血管尽为血液充塞，而骤以凉药及药炭止之，则血管充塞之血强半凝结其中，而不能流通，此所以血止之后，始则发闷减食，继则发热劳嗽也"；"治吐血衄血者，止其吐衄非难，止其吐衄而不使转生他病是为难耳"。故先生为防血止留瘀之弊，常配合使用三七等止血化瘀之品，盖三七"且又化瘀血而不伤新血，以治吐血者，愈后必无他患"。

案3　吐血之血瘀阻于肺案

曹（左）　内伤营络，吐血盈碗者再。涌溢之际，血难骤出，以致瘀血散入肺中，肺之降令不行。咳嗽气逆，将入损途。

旋覆花（二钱，包）　延胡索（一钱五分，酒炒）　赤芍（一钱五分，炒）　红花（四分，酒炒）　锦纹大黄（一钱五分，酒炙成炭）　桃仁泥（二钱）　川郁金（一钱五分）　桂枝尖（二分）　土鳖虫（三枚，去头足，炙）

又　咳嗽稍减，气升略定。大便解出带黑，瘀从下行之征。然猛药不能频进，再降肺化痰。

旋覆花（三钱，包）　桃仁泥（二钱）　炒苏子（三钱，炒，研）　紫丹参（二钱）　冬瓜子（三钱）　局猩绛（五分）　川郁金（一钱五分，切）　白茯苓（四钱）　红花（四分，酒炒）　枇杷叶（去毛，炙，四片）

【赏析】

张锡纯认为吐血的原因是："当其胃气上逆，冲气上冲之时，排挤其血离经妄行，其上焦、中焦血管尽为血液充塞，而骤以凉药及药炭止之，则血管充塞之血强半凝结其中，而不能流通，此所以血止之后，始则发闷减食，继则发热劳嗽也”；患者大量吐血之际，血液难以完全吐出，致使血瘀阻于肺，肺失肃降，而发咳嗽。治以行气活血，降气止咳平喘。大黄、土鳖虫攻逐之品，破血消癥；赤芍凉血活血，红花、桃仁泥相须为用，以活血通经止痛；川郁金行气活血止痛，延胡索活血行气止痛，为“血中之气药”，旋覆花降气化痰以平喘，桂枝辛温，通行血脉，可助桃仁、红花活血祛瘀。

二诊，患者咳嗽稍减，大便色黑，则可知体内瘀血从下而行，不可继服大黄、土鳖虫这类性味峻猛之药，改用肃降肺气，降气化痰，调理气机之药，因“气为血之帅”，气机通畅，则血可规律循行脉中。在原方基础上去峻猛之药，加大旋覆花药量，增强其降气化痰之功，苏子、枇杷叶助旋覆花降气化痰，冬瓜子可清肺化痰，茯苓健脾渗湿，因脾肺为母子之脏，肺气失于肃降，则可影响其母脏，使脾运化失常，且脾为生痰之源，肺为贮痰之器，脾失健运，则水液运化布散失常，聚而生湿生痰，痰湿反过来加重气机受阻，从而使肺气肃降不能，故在降气化痰之时，辅以健脾之茯苓，可去生痰之源，使肺气可降，局猩绛化瘀止血，理气止痛，助桃仁、丹参、川郁金、红花活血止血。

案4　木反侮金之吐血证案

汪（右）　幼时曾有血证，血膜已有破绽。去秋燥气加临，咳嗽不已，金气暗伤，不能制木，当一阳来复之际，厥阳从而上逆，失血满碗而来。数月之中或涌或夹带，竟无全止之时，胸中隐隐掣痛。脉象细弦，右部兼滑。良以厥阳逆冲，肺胃之络，为之激损，一时络难扃固，所以夹杂而不能净尽也。若不急急图治，深恐络之损处日甚，而致暴涌，不可不慎。

钉头赭石（四钱，煅）　郁金（五分，磨冲）　川贝母（二钱）　百草霜（二分，包）　茜草炭（一钱）　丹皮炭（二钱）　金石斛（四钱）　桑叶（一钱三分）　瓜蒌霜（四钱）　降真香（一钱，劈）　竹茹（一钱五分，盐水炒）　苏子（三钱，炒，研）　鲜藕节（一两，煎汤代水）

【赏析】

此证乃木反侮金所致出血。患者幼时曾有出血症状，其先天肺气较弱，而今又因秋燥，伤于肺，使肺气虚脱，而咳嗽频频。肺气虚脱，金不足以克木，时至春季，肝应与四季之春，肝阳渐长，肝阳不被肺金所侮，反而克制肺金，肝阳亢盛，气机上逆，损伤肺胃之络，故患者出现吐血满碗，血不能骤出，瘀阻胸中，气机不畅，而发为胸痛。脉象细弦，右部兼滑，可知患者因大量出血而致血虚，且肝阳上亢，脾胃受损，兼有内湿。患者病程较长，一时难以使受损之脉络恢复如常，故出血之症不能断绝。若不及时治疗，日久病损渐深，可致出血暴涌，而危及生命。故治以降气润肺，滋阴止血。方中钉头赭石平肝潜阳，重镇降逆，为君药，既可使上亢之肝阳得以下潜，又可使上逆之肺气得以肃降。百草霜、金石斛可滋阴清热，因肝肾同源，肾精充则肝有所养，肝阳有所制。川贝母、降真香、竹茹、苏子、瓜蒌霜、桑叶降气化痰，共同调节肺的气机，使肺气得以肃降，气行则血行，气机如常，血即可循经而行。茜草炭、丹皮炭活血止血，郁金活血行气止痛，鲜藕节可通气宽胸以止胸痛。

案5　肝火犯胃之吐血证案

俞（左）　吐血四日不止，昨晚胸闷恶心，有似痧秽之象，非痧也，木旺而清肃不行，肺肝气逆故也。人身之津液，流布者即为清津，凝滞者即为痰湿，痰湿内阻，升降之机，不循常度，气火上逆，载血逆行，是失血之因于胃中寒湿，原属至理。特寒湿而致阻塞升降，甚至失血盈碗，则是非寻常之湿矣。可疑者，初无痞满等象，而此时转觉气阻脘痞，呃忒频频，连宵不寐。脉象细数不调，而右关独见弦滑。良由肝升太过，胃腑之气，为之耸涌，不能通降，所以血之出于胃者，愈出愈多，浊之聚于胃者，愈聚愈满。自觉胸中有物窒塞，大便不行，九窍不和，皆属胃病。经云：六腑以通为补。前方专主通降者为此。拟方如左，以急降其胃气，总期呃止血止，方可续商。

代赭石（四钱） 杏仁泥（三钱） 茯苓（五钱） 枳实（一钱） 上湘军（一钱） 竹茹（一钱五分，盐水炒） 瓜蒌炭（六钱） 莱菔子（四钱） 西血珀（三分） 侧柏炭（七分） 白蒺藜（去刺，炒，三钱）

又 吐血之症，或出于肺，或出于肝，各经不同。人身喉属肺，主气之出，咽属胃，主气之入，所以各经之血，其出于口也，莫不假道于胃，而溢于喉。今吐血九日不止，左脉并不浮露，病非肝肾而来。虽倾吐之时，足冷面赤，未始无龙相上越之象。然倾吐之时，气血紊乱，虽有见象，难为定凭。多饮多溲，其肺气能通调水道，下输膀胱，其病不由于肺可知。间有一二呛咳，亦由肝火上烁，木叩之而金偶鸣耳。下不由于肝肾，上不由于心肺，推诸两胁不舒。中脘自喜挫磨等象，则是病之由于肝胃，已可显见。良由平素郁结，郁则伤肝，木为火母，阳明胃府居肝之上，为多气多血之乡，肝郁而气火上浮，则阳明独当其冲，胃络损破，血即外溢。胃府以通为用，九日以来，所进实胃滞胃之品多，降胃通胃之物少，胃不降而独欲其气之与血皆从下行，不能也。于此而曰血无止法，医无确见，遂曰天也命也。岂理也哉。曰：前论未及于心，而不关心肺。何所见而与心无涉哉。夫心为君主，凡血出于心，断无成口之多，虽有不寐，则胃不和耳。世无伯乐，何必言马，子诚真伯乐也，言者谆谆，未识听者何如。

代赭石（四钱） 炒竹茹（一钱五分） 郁金（六分，磨冲） 茯苓（六钱） 杏仁泥（三钱） 丹皮炭（一钱五分） 枳实（七分） 苏子（盐水炒，三钱） 山栀（三钱） 侧柏炭（四分） 降香（一钱五分，劈） 百草霜（三分） 湘军（七分，酒炒） 三七（三分，磨冲）

从来吐血三大法，宜行血不宜止血，宜降气不宜降火，宜养肝不宜伐肝，特此附识。

此先生自注于方后者也。先生于吐血一门，特有心得，故案语尤有独到之处，可法可传。（文涵志）

【赏析】

此为肝火犯胃所致吐血症。患者出诊之时，吐血四日不止，昨晚胸闷恶心，初无痞满等象，而此时有胃脘痞满，呃逆频频，连宵不寐，右关独见弦滑，可推知其因胃中寒湿致使胃气失和，胃气上逆，而发为吐血，且吐血盈碗。患者又因情志所伤，肝阳上亢，肝阳犯胃，胃失和降，胃络受损，血瘀胃腑，使胃腑壅滞更甚，可有胸中有物窒塞，大便不行，九窍不和之症，故予通降胃腑之药，以使其呃逆、吐血之症可止。代赭石重镇降逆，可使胃气得以下降，为君药；茯苓健脾渗湿，脾气健运则湿有所化，胃中寒湿可祛；枳实行气开胸，宽中除胀，可使胸中痞满之症得以消；竹茹清热降逆止呕；瓜蒌炭清热化痰，宽胸散结；杏仁泥降气止咳平喘；莱菔子降气化痰；此四味药物共同达到肃降肺气之功；上湘军清热泻火，逐瘀通经；西血珀、侧柏炭可活血止血，白蒺藜平肝疏肝，平抑肝阳，肝阳得以下潜，则胃腑之气可降。

二诊　患者服上药后仍有吐血之症，且每于倾吐之时，足冷面赤，气血紊乱，素多饮多溲，偶有呛咳，中脘喜揉喜按，不寐。出血之症，病不外因肺、肝、胃所伤，患者平素郁结，肝气郁结日久化火，可致肝火上炎，因阳明为多气多血之腑，故肝火上炎易伤及胃腑，灼伤胃络，而发为吐血。“胃不和则卧不安”，此患者不寐，乃因胃不和所致。此患者吐血未论及心，是因为心为君主之官，心病无成口吐血，故排除心病吐血。腑以通为用，而前方所用降胃通胃之药少，故胃气失降，止血无法。在原方基础上加用郁金行气解郁，活血止痛；苏子、降香降气化痰；丹皮炭、三七活血化瘀；山栀清热利湿，凉血止血；百草霜补肾益肺，止血化痰。加用行气活血之药，使气血运行通畅，肝气疏泄如常，胃气下降，肺气肃降，则吐血可止。

《先醒斋医学广笔记·吐血》提出治吐血三要法，即“宜行血不宜止血”、“宜降气不宜降火”、“宜养肝不宜伐肝”。此治疗吐血三大法，为先生自注于方后，乃先生治疗吐血患者的心得。

案6　吐血后期之固本补虚法案

王（右）　吐血大势虽定，痰中仍然带红，气冲呛咳。脉细弦而数。阴虚木火凌金，冲气从而上逆。拟育阴以制冲阳上逆之盛。

阿胶珠（二钱） 生甘草（三分） 怀牛膝（盐水炒，三钱） 茜草炭（一钱五分） 川石斛（三钱） 生白芍（一钱五分） 川贝母（三钱） 蛤黛散（三钱） 生山药（三钱） 藕节（三枚）

二诊 痰红已止，咳亦略减。脉细弦数稍缓。冲阳稍平，肺肾阴伤不复。再金水双调。

炙生地（四钱） 川贝母（二钱） 生白芍（一钱五分） 茜草炭（一钱五分） 白茯苓（四钱） 北沙参（四钱） 蛤黛散（四钱） 生山药（三钱） 冬瓜子（三钱） 藕节炭（三枚） 都气丸（三钱，先服）

【赏析】

此乃吐血后期，气血亏虚，当以补养气血，以扶其正。患者吐血之症已控制，仅痰中带血，根据患者脉象，脉细弦而数，可知患者气血不足，肝阳亢逆，肝阳侮金，损伤肺络，肺络受损，则咳嗽，痰中带血。治以滋阴养血，润肺化痰，兼以止血。阿胶珠补血滋阴，润肺，止血；怀牛膝补益肝肾，活血通经，引血下行；生白芍养血敛阴，平抑肝阳；川石斛益胃生津，滋阴清热；川贝母清热化痰，润肺止咳；生山药益气养阴，补脾肺肾；蛤黛散清肺化痰；茜草炭活血止血；藕节通气宽胸以止胸痛；生甘草补脾益气，调和诸药。

二诊，患者痰中无血，咳嗽较前减轻，脉细弦数稍缓，可知患者出血后气血亏虚，肝阳稍平，病久损伤肺肾之阴，故吐血后期需予以滋补肺肾。炙生地、川贝母、北沙参、蛤黛散、都气丸滋补肺肾之阴；生白芍补血敛阴，平抑肝阳；生山药益气健脾，茯苓健脾祛湿，山药、茯苓健脾，防止滋补之药过于滋腻；茜草炭活血止血；冬瓜子清肺化痰，利湿；藕节炭通气宽胸。

案7 木旺阴虚损及胃络之出血证案

左 温邪两候，热迫阳明，屡投辛甘寒合方，大热甫定。而素体木旺阴虚，昨晚偶触怒火，遂致肝火逆冲，肺胃络损，今晨呕吐鲜血，竟有盈碗之多。胃与大肠，两相联续，所以呕吐之后，继以便血。今血虽暂定，而心中漾漾，尚有欲涌之势，寐则汗出。脉形左大，寸浮关弦尺涩，右部濡弱，气口带搏，舌干无津。皆由木火久郁，触之即发，以致急速之性，损络动血，阳浮阴弱，肾水不能滋涵，封藏因而不固，所以寐则汗出。中气下根于肾，肾水愈亏，则木火愈旺，而中气愈弱，所以胃呆少纳。病中变病，花甲之年，何堪经此一波再折也。勉与叔涛先生共议养肝滋肾，兼益水之上源，略参凉营收固。即请崇山先生裁夺。

大生地（四钱） 阿胶珠（三钱） 天麦冬（各二钱） 鲜竹茹（一钱五分） 磨犀尖（三分） 代赭石（五钱） 生牡蛎（八钱） 生白芍（二钱） 大元参（三钱） 丹皮炭（二钱） 浮麦（一两五钱） 藕汁（一酒杯）

二诊 养肝滋肾，木得水涵，气火之逆冲者已平，阳气之泄越者渐固，血未复来，汗出大减。舌边尖转润，然中心仍然干燥。胃为阳土，脏阴皆虚，胃液安得不耗，有气无液，胃气安得调和，所以胃纳仍然不旺，实与中气不振者迥然不同。脉左弦大，右部大而濡软。肾水肺津，肝阴胃液，一齐耗损，然胃府以通为用。再拟滋水养液，而择其不滞者投之。即请叔涛先生商进。

大生地（五钱） 天麦冬（各二钱） 生甘草（四分） 茯苓神（各一钱五分） 丹皮炭（一钱五分） 川贝母（二钱） 阿胶珠（三钱） 金石斛（四钱） 生白芍（二钱） 生牡蛎（八钱） 天花粉（二钱） 浮小麦（五钱）

三诊 滋肾养肝，胃气渐舒，渐能安谷，舌燥渐润。药既应手，无庸更章。即请商进。

金石斛 天麦冬 天花粉 生白芍 炒木瓜 生牡蛎 川贝母 生甘草 粉丹皮

每日晨服六味地黄丸，用阿胶珠三钱，金石斛三钱，大麦冬二钱，煎汤送下。

四诊 胃气渐振，饮食馨增。经谓中焦受气，取汁变化而赤是为血，气者何，谷气是也，谷气既旺，血去虽多，不虞其不复，舌心干毛，再滋肾水，水足津自升矣。留候叔涛先生商进。

大生地　生山药　粉丹皮　茯神　金石斛　天麦冬　清阿胶　生白芍　花粉　川贝母

五诊　清津渐回，舌质润泽，寐醒燥渴亦定。然平素痰多，此届病后，咯吐之痰绝无仅有。今日形体恶寒，沉沉欲寐。脉濡微滑。良以谷气渐增，水谷之气，生痰酿浊，弥漫胸中，以致阳气不能流布，神机不能转运。前法参以化痰。留候商进。

大生地（五钱，炒松）　阿胶珠（三钱）　竹茹（一钱，水炒）　生白芍（一钱五分）　川贝母（二钱）　瓜蒌皮（三钱，炒）　白茯苓（三钱）　海蛤粉（二钱）　天冬（三钱）　陈关蛰（七钱）

六诊　痰稍爽利，神情略振，然胸次气郁不舒，前番呕血之始，亦由此而起。脉形右大，舌干少津。良以气分久郁，上焦不行，则下脘不通。拟开展上焦气化，参以甘凉救津。即请叔涛先生商进。

炒香豉　炒蒌皮　光杏仁　川贝母　枇杷叶　黑山栀　川郁金　金石斛　大天冬　梨汁

【赏析】

患者感受温邪后，因阳明为多气多血之腑，多易受邪所迫，屡以甘寒之药，热已退去。又因素体肝旺阴虚，昨晚因情志失常，大怒而触及肝火，肝火上逆，损伤肺胃之络，呕吐大量鲜血。因胃于肠腑相连，故胃络受损出血，上溢则吐血，下行则便血。今日虽未出血，然觉心中漾漾不平，有欲吐之状，夜间入睡则汗出。是因为肝郁日久则化火，怒火内扰肝火，肝火上炎，损伤经络，而使血不循经而行，吐血或便血。又患者素体阳盛阴虚，肝阳上浮，肾水亏虚，肾水不足以上济，则出现夜寐汗出。脾胃受损，后天气血生化不足，则脾阳久虚损及肾精，肾水愈亏，肝阳愈旺，肝火犯胃愈甚，出现纳呆食少之症。脉象左大，寸浮关弦尺涩，右部濡弱，气口带搏，舌干无津，可知患者出血后气血亏虚，津液不足。所谓病中变病，乃病变性质改变。患者初为感受温邪，因其素体肝旺阴虚，大量辛甘寒之药损伤脾胃，使得阳盛阴虚，乃外邪病变转变为内伤病变。患者已至花甲之年，与叔涛先生共议后，予以养肝滋肾，肾水上济以抑肝阳，辅以凉血收涩之药，遂即请崇山先生裁夺。方中大生地、阿胶珠、天麦冬、鲜竹茹、磨犀尖、生白芍滋阴养血；代赭石、生牡蛎重镇潜阳，使上浮之肝阳得以下潜，兼以收敛固涩之效；大元参大补元气，复脉固脱，补脾益肺，安神；丹皮炭活血止血；浮麦滋阴敛汗；藕汁行气宽胸，兼以安神。

二诊，患者肝阳已平，无出血之状，汗出大减。根据患者舌象和脉象，舌边尖转润，然中心仍然干燥，脉左弦大，右部大而濡软。舌尖主心，舌中主脾胃，故可推知患者滋补肾精后，肾水上济心火，舌尖稍润，而胃阴尚不足，舌中仍干燥，纳呆食少。左关脉主肝，右关脉主脾胃，故肝阳仍有余，脾胃尚虚弱。肾水肺津，肝阴胃液，于病之时一齐耗损，然胃府以通为用，前方重滋补肝肾之脏，而未行通腑之药，此方加用滋阴生津之金石斛、天花粉，及茯苓神健脾胃，安心神。

三诊，患者服上药后，胃气渐复，可受纳腐熟，舌中燥也渐润。请叔涛先生商议后，调整方剂，金石斛、天麦冬滋补胃阴；天花粉滋阴生津；炒木瓜和胃化湿，生甘草健脾益气，调和诸药；生白芍补血柔肝，平抑肝阳；生牡蛎重镇潜阳；川贝母润肺化痰；粉丹皮活血止血，即可止血，又可防止气血亏虚加重血瘀。并嘱患者晨服六味地黄丸，滋补肝肾。

四诊，患者胃气渐振，食量有所增。因中焦脾胃为后天之本，气血生化之源，胃受纳腐熟，脾将水谷化为赤血而滋养全身。患者失血过多，舌心干，则需滋补肾水，肾水足则津液充，与叔涛先生商议后，此予以滋补肾阴，兼以生津。大生地、天麦冬、金石斛、清阿胶、生白芍滋阴，生山药补气养阴，补脾肺肾；川贝母润肺；茯神健脾安神；花粉生津；粉丹皮凉血止血。

五诊，患者舌质润泽，津液已复，然而素体痰多，现患者形体恶寒，精神较差，欲睡，脉濡微滑。盖因胃气复，而脾气弱，水谷之气运化无力，水液停聚生痰生湿，痰湿弥漫胸中，阻滞气机。在前方基础上加用化痰药。瓜蒌皮化痰宽胸；白茯苓健脾渗湿，因脾为生痰之源，故脾气健运，痰湿无以生；海蛤粉清肺化痰，陈关蛰软坚散结。

六诊，患者痰稍减少，精神较前好转，然仍觉胸中懑闷不舒，似吐血之始。脉象右大，色干少津。盖因气分久郁，气机不畅，上焦受阻，肺失治节，下脘不通，胃脘痞满。拟行气开郁，辅以甘凉之药生津。即请叔涛先生商议。炒香豉理气健脾，调理中焦气机，中焦脾胃为一身气机之枢纽，故脾胃气机通畅，则上下焦气机可畅达。炒蒌皮宽胸化痰，光杏仁降气，枇杷叶清肺止咳，降逆止呕，此三药可使肺气肃降，胸中气机畅达，胸闷可除。川郁金行气活血；黑山栀清热生津；金石斛、大天冬滋补肾阴；川贝母润肺止咳；梨汁润肺。

案8　踊跻损伤肝胃之吐血证案

朱（左）　吐血频来，不时嗳噫，大便数日方行。未吐之先，觉胸腹作痛，既吐之后，其痛转定。脉濡而弦。踊跻损伤肝胃之络。拟降胃而除陈补新。

赭石（五钱）　鲜竹茹（三钱，水炒）　磨三七（三分）　干橘叶（一钱五分）　丹皮炭（二钱）　瓜蒌炭（五钱）　炒白芍（三钱）　当归炭（二钱）　枳实（七分）　牛膝炭（三钱）　藕节（三枚）

【赏析】

吐血主要病机为“火载血上，错经妄行”，以滋阴降气、清火为大法。治当“大法补阴抑火”。

患者受踊跻后，损伤肝胃之络，频频吐血，嗳气，大便数日方解，吐血前有胸腹疼痛，吐后疼痛好转，脉象濡弦。拟降胃活血。方中赭石性微凉，能生血凉血，又因其质重坠，善镇降逆，通燥结。张锡纯于《医学衷中参西录》中“盖阳明胃气，以息息下降为顺，时或不降，则必壅滞转而上逆，上逆之极，血即随之上升而吐衄作矣。治吐衄之证，当以降胃为主，而降胃之药，实以赭石为最效”。故方中赭石可降上逆之胃气，兼以止血，为君药。

鲜竹茹益胃阴；磨三七活血止血，止痛；丹皮炭、当归炭活血止血；瓜蒌炭宽胸行气，兼以止血；枳实宽胸理气，除满；干橘叶理气化痰；炒白芍补血滋阴；牛膝炭引血下行，兼以止血；藕节宽胸行气。

先生所重用之赭石，在后辈看来“赭石色赤，性微凉，能生血兼能凉血，而其质重坠。又善镇逆气，降痰涎，止呕吐，通燥结，用之得当，能建奇效”。张氏云“盖阳明胃气，以息息下降为顺，时或不降，则必壅滞转而上逆，上逆之极，血即随之上升而吐衄作矣。治吐衄之证，当以降胃为主，而降胃之药，实以赭石为最效”；“……无论吐衄之证，种种病因不同，疏方皆以赭石为主，而随证制宜，佐以相当之药品．吐衄未有不愈者。”

案9　肝阳上逆之吐血证案

严（左）　性情躁急，肝经之气火上凌，吐血屡屡，气升呛咳。脉象细弦。气为血帅，降血尤当降气也。

炒竹茹　蒌皮炭　贝母　郁金　降香　丹皮炭　炒苏子　代赭石　杏仁　赤芍　黑山栀　枇杷叶

二诊　熄肝降气，呛咳较平，脉亦略缓。此无根之木，上凌肺金。前法参以育阴。

阿胶珠　大天冬　赭石　炒苏子　生赤芍　金石斛　淡秋石　川贝母　丹皮炭　黑山栀　茜草炭

三诊　血渐止住，气冲亦减。效方出入，再望应手。

生地　龟板　牡蛎　白芍　牛膝炭　茜草炭　代赭石　淡秋石　川贝母　白蒺藜　炒苏子

四诊　血虽止住，血络未扃。气火上凌不平，气每上冲，甚则胸中霍霍有声。非声也，火也。非火也，阳也。阳一日不平，则干系一日难释，不可不知。

代赭石　白芍　牡蛎　光杏仁　炒蒌皮　旋覆花　生地　川贝　黑山栀　枇杷叶

【赏析】

患者性情急躁，易受情志所伤，怒伤肝，肝阴不足，肝阳有余，且肝气郁久化火，肝火上炎，灼伤经络，致使吐血频发，且伴呛咳。脉象细弦，则可知患者肝阴不足。《景岳全书·杂证谟·血证》曰："而血动之由，惟火惟气耳。"又因气为血之帅，今患者吐血为气所致，故治以降气。方中炒竹茹清热降逆止呕，代赭石重镇降逆，炒苏子、杏仁止咳平喘、降气，枇杷叶清肺止咳，降逆止呕，此五味药共同降气，使得气机下行；蒌皮炭宽胸行气；贝母清热化痰；郁金行气活血止痛；丹皮炭、赤芍凉血活血止血；降香活血化瘀，理气止痛；黑山栀清热生津。

二诊，患者嗳气、呛咳较前好转，脉亦较缓。此乃肝阴不足，肝阳上凌肺金。在前方基础上加用滋阴之阿胶珠、大天冬、金石斛，以滋补肝肾之阴。

三诊，出血渐止，气上冲亦减，继续予以滋补肝肾，降气止逆。生地、龟板、白芍滋阴，川贝母润肺；牡蛎、代赭石、淡秋石、炒苏子药性向下以降气；白蒺藜平抑肝阳；牛膝炭、茜草炭活血止血。

四诊，患者出血已停，而受损之血络尚未恢复，气火上行则扰动血脉，每觉胸中霍霍有声，实为肝阳上逆所致，故予潜阳以治之。代赭石、牡蛎重镇潜阳；白芍补血柔肝，滋养肝阴；光杏仁、旋覆花、枇杷叶降气平喘；生地、川贝滋阴；黑山栀清热生津；炒蒌皮宽胸化痰。

总之，在诊治吐血证时，从阳明胃气上逆入手，止血尤重降气，止血力防留瘀，反对但用凉药及药炭强止其血。该病案体现出了一代名家的高超医术。值得我辈深刻领会。

二、衄血

案1　肝肾阴虚之衄血案

潘（左）　咳嗽鼻衄，腰酸肢重。肝肾空虚，恐延衰症。

丹皮炭　杜仲　当归　生地炭　炙黑丝瓜络　川断肉　白芍　川贝

母　牛膝炭　海蛤粉　白茅花炒麦冬

二诊　补肾清金，衄血未来，咳减纳加。的是水亏而虚火上炎，载血逆行也。乘此善调，以图恢复为要。

生熟地（三钱）　杜仲（三钱）　炒麦冬（三钱）　川贝母（二钱）　杭白芍（一钱五分）　生山药（三钱）　茯神（三钱）　牛膝炭（三钱）　龟甲心（五钱，先煎）　代赭石（四钱）

【赏析】

衄血，广义是指非外伤所致的头部诸窍及全身肌表出血，狭义单指鼻出血。此篇之衄血乃为狭义之鼻出血。患者咳嗽，鼻出血，腰酸肢重，是肝肾亏虚所致，《素问·脉要精微论》有“腰者，肾之府，转摇不能，肾将惫矣。”故肾精亏虚，腰府失养，表现为腰酸肢重。肝肾阴虚，虚阳上炎，损伤肺络，肺络受损，则肺气上逆，血不循经，又因肺开窍于鼻，表现为咳嗽，鼻出血。予以滋补肝肾之阴，兼以止咳止血。方中丹皮炭活血止血，杜仲、当归、生地炭、川断肉、白芍、麦冬养血滋阴，肝血足，肾水充则虚阳得以下潜；牛膝炭补肝肾，活血通经，引火下行，对肝肾亏虚之腰膝酸软效果佳；炙黑丝瓜络清热化痰，宽胸散结；川贝母清热润肺化痰；海蛤粉清肺化痰，软坚散结。

二诊，经过滋补肝肾之阴，清肺止咳治疗后，患者鼻未出血，咳嗽减轻，食欲可。根据患者症状较前明显好转，可推知对此患者的确为肝肾亏虚所致鼻出血，在上方基础上调整方剂，以使其痊愈。生山药可补脾肺肾，茯神可健脾安神，脾气健运，可防止滋补之药过于滋腻；龟甲心滋补肝肾之阴；代赭石重镇潜阳，使上浮之肝阳可下潜。

《伤寒论》中所言“衄”者，多指鼻腔出血。其证分虚实，治法有别。《伤寒论》认为其病机是风寒外邪怫郁于太阳之经，邪郁太甚而化热，损伤在上之阳络迫血离经致衄。衄血有自衄而解者；有药后衄解者；还有需麻黄汤主治者。丹溪认为“衄者，阳热拂郁，干于足阳明而上热，则血妄行”。以凉血育阴，降气清火为法。治则以凉血行血为主。先生之案，病由肝肾亏虚所致，养肝益肾，切中病机。

案2 风邪湿热上蒸之鼻衄案

王（左） 涎涕带血，血从呼出。风邪湿热上蒸。

玉泉散（三钱） 马兜铃（二钱） 广郁金（一钱五分） 桑叶（一钱） 薄荷（五分） 苍耳子（一钱） 象贝母（二钱） 白桔梗（八分） 枇杷叶（去毛四片）

【赏析】

《伤寒论》认为“衄”的病机是风寒外邪怫郁于太阳之经，邪郁太甚而化热，损伤在上之阳络迫血离经致衄。患者鼻涕中带血，每于呼气时出血，乃因外感风邪，且素体脾弱，或感受湿邪，或脾弱生内湿，湿邪郁久化热，因“风性轻扬开泄”，“风性主动”，故风邪夹湿热之邪上蒸，损伤肺络而致鼻衄。治以清热祛风湿，润肺化痰。玉泉散（石膏、甘草）清热除烦，既可治阳明内热，又可治热痰喘嗽；马兜铃清肺降气、止咳平喘；广郁金行气活血，疏通气机；桑叶疏散风热，清肺润燥；薄荷疏散风热，清理头目，利咽；苍耳子通鼻窍，祛风湿；象贝母清肺润肺，止咳；白桔梗宣肺祛痰，利咽；枇杷叶清肺止咳，降逆止呕。

案3 外感风热挟肝火上灼肺络之衄血案

李（左） 鼻衄盈碗而来。脉形弦大。此肝火积于内，风热袭于外，以致阳络损破，不能扃固。还恐有复涌之势。

丹皮（一钱五分） 青黛（五分） 煨石膏（八钱） 黑山栀（三钱） 赤芍（一钱五分） 麦冬（三钱） 鲜石斛（八钱） 白茅花（一两） 鲜藕（三两）

【赏析】

患者鼻出血每次血量有满碗之多，脉象弦大，此乃素体肝郁日久化火，又外感风热之邪，风热之邪挟肝火上袭肺络，迫血妄行，上循肺窍则鼻出血，且血色鲜红，出血量大，且尚有口干咽燥等热耗肺津之症。治以清泄肺热，滋阴止血。方中丹皮、赤芍凉血止血，青黛清热解毒，清肝泻火，凉血止血；煨石膏清热泻火，除烦止渴；黑山栀清热解毒，凉血止血；麦冬、鲜石斛滋补肝肾之阴；白茅花止血；鲜藕宽胸行气。

案4　风热灼伤肺胃之衄血案

李（左）　鼻衄如注。脉象弦大。肺胃风热内迫。恐致厥脱。

犀角尖（五分）　细生地（三钱）　炒丹皮（一钱五分）　生赤芍（一钱五分）　绿豆衣（五钱）　麦冬（三钱）　黑山栀（三钱）　大黄（二钱，酒蒸）　藕汁（一杯）　元参肉（三钱）　白茅花（一两五钱）

【赏析】

此为外感风热灼伤肺胃之络所致鼻衄。患者鼻出血量大如注，脉象弦大，患者外感风热之邪，风热上炎，灼伤肺胃之络，迫血外溢，上出肺窍则鼻衄且血色鲜红量大，且伴鼻燥口臭，口渴引饮，胃脘不适，便秘，烦躁不安。治以犀角尖性味苦寒，清解热毒；细生地滋阴清热；炒丹皮、生赤芍清热凉血止血；麦冬清热养阴生津；黑山栀清热解毒，凉血止血；绿豆衣清热利尿，大黄清热泻火，泻下攻积，此两药可使热从二便走；白茅花凉血止血；藕汁行气宽胸；元参肉益气健脾，治大量失血，“有形之血不能速生，无形之气所当急固”，人参大补脾肺之气，以资化源，使气旺血生。

案5　饮食辛辣所致衄血案

吴（右）　向有鼻衄，势不甚盛。兹以不禁辛辣，以至三次衄血，皆有盈盂之多。阳络损伤也。

侧柏炭（三钱）　丹皮炭（一钱五分）　鲜竹茹（一钱五分）　当归炭（一钱五分）　白茅花（一钱）　细生地（四钱）　白茯苓（三钱）　大麦冬（三钱）　藕汁（半杯）　鲜荷叶络（三钱）

【赏析】

患者宿有鼻出血之症，然出血之势较缓和，近日患者服用辛辣之物，出现三次鼻出血，色红且量大，乃因服用辛辣，使胃肠积热，阳明胃为多气多血之腑，易受火热所伤，胃热亢盛，上炎犯肺，迫血外溢而发为鼻衄，量大色红。治以清热滋阴，止血。方中鲜竹茹清热化痰，除烦止呕；细生地清热滋阴；大麦冬清热养阴生津；侧柏炭、白茅花、丹皮炭凉血止血；当归炭活血养血，止血；白茯苓健脾；藕汁、鲜荷叶络行气宽胸。

三、蓄血

案1　外伤所致蓄血证案

朱（左）　任重受伤，营血瘀滞，蓄而暴决，呕血盈盆，大便紫黑，由此面黄力乏，腹中结块。脉涩两关独弦。蓄者虽去，新者复瘀，势必复为呕下。临时汗脱，不可不虑。

于术　乌药　当归炭　五灵脂（酒炒）　炒赤芍　蓬术　楂炭　桃仁　奎党参　焦麦芽　延胡　制香附

蓄血呕血，急饮韭汁、童便，若时有冷汗及大便血下无度者，死症也。（正蒙志）

【赏析】

《说文解字》注："蓄，积也，从草，畜声。"《广雅》注："蓄，聚也。"蓄血证始载《伤寒论》，指邪热与瘀血互结的证候，由太阳之邪化热内传与瘀血相结，或阳明邪热与瘀血互结，前者称为太阳蓄血证，后者称为阳明蓄血证。《重订伤寒补天石·续集》云："蓄血者，瘀血蓄结于内也。或当汗不汗，或不当汗而汗，皆能致此也。"《杂病源流犀烛·诸血源流》："蓄血，瘀血郁结也……当有上、中、下之分……非蓄血只属伤寒热病才有之也。"《证治准绳·杂病》："登高坠下，重物撞打等，致心腹胸中停积瘀血不散者，亦属蓄血范围。"

《重订伤寒补天石·续集》云："蓄血者，瘀血蓄结于内也。或当汗不汗，或不当汗而汗，皆能致此也。"患者受重物所伤，瘀血内阻胸部，气机郁滞，瘀血内停胸中，血不循经而呕出大量血液，伴大便紫黑，面黄乏力，腹中肿块形成，此皆为瘀血所致。"陈血不去，新血不生"，故瘀血不去，则血瘀之症不除。此值患者大汗淋漓，有汗脱之状，不可不治。治以化瘀止痛，兼以行气。乌药行气止痛，温肾散寒；当归炭养血活血止痛；五灵脂活血止痛，化瘀止血；炒赤芍凉血止血；蓬术行气，破血，消积，止痛，对跌打损伤引起的瘀血所致的疼痛效佳；桃仁活血止痛；延胡、制香附行气活血止痛；于术、奎党参健脾益气，脾气健运，气血化生有源，则瘀血祛，新血生；楂炭性温入肝经血分，能通行气血，有活血祛瘀止痛之功；焦麦芽可消食健胃。蓄血吐血，病情危及时可服韭菜汁、童便，若时有冷汗，且大便出血不止者，是死证。

案2　阳明蓄血之不言补而补之治法案

左　呕吐紫瘀，中州之痞满转舒，其为血蓄阳明，以通为顺，略见一斑。但神情困顿，由血虚而气阴并伤，治宜补气养阴，以图恢复。六腑以通为用，阳明为多气多血之乡，补则滞，滞则涩不能流，安保气血之不复蓄乎。夫气血精神，藉资五谷，惟裕生化之源，斯不言补而补已在其中矣。

金石斛　甜杏仁　赤白芍　半夏曲　茜根炭　川牛膝　云茯苓　橘白　生熟谷芽　白蒺藜　盐水炒竹茹　泽泻

【赏析】

蓄血证始载《伤寒论》，指邪热与瘀血互结的证候，由太阳之邪化热内传与瘀血相结，或阳明邪热与瘀血互结，前者称为太阳蓄血证，后者称为阳明蓄血证。患者呕吐瘀血后胸脘部痞满之症较前好转，乃为血与阳明邪热互结所致蓄血所致。患者神情困倦，可知患者出血后气血亏虚，阴血不足。因阳明为多气多血之腑，阳明胃腑以通为用，补则易黏滞，滞则气血易涩加重血瘀，然而气血为一身之本，赖于五谷所化生，惟有不足气血生化之源，方可恢复，故治疗阳明蓄血证，不呆补而补已含其中。赤白芍健脾益气，凉血止血；茜根炭活血止血；川牛膝活血化瘀止痛，引血、火下行，可使阳明之热从小便走，蓄于胸中之血从大便出，瘀血和热除，则阳明胃腑安，且新血可化生；甜杏仁味苦降泄，可降气；半夏曲降逆和胃；云茯苓、生熟谷芽健脾和胃，可使脾气健运，胃气受纳有常，则气血化生有源；橘白性味辛温，入肺走胸，能行气通痹止痛，亦可疏理气机，调整中焦使中焦气机升降有序；白蒺藜苦泄辛散，可行气散瘀，兼可活血；金石斛滋补胃阴；盐水炒竹茹清泻胃热，除烦止呕；泽泻利水渗湿，使热从小便走。

案3　蓄血之吐血、便血案

邵（左）　呕出紫瘀，气撑脘痞较退。深恐根蒂未除，而致复聚。

生锦纹（一钱五分，酒炙后下）　延胡　竹茹　炒赤芍　茯苓　韭汁（半杯）　当归炭　瓦楞子　白蒺藜

二诊　逆上之血，已从下行，然脘腹仍觉不舒，脐下作满。蓄血未清，还恐变胀。

炒当归（一钱五分）　瓦楞子（五钱）　丹参炭（三钱）　川桂木（五分）　郁金（一钱）　炒赤芍（一钱五分）　元明粉（一钱、冲）　参三七（一钱）　生锦纹（一钱、酒炙后入）　桃仁（一钱五分）　延胡索（一钱五分）

三诊　便解色黄，瘀血已楚。再和中而运旋脾胃，以裕其生化之源。

当归炭　炒赤芍　野于术　茯苓　参三七　磨郁金　丹皮炭　牛膝炭　枳实　白蒺藜

【赏析】

患者呕吐瘀血后胃脘痞满之症较前减轻，然而病灶尚未根除，仍可导致聚。所谓聚，乃六腑所成，阳气也，其始发无根本，上下无所留止，其痛无常处。《诸病源候论·虚劳积聚候》有“虚劳之人，阴阳伤损，血气凝涩，不能宣通经络，故积聚于内也。”可知患者素体虚弱，瘀血内阻，治当行气活血。方中生锦纹，即大黄，可清热凉血，破瘀；延胡行气活血止痛；竹茹

清泻胃热，除烦止呕；赤芍凉血止血；茯苓健脾益气，脾气健运，则气血化生有源；当归活血化瘀，止痛；瓦楞子消痰、化瘀、散结，制酸止痛，《本草拾遗》曰“治一切血气，冷气，癥癖”；白蒺藜苦泄辛散，可行气散瘀，兼可活血。

二诊，患者已无吐血，而血从下行发，转为便血，然而患者仍有脘腹痞满不舒，脐下腹痛。可知患者蓄血仍未清除，可能变为鼓胀。故在前方基础上加用活血化瘀之药。丹参炭活血化瘀，止痛；郁金行气活血止痛；参三七活血止血；桃仁增强大黄破瘀之效；增强活血化瘀的功效；川桂木温通经脉，助阳化气；元明粉可去胃中之实热，荡肠中之宿垢，润燥破结，消肿明目。

三诊，患者大便色黄，瘀血已除，予以健脾和胃，促气血生化。方中当归炭活血化瘀，兼以养血；炒赤芍、丹皮炭凉血散瘀；参三七活血止血，止痛；磨郁金行气止痛，活血散瘀；牛膝炭活血散瘀，滋补肝肾；白蒺藜平抑肝阳，兼可行气解郁，活血散瘀；野于术健脾益气，茯苓健脾渗湿，枳实破气散结，化瘀除痞。

案4　阳明蓄血之活血行气法案

左　脘痛之后，面目带黄，此营滞也。

当归炭　桃仁　旋覆花　黑山栀　泽泻　猩绛　泽兰叶　白蒺藜　炒牛膝　川郁金　延胡

【赏析】

患者胃脘疼痛，面色黄，根据方药可知患者平素肝郁，肝气郁结日久化火，易损伤阳明，因阳明为多气多血之腑，故血瘀阳明胃腑，则有胃脘疼痛，呃逆，或反酸等不适。治当活血祛瘀，行气止痛。当归炭活血化瘀止痛；桃仁活血行气止痛；黑山栀清热解毒，凉血止血；猩绛化瘀止痛，理气止痛；旋覆花降逆止呕；泽泻利水渗湿，使热从小便走；泽兰叶、白蒺藜平抑肝阳，行气活血；炒牛膝活血化瘀，滋补肝肾，引血、火下行，滋补肝血，可抑上逆之肝阳，亦可活血止血，使热下行；川郁金疏肝行气，活血止痛；延胡为血中之气药，可行气活血止痛。

案5　气中血滞之温通除瘀法案

左　少腹偏右作痛，曾经泻下紫瘀，当时痛减，今复渐甚。良由气中血滞。当为宣通。

楂炭　金铃子　制香附　延胡　赤芍　乌药　当归炭　沉香（三分）　大黄（四分）　木香（二分）　琥珀（四分）

以上四味研末药汁调服。

【赏析】

患者右下腹疼痛，曾经泄下瘀血，泄后腹痛减，今患者腹痛渐渐加重，盖为气血瘀滞所致，治以行气止痛，活血化瘀。方中楂炭性温入肝经血分，能通行气血，有活血祛瘀止痛之功；金铃子行气疏肝止痛；制香附行气活血止痛；延胡活血行气止痛；乌药温肾散寒，行气止痛，因“血得温则通，得寒则滞”，故性温之药可使血行；当归炭活血化瘀止痛；沉香行气止痛，温中止呕；木香味辛能行，气香醒脾，味苦主泄，走三焦和胆经，故行气止痛，健脾消食，疏肝利胆，治疗腹痛胁痛；琥珀入心、肝血分，活血散瘀而止痛；赤芍凉血止血；大黄清热凉血，逐瘀通经，何梦瑶在《医碥》中所说：“凡血妄行瘀蓄，必用桃仁、大黄行血破瘀之剂，盖瘀败之血，势无复返之理，不去则留蓄为患，故不问人之虚实强弱，必去无疑。”先生之案，以行气活血为治疗之则，切中病机。方中寒温并用，此赤芍、大黄凉血之药可防止上述温热药过于温燥，耗伤阴血。

蓄血证不是一种独立的疾病，而是诸多疾病病理过程中的一个中间环节。既存在于外感热病中，而又见于内伤杂病中。《内经》曰“血实宜决之”，无论何处蓄血，总属“血实”范畴，当以活血化瘀为要，正如何梦瑶在《医碥》中所说：“凡血妄行瘀蓄，必用桃仁、大黄行血破瘀之剂，盖瘀败之血，势无复返之理，不去则留蓄为患，故不问人之虚实强弱，必去无疑。”先生之案，以行气活血为治疗之则，切中病机。

四、便血

案1　大肠湿热之便血案

周（左）　湿热未愈，肠红又至，腹痛便血，血块紫殷。良以湿蒸热腾，血遂凝结。未便止遏，宜和营化瘀。

当归炭　粉丹皮　炒槐花　川连炭　荆芥炭　南楂炭　延胡索　炒赤芍　血余炭　泻青丸　上湘军（酒炒后入）

二诊　辛以燥湿，苦以泄热，并以丸药入下，使直达病所，湿热既退三舍，则凝瘀自然默化，所以腹痛渐定，便血大减。然肝为藏血之海，为神魂之舍，血去则肝虚，怒火则木动，此少寐多梦之所由来也。纳不馨旺，木气盛则土气衰也。但阴络未扃，恐血再渗漏，仍须务其所急。

生于术（七分）　川连炭（四分）　荆芥炭（一钱五分）　大红鸡冠花（炒黑，四钱）　防风炭（一钱）　赤白苓（各二钱）　茅术（一钱，麻油炒黄）　制香附（炒透，一钱五分）　黄柏炭（二钱）　泽泻（一钱五分）　猪苓（一钱五分）　煅龙齿（三钱）　夜交藤（四钱）

【赏析】

此乃大肠湿热所致便血。湿热蕴结大肠，导致大肠传导失司，大肠腑不通，不通则痛，且湿热内蕴大肠，损伤肠络，故腹痛便血，血块紫暗。治以调和营血，化瘀止痛。方中当归炭、粉丹皮、炒槐花、川连炭、荆芥炭、南楂炭、炒赤芍、血余炭皆可止血，当归炭、南楂炭活血止痛，炒赤芍、粉丹皮、炒槐花、川连炭凉血止血；荆芥炭止血兼可行气，血余炭收敛止血，化瘀；泻青丸（龙胆草、大黄、防风、羌活、川芎、当归、山栀），为平肝之剂，可清肝火、解肝郁；上湘军清热解毒，凉血破瘀；延胡索行气止痛，活血化瘀。

二诊，患者腹痛、便血较前好转。因辛以燥湿，苦以泄热，上药丸剂服用，可直达病所，以祛湿热，则瘀血可化，腹痛可减，便血减少。然而肝藏血，为血海，神魂之舍，故大量出血必致血虚，肝血不足，则肝阳上逆，肝阳上扰扰乱心神，肝火亦可横逆犯胃，致使少寐多梦，食少纳呆。阴络未复，恐再发为便血，故需清热祛湿，化瘀安神。在前方基础上，加用生于术健脾益气，茅术健脾燥湿，脾气健运则气血生化有源，使肝血可藏；制香附行气解郁，活血止痛；防风炭、黄柏炭止血，黄柏清热燥湿，可除大肠湿热；泽泻、猪苓利尿渗湿；煅龙齿潜阳安神；大红鸡冠花凉血止血，主治痔漏下血，赤白下痢；夜交藤养血安神，祛风通络。

案2　湿热蕴结大肠之便血案

席（左）　向是肠痔，兹则大便之后，滴沥下血。此湿热蕴结肠中。

侧柏炭　枳壳　炒槐花　荆芥炭　制半夏　丹皮炭　泽泻　炒竹茹　黄柏炭　炒防风　当归炭　广皮

【赏析】

患者素来大便之后出血，点滴而下，此乃大肠湿热所致，湿热蕴结大肠，损伤大肠络脉，致使大便出血。治以清热燥湿，行气止血。方中侧柏炭、炒槐花、丹皮炭凉血止血；荆芥炭行气止痛，兼以止血；制半夏燥湿化痰；泽泻利尿渗湿，使湿热从小便解；炒竹茹清泻胃热，凉血止血；黄柏炭清热燥湿，兼以止血；炒防风具升散之性，辛能散肝郁，香能舒脾气，为脾经引经之药，同时尚可燥湿；当归炭，广皮养血活血，止血止痛；枳壳行气宽胸，陈皮理气燥湿，因“气为血之帅”，气机畅达，则血可循经。

案3　湿热痔疮之便血案

陈（左）　肠红日久不止。脉细濡弱，而右关独觉弦滑。此风湿热袭入大肠营分，非沉阴苦降，不足以达肠中也。

焦苍术（一钱）　炒荆芥（一钱五分）　黄柏炭（三钱）　秦艽（一钱五分）　丹皮炭（二钱）　生白术（一钱五分）　川连炭（五分）　泽泻（一钱五分）　炒防风

（一钱） 大红鸡冠花（炙黑，三钱）

远血为脾不统血，黄土汤。近血乃肠胃湿热，赤小豆当归散。此人数月便血，精神如旧。师以为非身所藏之血，其血自痔中来，与遗泄属湿同。（正蒙志）

【赏析】

患者外感风湿热邪，湿热之邪内蕴大肠，损伤大肠，而出现便血，色红，数日不止，脉象细濡弱，而右关独弦滑，此为湿热之脉。治以清热利湿。焦苍术健脾燥湿，炒荆芥行气解郁，疏肝；黄柏炭清热燥湿，兼可止血；秦艽祛风湿，通络止痛，清湿热；丹皮炭、川连炭凉血止血；泽泻利尿渗湿，使湿热从小便解；生白术健脾祛湿，炒防风具升散之性，辛能散肝郁，香能舒脾气，为脾经引经之药，同时尚可燥湿；大红鸡冠花凉血止血，主治痔漏下血，赤白下痢。

所谓远血，乃先便后血，病位在胃及小肠，因脾不统血所致，治以黄土汤，温阳健脾，养血止血。近血，乃先血后便，病位在肛门及大肠，因肠胃湿热所致，治以赤小豆当归散，清热化湿，凉血止血。此患者便血数月，精神依旧可，故可推知此便血非体内脏藏之血，而是痔疮，因湿热所致。

案4 风邪客于肠胃之便血案

陆（左） 下血如注，面色浮黄，中州痞满。此风邪入于肠胃，迫损营分，风性急速，所以血来如矢。拟凉血宽肠，和中利湿。

侧柏炭 黄柏炭 苍术 枳壳 川朴 泽泻 荆芥炭 炒槐花 广皮 制半夏 白茯苓

二诊 血仍如注，气仍秽臭，散者鲜赤，瘀者如胶，良以脾土气虚，脏寒腑热，拟温脏清腑。

参须（一钱） 黄柏炭（三钱） 当归炭（二钱） 炮姜炭（三分） 炒于术（二钱） 茯苓（四钱） 川连炭（五分） 丹皮炭（二钱） 血余炭（一钱） 炒槐花（二钱） 黄芩炭（一钱五分） 上湘军（一钱五分，酒炒透，后入）

【赏析】

患者便血，血量大如注，面色萎黄，乃因风邪客于肠胃，损伤胃肠之络，因“风性轻扬开泄”，“善行数变”，“风性主动”，故便血来势急，且量大。治以凉血宽中和胃，淡渗利湿。方中侧柏炭、黄柏炭、荆芥炭、炒槐花凉血止血；苍术健脾燥湿，祛风散寒；枳壳健脾渗湿，宽胸破气；川朴燥湿消痰，下气除满；泽泻利尿渗湿；广皮理气健脾，燥湿化痰；制半夏燥湿化痰，消痞散结；白茯苓健脾渗湿。因体内湿盛，“脾主运化水湿”，故需健脾祛湿，脾气健运则运化有力，水湿可除。

二诊，患者便血仍量大，且矢气臭秽，此为患者出血过多致使血虚，又因外感湿热困脾，脾气受损，化生气血不足，血不能外荣，失于濡养，故出现萎黄。治以温补脾阳，兼以止血。方中参须、炒于术健脾益气；茯苓健脾渗湿；脾气健运则可助生化之源，使中气旺盛，化源充足，气血充盈，则萎黄可退；又因脾主统血，故脾气健运，统血有权，便血亦可止。上湘军清热解毒，凉血止血，破瘀；当归炭、炮姜炭、丹皮炭、血余炭、炒槐花、黄芩炭、川连炭、黄柏炭止血。

便血之证，多见气阴两伤、气不摄血；或肝火有余，移热大肠，或湿郁化热，血渗于肠而便血，先生以炙黄芪、炒白术、西洋参等益气；以生地黄、炒白芍等养阴；以粉丹皮、银花炭、脏连丸、炒黄芩、银柴胡、炒黑荆芥等清热而凉血止血；另有地榆炭、蒲黄、鲜藕、槐角等止血之品。

案5 脾阳虚弱之便血案

叶（右） 向有肠红，春末夏初，渐觉肿胀，日来肠红大发，血出稀淡，脘痞腹胀，难于饮食。脉形沉细，苔白质淡。肝为藏血之海，脾为统血之帅，今脾阳不能统摄，所以血溢下注，脾难旋运。恐肿胀日甚。

生于术（一钱） 炙黑草（三分） 砂仁（后入，五分） 生熟谷芽（各二钱） 制茅术（一钱） 炮姜（五分） 大腹皮（二钱） 百草霜（一钱）

二诊 用苍术理中，便血大减，而便泄腹痛，胸脘痞满气分攻撑，腹膨肤肿。脉沉细，苔淡白，脾稍统摄，而旋运无权，遂致肝木偏亢，气湿不能分化。前法再参以分化。

茅术（一钱五分） 木香（五分） 陈皮（一钱） 川朴（四分） 白芍（一钱五分，吴萸二分，同炒） 连皮苓（四钱） 炮姜（五分） 炙草（三分） 砂仁（五分） 大腹皮（一钱五分）

三诊 便血已止而脘腹仍然胀满，大便泄泻，小溲不畅。脾虚不能旋运，气湿不行，升降失司。再运土利湿。

大腹皮（二钱） 连皮苓（四钱） 猪苓（一钱五分） 生熟米仁（各二钱） 上广皮（一钱） 广木香（五分） 泽泻（一钱五分） 炙鸡内金（一钱五分） 制香附（二钱） 生姜衣（三分）

四诊 运土利湿，便血未来，而脘腹满胀，仍然不减，小溲不利，大便泄泻，两足厥逆，脉形沉细，肢体虚浮。阳气不能敷布，以致水湿之气，泛溢肌肤。再宣布五阳，以望转机。

熟附片（五分） 淡吴萸（五分） 泽泻（二钱） 薄官桂（六分，后入） 炙内金（二钱） 公丁香（三分） 白茯苓（四钱） 猪苓（二钱） 台白术（二钱）

五诊 胀由于气，肿由于湿，宣布五阳，肿胀稍定，仍然不退，咳嗽气逆。肺主一身气化。再疏肺下气，参以理湿。

砂仁（五分） 甜葶苈（六分） 大腹皮（二钱） 花槟榔（一钱） 青陈皮（各一钱） 木香（五分） 炒苏子（三钱） 制香附（二钱） 连皮苓（二钱） 炙内金（一钱五分） 姜衣（三分）

【赏析】

《鸡鸣录·后阴病》有言：肠红，乃大便出血。因湿毒瘀热留注大肠或脾阳不振统摄失司所致。湿蒸热毒，多见下血鲜红；瘀热留注，多见血块紫殷。春末夏初，阳气渐长，大便血色淡红，胃脘痞满，腹胀，纳呆，脉沉细，苔白质淡。因肝藏血，脾统血，脾阳不振，则运化无力，气血化生不足，统摄无权，故便血下如注。治以健脾祛湿。方中生于术健脾益气；炙黑草补脾益气，兼可调和诸药；砂仁化湿行气，温中止泻；生熟谷芽和胃消食；制茅术健脾燥湿；炮姜温经止血，温中止痛；大腹皮行气宽中，利水消肿；百草霜，又名锅底黑，乃灶额及烟炉中墨烟也，可止血、消积、清毒散火。

二诊，患者服用上方后，便血明显减少，而仍有腹泻、腹痛，胃脘部痞满，腹胀。脉沉细，苔淡白，皆为脾气虚弱之症，脾弱则气血化生不足，气血亏虚，统摄无权，则致出血。血虚则肝阴不足以制阳，肝阳上亢，肝木侮土，则脾弱甚，运化无力，水湿内停，聚为痰饮。故在前方基础上加用健脾渗湿之药。木香性辛、苦、温，辛能行，苦能泄，温能通，芳香气烈而味厚，善通行脾胃之滞气，可行气止痛，亦可健脾渗湿；陈皮健脾燥湿；川朴燥湿消痰，下气除满；白芍养血敛阴，柔肝止痛，平抑肝阳；吴萸散寒止痛，降逆止呕，助阳止泻；连皮苓性甘淡，淡能渗泄水湿，亦可健脾消痰饮。

三诊，患者便血已止，而脘腹仍觉胀满，腹泻，小便淋漓不畅通。盖因脾虚不能运化，致使水湿内停，阻滞气机，气机升降失调，故脘腹胀满；因脾气虚弱化谷无力，致使大便溏泄；脾气虚弱，气化不能，故小便不畅。继续予以健脾祛湿。方中加用猪苓、泽泻淡渗利湿；生熟米仁健脾渗湿；炙鸡内金健运脾胃，消食化积；制香附行气活血止痛。方中重用健脾、淡渗利湿之药，一方面可使脾气健运，运化水湿；另一方面淡渗利湿可使湿邪有路可出，因湿易困脾，故湿去脾气恢复易。

四诊，经过健运脾气，淡渗利湿治疗后，患者便血止，然而仍觉脘腹胀满，小便不利，大便溏泄，且伴两足厥阴肝上逆之眩晕、肢麻、震颤等症。脉象沉细，肢体虚浮。久病致使脾阳不振，阳气虚弱，则水湿内停，泛溢肌肤，而发为水肿。故需温补脾阳，兼以祛湿。方中熟附片回阳救逆，补火助阳，散寒止痛；淡吴萸散寒止痛，降逆止呕，助阳止泻；薄官桂补火助阳，散寒止痛，温经通脉，引火归元；公丁香温中降逆，散寒止痛，温肾助阳；泽泻、猪苓淡渗利湿；白茯苓健脾渗湿；台白术健脾益气，燥湿利水，止汗；炙鸡内金健运脾胃，消食化积。

五诊，患者水肿及腹胀症状仍未消失，其腹胀乃因气机不畅所致，浮肿乃因水湿内停所致，且患者现伴咳嗽气逆之症，因肺主一身之气，肺主治节，故疏肺下气，兼以理湿。在前方基础上加用甜葶苈泄肺平喘，利水消肿；大腹皮行气宽中，利水消肿；花槟榔行气利水，杀虫消积；青陈皮疏肝破气，消积化滞；炒苏子降气化痰，止咳平喘，润肠通便。

对于便血属脾阳虚寒，统摄无权，血渗大肠，血色紫黯，面色少华，气短乏力，脉象濡弦，舌苔淡白者，先生以温阳健脾之法，常用药物为：熟附子、炮姜炭、灶心黄土、白术、阿胶、黄芩、枣仁、白芍药、茯神、远志等。

五、溲血

案1 阴虚火旺之尿血案

倪（左） 小便浑浊如泔，有时带出血条，却不作痛。此肾虚而湿热袭入肾与膀胱，宜泄热利湿。

海金沙（三钱） 当归炭（二钱） 川萆薢（二钱） 泽泻（一钱五分） 生地（四钱） 滑石块（三钱） 丹皮炭（二钱） 赤白苓（各二钱） 鲜藕（三两，煎汤代水）

二诊 尿血不止，尿管并不作痛。脉形细弱。肾虚湿热内袭，实少虚多之象也。

炙生地（四钱） 当归炭（二钱） 蒲黄（六分） 牛膝炭（三钱） 炒萸肉（一钱五分） 生甘草（三分） 丹皮炭（二钱） 山药（四钱） 藕节炭（三枚）

三诊 膀胱湿热稍化，血稍减少，小溲仍然浑浊。前法再进一筹。

大生地（四钱） 当归炭（二钱） 蒲黄炭（五分） 沙苑（盐水炒，三钱） 生山药（三钱） 丹皮炭（二钱） 牛膝炭（三钱） 炒萸肉（一钱五分） 淡秋石（一钱） 藕汁（一杯，温冲）

四诊 尿血渐减，脉亦稍缓。痛者为火，不痛者为虚。再益肾之阴。

大生地（三钱） 粉丹皮（一钱五分） 白芍（一钱五分） 大熟地（二钱） 山药（三钱） 旱莲草（三钱） 炒萸肉（一钱五分） 泽泻（一钱五分） 潼沙苑（三钱） 藕节（二枚）

五诊 尿血递减，尚未能止，脉象微数。肾虚而虚火内迫。再育阴泄热。

大熟地（四钱） 炒五味（三分） 茯神（三钱） 旱莲草（三钱） 淡秋石（一钱） 大麦冬（二钱） 炒萸肉（二钱） 丹皮（二钱） 生山药（三钱） 白芍（一钱五分） 藕节炭（三枚）

六诊 尿血渐退，再壮水益阴。

生熟地（各三钱） 粉丹皮（二钱） 炒萸肉（二钱） 炙五味（三分） 麦冬（三钱） 杭白芍（一钱五分） 淡秋石（二钱） 生山药（三钱） 泽泻（盐水炒，三钱） 藕节（三枚）

七诊 尿血之后，肾阴不复。再壮水育阴。

生熟地（各三钱） 生山药（三钱） 白芍（一钱五分） 大天冬（二钱） 党参（三钱） 生熟草（各三分） 炙五味（三钱） 泽泻（一钱五分） 大麦冬（一钱五分）

八诊 溲血之症，原由肾水内亏，虚火郁结，迫损血分。前投壮水制火，诸恙得平，调理之计，自宜扩充前意。兹参入清养上中，以肺阴在上，而为水之上源也。

西洋参（二两） 奎党参（四两） 生山药（三两） 生于术（二两） 炒萸肉（一两） 炒扁豆（三两） 云茯苓（三两） 川石斛（四两） 粉丹皮（二两） 肥玉竹（三两） 怀牛膝（盐水炒，三两） 生熟地（各二两） 天麦冬（各三两） 甘杞子（三两） 白芍（酒炒，一两五钱） 生熟草（各五钱） 当归炭（一两五钱） 女贞子（酒炒三两） 潼沙苑（盐水炒，三两） 厚杜仲（盐水炒，二两） 炒知母（二两） 泽泻（一两）

用清阿胶三两，龟板胶三两，鱼鳔胶二两，冰糖三两，四味溶化收膏，每日晨服一调羹。

【赏析】

患者小便浑浊如米泔，有时尿中有血，无尿痛。此为肾阴亏虚，湿热蓄于下焦所致，肾阴亏虚则虚火内动，灼伤脉络，小便带血；湿热蓄于下焦，煎灼尿液，故可推知患者尚有小便黄赤灼热，夜寐不安，面赤口疮，口渴，头昏眩晕，腰膝酸软。治宜泄热利湿，兼以滋阴益肾。方中海金沙、泽泻、川萆薢、滑石块、赤白苓可淡渗利湿，利水消肿，使湿热从小便出；当归炭养血活血；生地滋阴补肾，清热止血；丹皮炭活血止血；鲜藕宽胸行气。

二诊，患者尿血仍未止，无尿痛。脉象细弱，故可知患者虽有肾虚及湿热，但以肾阴亏虚为主，而湿热较少。故调整方药，重用滋阴降火，凉血止血之药。方中炙生地滋阴补肾，凉血止血；当归炭养血活血；山药补肺脾肾，益气；牛膝炭滋补肝肾，活血止血，引血下行；炒萸肉散寒止痛，降逆止呕，助阳止泻；生甘草补脾益气，兼可调和诸药；蒲黄、丹皮炭、藕节炭止血。

三诊，患者尿血较前好转，仍浑浊，盖因膀胱湿热之症减轻，仍有肾阴亏虚。故在前方基础上继续滋阴补肾。加用沙苑，性甘温，补肾固精，养肝明目；淡秋石咸、寒、可滋阴退热。

四诊，患者尿血较前减轻，脉象较缓。尿痛则为火所伤，不痛则为肾虚所致。继续予以滋补肾阴。方中大生地清热凉血，养阴生津；大熟地滋补肝肾，补血养阴；白芍养血敛阴，柔肝止痛，平抑肝阳；山药益气养阴，补脾肺肾，固精止带；旱莲草滋补肝肾，凉血止血；炒萸肉散寒止痛，降逆止呕，助阳止泻；潼沙苑补肾固精，养肝明目；粉丹皮凉血止血；泽泻淡渗利湿；藕节行气宽中。

五诊，患者尿血较前减少，但仍未彻底治愈。脉象微数。乃为肾阴亏虚，虚阳上越，故需滋肾阴，清虚热。大熟地滋补肝肾，补血养阴；五味子，性酸、甘、温，可收敛固涩，补肾宁心，益气生津；茯神健脾安神，渗湿；旱莲草滋补肝肾，凉血止血；淡秋石咸、寒、可滋阴退热；麦冬滋阴益肾；炒萸肉散寒止痛，降逆止呕，助阳止泻；山药益气养阴，补脾肺肾，固精止带；白芍养血敛阴，柔肝止痛，平抑肝阳；丹皮、藕节炭止血。

六诊，患者尿血症状渐渐消退，继续予以滋补肾水，补益肾阴，兼以止血渗湿。在前方基础上继续使用滋补肾水之药，并加用泽泻，淡渗利湿。

七诊，患者尿血之症较前明显好转，然而肾阴尚未恢复，故继续予以壮水育阴。生熟地清热滋阴，生津；生山药益气补阴，补脾肺肾；白芍补血养阴，柔肝止痛，平抑肝阳；大天冬、麦冬滋补肾阴；党参益气健脾；生熟草补脾益气；炙五味性酸、甘、温，可收敛固涩，补肾宁心，益气生津；泽泻淡渗利湿。

八诊，根据患者病情变化，可知尿血，因肾阴亏虚，虚火内郁，内迫血络，致使出血。前方皆以滋补肾阴，清虚热为主，症状改善较缓。又因肺为水之上源，故阴虚火旺之尿血，仍需滋养肺阴，清肺热。方中西洋参、奎党参、生山药、生于术、炒扁豆、生熟草益气健脾；白芍、当归炭补血养血；川石斛、肥玉竹、怀牛膝、生熟地、天麦冬、甘杞子、女贞子、潼沙苑、炒知母滋阴养血；炒萸肉、厚杜仲温补肾阳；阿胶补血养阴，龟板胶、鱼鳔胶滋阴；张介宾《景岳全书·补略》有："善补阳者，必于阴中求阳，则阳得阴助而生化无穷；善补阴者，必于阳中求阴，则阴得阳升而泉源不竭。"粉丹皮、当归炭止血；云茯苓健脾渗湿；泽泻淡渗利湿。

总的来说，《金匮要略》五脏风寒篇云："热在下焦者，则尿血，亦令淋秘不通。"尿血多由下焦有热，灼伤血络而致尿中带血，治疗以凉血止血为主。

案2　湿热蓄于下焦之尿血案

某　尿血并不作痛。

益元散　黑山栀　龙胆草　制香附　黄柏（盐水炒）　甘草梢　川萆薢　赤白苓　车前子　泽泻

【赏析】

患者尿血而无尿痛，根据方药可推知，患者乃为湿热蓄于下焦所致，湿热煎灼尿液，热邪灼伤膀胱之络脉，热扰心神，故可知患者尚有小便黄赤灼热，心烦，口渴等症。治以清热燥湿，凉血止血。方中益元散（滑石、甘草、辰砂）可清心解暑，兼能安神；黑山栀清热解毒，凉血生津；龙胆草清热燥湿，泻肝胆火；制香附行气活血，止痛；黄柏清热燥湿，泻火解毒，除骨蒸；甘草梢益气补阴，健脾和中；川萆薢利湿祛浊，祛风除痹；赤白苓凉血止血；车前子、泽泻淡渗利湿。

案3　清热燥湿法治下焦湿热之尿血案

左　尿血而不作痛。叠投壮水益肾，诸恙渐平无如平。素多湿，水得补而渐复，湿得补而渐滞，所以目眦带黄，而食不馨香也。急宜清化湿热。

制半夏（二钱）　制香附（一钱五分）　大腹皮（二钱）　生熟薏仁（各二钱）　上广皮（一钱）　建泽泻（一钱五分）　西茵陈（二钱）　猪茯苓（各二钱）

又　小溲渐清，而面目尚带浮黄，还是气滞湿郁情形。前方去茵陈、香附，加于术、砂仁、玫瑰花、广藿香。

【赏析】

尿血多因热邪蓄于下焦或阴虚火旺损伤络脉，致使血液妄行引起。患者尿血而无尿痛，多次予以滋补肾阴，然而患者尿血症状改善并不明显。又因患者素体湿盛，予以滋补肾阴之药，则肾水渐充，而湿邪因补则粘滞，湿邪易阻滞气机，故气血运行不畅，则肌肤失养，而出现目眦带黄，且纳呆食少，食而不化。故需清热燥湿，凉血止血。制半夏燥湿化痰，降逆止呕，消痞散结；制香附理气调中，疏肝解郁；大腹皮行气化水；生熟薏仁健脾渗湿；上广皮理气健脾，燥湿化痰；建泽泻、猪茯苓淡渗利湿，使湿邪从小便走；西茵陈清热利湿，利胆退黄。

二诊，患者无尿血，而面色、目眦仍黄，乃为湿邪阻滞气机所致。在前方基础上去茵陈、香附，加于术、砂仁、玫瑰花、广藿香，增强祛湿之效，湿祛则气机畅达，气血运行畅通，可濡养全身，则萎黄自除。

案4 尿血后期之阴虚夹湿热案

左 溲血已止，而脉象尚觉弦硬。的是肝肾两亏，不能固摄，湿热乘袭其地。再从壮水之中，参以坚阴。

生地炭（四钱） 生牛膝（五分） 黑丹皮（一钱） 龟甲心（五钱） 茯苓（三钱） 黄柏炭（一钱五分） 黑山栀（三钱） 泽泻（一钱五分） 淡竹叶（一钱五分） 鲜藕（一两） 黄茧壳（二钱，二味煎汤代水）

【赏析】

患者尿血症状已改善，然而脉象仍弦硬，可知为肝肾阴虚致虚火内动，灼伤脉络，小便带血；予以滋补肝肾之阴后，患者尿血症状好转，而肝肾之阴尚未充，复感湿热之邪，故需滋补肾阴，兼以清热利湿。生地炭清热凉血，滋阴生津；生牛膝活血止痛，滋补肝肾，引热下行；龟甲心滋补肾阴；黑丹皮、黄柏炭清热凉血；茯苓健脾渗湿；黑山栀清热利湿，泻火除烦，凉血解毒；泽泻淡渗利湿；淡竹叶清热泻火，除烦，利尿；鲜藕行气宽胸；黄茧壳性甘、温，可止血。

案5 湿热蕴遏膀胱之尿血案

右 由牙疳而至鼻衄，兹则溲血作痛甚剧。此湿热蕴遏膀胱。

海金沙（三钱） 黑山栀（三钱） 木通（五分） 滑石（四钱） 黄柏（盐水炒，二钱） 丹皮炭（二钱） 侧柏炭（三钱） 小蓟（一钱） 鲜生地（七钱） 淡竹叶（三钱）

【赏析】

尿血以由火热灼伤脉络或迫血妄行所致者为多，但火热有虚火、实火之分。外感实火所致者，治宜清热泻火，凉血止血；内伤虚火所致者，治宜养阴清热，凉血止血无火者多虚，气阴两虚者，治当益气养阴止血；脾肾亏虚者，治当补益脾肾、益气固摄。而对于气滞血瘀所致者，则宜理气化瘀、养血止血。

《儒门事亲》卷五："牙疳者，龋也。龋者，牙龂腐烂也。"所谓，牙疳，即牙龈红肿，溃烂疼痛，流腐臭脓血等症。牙疳多因风热所致，患者牙疳后鼻衄，随后即尿血，且尿痛，可知患者乃因湿热蕴遏膀胱所致，因外感风热之邪，或复感湿邪，或素体湿盛，致使湿热互结，蓄于下焦膀胱，灼伤膀胱络，而发为尿血，且尿痛。治以清热祛湿，兼以止血。方中海金沙、木通、滑石利尿通淋，可使湿热从小便走；黑山栀清热解毒，凉血止血，泻火除烦；黄柏清热燥湿，泻火解毒；鲜生地清热凉血，养阴生津；淡竹叶清热除烦，利尿；丹皮炭、侧柏炭、小蓟凉血止血。

必须指出的是：对于尿血一病，还应根据现代医学检查方法，明确其病因，如排除肿瘤、结核等疾病，采取适当治疗措施，方不致误。

卷七

一、痰饮案

案1　外感风寒案

王（左）　久咳痰多，数日来中脘结聚有形，食入痞阻，痰喘气逆。脉象沉弦，舌苔淡白。此带病感寒。寒湿痰交阻肺胃。大节在迩，有喘脱之虞。用金匮桂枝加厚朴杏子汤。

川桂枝（五分）　川朴（一钱）　海蛤壳（一两）　炒苏子（三钱）　橘红（一钱）　白芥子（三分）　砂仁（四粒）　磨沉香（四分）　白茯苓（四钱）　枳壳（四分）　杏仁泥（三钱）　杭白芍（一钱，炙草二分，炒入）

【赏析】

患者久咳耗伤肺津，损害机体，肺脾两虚，气不化津，则痰浊更易滋生，咳嗽多痰。久咳伤肺，输布失常，水湿凝聚为痰，痰湿阻肺，肺气上逆而为喘。脾性喜燥恶湿，寒湿内侵，中阳受困，脾气被遏，脾胃相为表里，脾气不足，胃气亦弱，腐熟功能失职。素有喘疾又外感寒邪，表邪内入，饮为阴邪，遇寒则聚，风寒迫肺，肺寒气逆，引发喘息。外有表邪未解，内有正气不足，且兼肺气上逆之喘。久病迁延不愈，累及于肾，肾为气之根，与肺同司气体之出纳，摄纳失常则气不归元，阴阳不相接续，则有喘脱病情危笃，清《临证指南医案》说“在肺为实，在肾为虚”。桂枝加厚朴杏子汤方，解肌祛风，调和营卫，降气定喘。桂枝汤被后世医家称为“群方之冠”。方中桂枝辛温，发汗解表，芍药酸微寒，和营敛阴。桂芍配伍同用，具有调和营卫的功效。桂枝甘草辛甘通阳，鼓舞卫气，使被遏的卫气宣通。芍药甘草酸甘化阴，和营益阴，恢复营气的内守功能。桂枝汤解肌祛风，驱逐外邪，调和阴阳，加厚朴、杏仁降气平喘，解除喘息之症；橘红、茯苓、枳壳其味辛温，理气健脾，燥湿化痰，破气除痞，消积；配苏子、白芥子、沉香降气化痰，气降痰消则咳喘自平。该方为标本兼顾之剂。

案2 温运中阳，调理中焦案

杨（左） 停饮内阻，火被水抑，不能蒸变，以致谷食不化，涌吐而出。土为火子，命火不治，则脾土不运，大便频泄。脉沉细，右尺更甚。宜理中汤。

潞党参（一钱五分） 炮姜（五分） 制附片（五分） 炒于术（二钱） 炙甘草（三分） 白茯苓（三钱） 煨木香（四分）

【赏析】

《素问·至真要大论篇》“太阴之复，湿变乃举。”停饮内阻，困阻中焦脾胃，影响脾胃的运化。《症因脉治·呕吐》“痰饮呕吐之因，脾气不足，不能运化水谷，停痰停饮，积于中脘，得热则上炎而呕吐，遇寒则凝塞而呕吐矣。”脾胃虚弱，中阳不振，水谷熟腐运化不及，胃失和降，胃气上逆，则谷食不化，涌吐而出。《注解伤寒论》“脾，坤土也，脾助胃气消磨水谷，脾气不转，则胃中水谷不得消磨”，脾土不运，故大便频泄。《得配本草》：“炮姜守而不走，燥脾胃之寒湿，除脐腹之寒痞，暖心气，温肝经，能去恶生新，使阳生阴长，故吐衄下血有阴无阳者宜之。”该方用炮姜温中祛寒，扶阳抑阴，潞党参为臣，补中益气，培补后天之本。脾为湿土，中虚不运，又以甘苦温燥之炒于术，燥湿健脾，建运中州；茯苓健脾补中，配以甘草蜜炙，补脾益气，调和诸药。制附片辛甘大热，补火助阳，配煨木香辛行苦降，行气止泻。

二、痰湿痰气

脾胃气虚兼痰湿案

沈（左） 向有痰饮，兹于春夏之交，神情萎顿，形体恶寒，胃呆少纳。右脉濡滑，舌苔滑润。此由湿痰蕴阻，脾阳不能鼓舞，所以阳气敷布不周。以六君加味。

小兼条参（另煎冲，八分） 上广皮（一钱） 茯苓（三钱） 淡干姜（四分） 炒于术（一钱五分） 制半夏（一钱五分） 炙草（三分） 焦麦芽（一钱）

二诊 中虚湿痰内阻，缠绵日久，胃气既虚，胃阴亦损。脾为阴土，胃为阳土，阴土固非阳不运，阳土则非阴不和。今不纳不饥，恶心欲吐，痰黏而稠。脉细弦，右部较大于左，左部略觉细软，且有数意，舌少苔，中心光红。良由病久胃气不复，胃阴虚，遂致阳明不和，失于通降。拟甘凉益胃法。

西洋参（一钱五分，元米炒） 甜杏仁（三钱） 茯神（三钱） 半夏（盐水炒，二钱） 金石斛（三钱） 生扁豆衣（三钱） 盐水炒竹茹（一钱） 活水芦根（七钱）

【赏析】

患者素有痰饮，春夏之交，湿气渐长，湿为阴邪，湿性重浊，易阻滞气机，损伤阳气。五脏中脾脏喜燥恶湿，常先困脾，使脾阳不振，湿困脾胃，升降不利，运化无权，水湿停聚，故舌苔滑润，右脉濡滑。《临证指南医案·脾胃》“脾宜升则健”，脾不升清，则水谷不化，气血生化无源，则神情萎顿；叶天士《外感温热篇》有“湿胜则阳微”，脾阳虚不能外温四末，故形体恶寒；脾阳不振，运化无力，则胃呆少纳；痰湿内阻中焦，升降失常。方以六君子汤益气健脾，燥湿化痰，配以干姜，入脾胃，温中散寒，健运脾阳。

再诊，脾胃同居中焦，胃主纳，脾主化，脾主升清，胃主降浊，一纳一化，一升一降。脾为阴土，喜燥恶湿，易被湿困而失健运；胃为阳土，喜润恶燥，易化燥伤阴。《素问·至真要大论》“诸湿肿满，皆属于脾”，脾运化水液功能失常，水液不能布散而停滞体内，就可产生湿、痰、饮。痰湿内阻致脾胃虚弱，《脾胃论·脾胃虚实传变论》“若胃气之本弱，饮食自倍，则肠胃之气既伤，元气亦不能充，而诸病之所由生也。” 脾气主升，胃气主降，脾以升为健，胃以降为和，胃失通降不仅影响食欲，而且因浊气在上而致恶心、呕吐。 湿邪致病缠绵难愈，缠绵日久，胃气虚，亦致胃阴虚，胃阴不足，胃气不和，致不纳不饥。胃阴亏虚，胃失阴液滋润，胃气不和，阴虚热扰，胃气失于通降，胃气上逆，致恶心呕吐，痰黏而稠。《温病条辨·中焦》“湿之入中焦，有寒湿，热湿，有自表传来，有水谷内蕴，有内外相合，其中伤也，有伤脾阳，有伤脾阴，有伤胃阳，有伤胃阴，有两伤脾胃。”病久，胃气不复，胃阴亦虚，胃失于通降， 该方用甘凉滋润之剂，以养胃阴。

三、气郁

案1　肝气郁结案

左　情志久郁，肝木失疏。冲脉为肝之属，冲脉起于气街，夹脐上行，至胸中而散，以致气冲脘痞咽阻。姑舒郁结而苦辛降开。

老川朴（一钱）　老山檀（三分，磨冲）　川雅连（五分）　茯苓（三钱）　炒竹茹（一钱）　磨苏梗（四分）　郁金（一钱五分）　淡干姜（四分）　橘皮（一钱）

【赏析】

《医经溯洄集·五郁论》云“郁者，滞而不通之义”。由此可见，气郁者，肝失疏泄，气机郁滞也。肝主疏泄，调畅全身气机，推动全身血液及津液运行。冲为血海，肝藏血，主疏泄，足厥阴肝经络阴器与冲脉相通，冲脉可调节肝脏疏泄功能。《素问·骨空论》“冲脉者，起于气街，并行少阴之经夹脐上行，至胸中而散”《素问·经脉篇》“肝足厥阴之脉…挟胃…上贯膈，布胁肋，循喉咙之后”。此案中患者情志不舒，久郁从而肝失疏泄，气机郁滞，挟冲气上逆，则见气冲脘痞；气滞则津液停聚为痰，痰随气逆至咽喉，患者感咽喉如有痰。张聿青审证求因，气滞痰凝为病机之关键，因此舒郁结而苦辛降开之法自然顺理成章。老川朴、茯苓，降逆化痰；紫苏、生姜，利气散结；老檀香、郁金、橘皮，理气开郁，气行则痰消；久郁化热，川雅连、竹茹，清热化痰。《证治汇补·郁证》篇“郁病虽多，皆因气不周流，法当顺气为先”，因此，疏通气机为气郁之治则，此案中气滞痰凝，利气化痰解郁则气自顺，痰自消也。

案2　气滞痰郁证案

曹（右）　咳不甚盛，而咽中梗阻，痰出成粒。此气郁痰滞，所谓郁痰是也。

老川朴（一钱）　磨苏梗（五分）　制半夏（一钱五分）　炒姜皮（三钱）　茯苓（四钱）　光杏仁（三钱打）　香豆豉（一钱五分）　生香附（二钱打）　炒竹茹（一钱）　郁金（一钱五分）　炒枳壳（一钱）　枇杷叶（四片去毛）

再诊　痰多咳嗽如昨。痰在胸中，气火上逼，故口碎而痛。

制半夏（三钱）　甜葶苈（五分）　云茯苓（三钱）　光杏仁（三钱）　竹茹（水炒一钱）　苏子（炒研三钱）　冬瓜子（四钱）　炒枳壳（一钱）　生薏仁（四钱）　苇茎（八钱）

【赏析】

《丹溪心法》“郁者，结聚而不得发越也，当升者不升，当降者不降，当变化者不得变化也，此为传化失常，六郁之病见矣”。肝主疏泄，调节机体气机，气行则津行，气滞则停，津停聚而为痰，痰气相搏，结于咽喉，则咽中梗阻。《灵枢·经脉》篇“肝足厥阴之脉…其支者，复从肝别，贯膈，上注肺”，肝气郁结，肺失宣降，则咳嗽，咳痰。此案中表面上看是痰郁，但其本质为气郁发展而来。气不行则郁不解，痰不化则结难散，故宜行理气化痰开郁。半夏、厚朴、茯苓，降逆化痰；紫苏、生姜，理肺舒肝，和胃降逆；香附、郁金，疏肝解郁；杏仁，开宣肺气化痰止咳；枳壳，下气化痰，与杏仁相伍，一升一降，调畅气机，竹茹、枇杷叶、豆豉，清热化痰止咳。全方辛苦合用，则郁气得舒，痰涎得化。痰郁日久化热，痰储于肺中，气火上延，故“口碎而痛”。再方，则以宣肺理气化痰为主。《医方论·越鞠丸》“凡郁病必先气病，气得流通，郁于何有？”，六郁之病，必先治气郁，再配以化痰利湿，诸病得愈。

卷八

一、肝火肝阳案

案1　黄连阿胶汤案

康（右）　木郁生火，肝火散越。内热日久不退，咽中热冲，头目昏晕。脉弦大而数，舌红无苔，满布裂纹。肝火灼烁，阴津日耗，水源有必尽之势。草木无情，恐难回情志之病。拟黄连阿胶汤以救厥少二阴之阴，而泻厥少二阴之火。

清阿胶（溶化，冲，二钱）　川连（五分，鸡子黄拌炒）　生白芍（三钱）　地骨皮（二钱）　大生地（五钱）　丹皮（二钱）　女贞子（三钱，酒蒸）　川石斛（四钱）　萱花（三钱）

二诊　内热稍轻，而咽喉胸膈仍觉干燥难忍。舌红无苔，裂纹满布。心火劫烁，阴津消耗。惟有涵育阴津为抵御之计。

大生地（四钱）　阿胶（三钱）　煨石膏（三钱）　石决明（五钱）　黑豆衣（三钱）　大麦冬（三钱）　花粉（二钱）　炒知母（二钱）　双钩藤（三钱）

三诊　内热大减，而仍头目昏晕，舌燥咽干。气火内烁，阴津消耗。再和阴泄热。

大生地（五钱）　生甘草（五分）　粉丹皮（二钱）　阿胶（三钱）　大麦冬（三钱）　生白芍（三钱）　地骨皮（二钱）　钩藤（三钱）　石决明（五钱）　川雅连

（三分，鸡子黄拌炒）

四诊 咽喉胸膈燥痛稍减，神情稍振，然仍口渴无津，厥少二阴之火劫烁胃阴。再救阴泄热。

洋参（二钱） 青盐半夏（一钱五分） 生甘草（五分） 花粉（二钱） 大麦冬（三钱） 煨石膏（五钱） 黑豆衣（三钱） 池菊（一钱五分） 川石斛（四钱） 女贞子（三钱，酒蒸）

五诊 咽喉胸膈燥痛大减。然耳窍闭塞，眼目昏花，大便不行。少阳郁勃之火，上升不靖。甘养之中。再参清泄。

西洋参（一钱五分） 花粉（二钱） 丹皮（二钱） 黑山栀（三钱） 黑豆衣（三钱） 大麦冬（三钱） 桑叶（一钱五分） 池菊（二钱） 更衣丸（一钱，开水先送下）

六诊 胸膈燥痛递减。目昏耳闭，还是郁勃之升。再泄少阳而和胃阴。

西洋参 麦冬 黑山栀 黑豆衣 桑叶 南花粉 淡芩 川石斛 池菊花 丹皮

七诊 肝木偏亢，上升则为风为火，下行则为郁为气，所以舌红俱淡，燥渴俱减，而胀满气逆也。疏其有余之气，养其不足之阴。

金铃子（二钱） 沉香（二分，乳汁磨冲） 白芍（三钱） 川石斛（三钱） 大天冬（三钱） 香附（蜜水炒，二钱） 干橘叶（一钱五分） 煨磁石（三钱） 阿胶珠（二钱）

【赏析】

手少阴心主血，中含热气，故《内经》云：少阴之上，热气治之。凡外邪挟火而动者，总属血热。黄连阿胶汤来源于《伤寒论》，原主治："少阴病，得之二三日，心中烦，不得卧"。患者木郁生火，内热日久不退，阴津日耗，症见咽中热冲，头目昏晕。脉弦大而数，舌红无苔，满布裂纹。故君以阿胶、生地，滋肾水而凉心血。但少阴只有热气，能温血而不致灼血，若挟肝胆之相火，激动心热，轻则咽干心烦，欲寐而不能寐，重则上攻咽喉而为咽痛，故臣以白芍配川连、地骨皮，酸苦泻肝以泻火，而心热乃平。白芍合生地，酸甘化阴以滋血，而心阴可复。女贞子，石斛加强滋阴之效。观其屡次复诊，均重在养阴之中，参有清泄之法，合黄连阿胶汤以救厥少二阴之阴，而泻厥少二阴之火的病机。

案2　抑木扶土案

胡（右）　诸恙较前稍轻，而阳气化风，鼓动不熄，唇口蠕动，即颊车牵掣，舌强难言。左脉弦大，右脉濡细。夫脾胃开窍于口，唇为脾之华，阳明之脉，环口而交于人中。今肝风所犯部位，皆脾胃两经所辖之区。

经云：邪之所凑，其气必虚。苟非脾胃气虚，何致肝阳浊趋其地。拟归芍六君，以补脾胃而御肝木，仍参介类以滋水潜阳。

吉林参（一钱）　白茯苓（三钱）　朱茯神（三钱）　杭白芍（三钱）　阿胶珠（二钱）　白归身（一钱五分）　生于术（二钱）　炒枣仁（二钱）　生鳖甲（五钱）　生牡蛎（八钱）　煅龙齿（三钱）　上濂珠（三分）　上西黄（三厘，二味研细，分两次，蜜水调服）

【赏析】

《金匮要略》云："夫治未病者，见肝之病，知肝传脾，当先实脾。"肝有病，根据五行相克规律（木克土），肝病必传脾，患者阳气化风，肝风侵犯脾胃两经所辖之区，故见唇口蠕动，即颊车牵掣，舌强难言。经云：邪之所凑，其气必虚。患者脾胃气虚，以致肝阳浊邪侵犯脾胃。治以抑木扶土法，介类滋水潜阳以抑木，归芍六君以扶土补脾胃。

案3　养肝之阴，柔肝之体案

钟（左）　少腹居中为冲脉，两旁属肝。少腹胀满，按之坚硬，大便旬日方得一解，坚燥异常。每至午后，先厥后热，气从上冲，冲则痰涎上涌，头痛苦厥，刻许方苏。脉细弦而数，舌红苔白少津，寐醒则口燥咽干。此由气质薄弱，水不涵木，冲气从而上逆，气火升动，则液炼成痰，所以痰升苦厥。恐瘛疭发痉。拟养肝之阴，柔肝之体，以平冲气。

生鳖甲（六钱） 杭白芍（三钱） 火麻仁（二钱） 粉丹皮（二钱） 白归身（二钱） 阿胶珠（二钱） 甘杞子（三钱） 大元参（三钱） 金铃子（一钱五分） 更衣丸（三钱，先服）

二诊 大便通行，然冲气时仍上逆，气冲则中脘聚形，恶心痰涌，头痛发厥，厥则肢强不语，心中仍然明事，良久方苏，腹中烙热，饮食不思。脉形弦数，苔黄质红。冲气逆上，皆化为火，气火上升，煎熬津液，悉化为痰，所谓痰即有形之火也。拟直清气火，以望厥定胃开，再商调理。

川连（六分，吴萸一分，同炒） 生芍（一钱五分） 玳瑁片（三钱） 川楝子（三钱） 淡芩（一钱五分） 丹皮（二钱） 大元参（三钱） 瓜蒌皮（五钱） 蛤粉（三钱） 川贝（二钱） 水炒竹茹（一钱五分） 陈关蛰（一两） 濂珠（三分） 青黛（一分） 川贝母（三分） 真金箔（一张） 四味研末另服

【赏析】

肝阳化风责之于“肝”，源于《内经》“风气通于肝”、“诸风掉眩，皆属于肝”之说。患者肝阴亏虚，症见少腹胀满，按之坚硬，大便旬日方得一解，坚燥异常。水不涵木，肝阳亢逆无所制，气火上扰，症见痰涎上涌，头痛苦厥。治以养肝之阴，柔肝之体，以平冲气。方中鳖甲，白芍，阿胶，甘杞子均有滋养肝阴之效，以抑制肝阳上扰。复诊中，患者仍有头痛发厥，厥则肢强不语，而肝气侵犯中脘，症见中脘聚形，恶心痰涌，此时治疗重在青黛、蛤粉平肝潜阳以定惊厥，旨在厥定胃开，以养胃气。

案4 佐金平木案

贾（左） 气喘不止，厥气尽从上逆，无形之火亦随之而上，火冲之时，懊憹欲去衣被。金无制木之权。姑清金平木。

瓜蒌霜（四钱） 杏仁泥（三钱） 川贝母（二钱） 郁金（一钱五分） 海浮石（三钱） 风化硝（七分） 黑山栀（二钱） 蛤粉（四钱） 粉丹皮（一钱四分） 竹茹（盐水炒，一钱） 枇杷叶（六片）

二诊 大便未行，灼热依然不退，寅卯之交，体作振痉，而脉并不数。

无非肝胆之火内炽，不得不暂排其势。

杏仁泥（三钱） 羚羊片（一钱五分） 郁金（一钱五分） 丹皮（二钱） 竹茹（一钱） 瓜蒌仁（五钱） 法半夏（一钱五分） 川贝母（二钱） 青黛（五分，包）

三诊 火热之势稍平，略近衣被，不至如昨之发躁，咽喉气结稍舒。的属痰滞阻气，气郁生火。再展气化而清熄肝胆。

瓜蒌霜 夏枯草 羚羊片 郁金 川贝 橘红 鲜菊叶 松罗茶 黑山栀 杏仁 枳实

四诊 火热渐平，然两胁胀满气逆，甚至发厥。良由气郁化火内炽，火既得熄，仍还于气。再平肺肝之逆而开郁化痰。

郁金 杏仁 竹茹 山栀 丹皮 蒺藜 橘红 枳壳 枇杷叶 皂荚子（一钱五分，重蜜涂，炙研末，每服分许，蜜水调）

五诊 中脘不舒，两胁下胀满，妨碍饮食，不能馨进，气逆不平。脉象沉弦。此肝藏之气，挟痰阻胃，胃气不降，则肺气不能独向下行，所以气逆而如喘也。

整砂仁 广皮 杏仁 旋覆花 制半夏 炒枳壳 香附 苏子 徭桂（二分研末，饭丸）

六诊 中脘渐松，两胁胀满亦减，气逆火升略定。的是寒痰蔽阻，胃气欲降不得，肺气欲降无由，一遇辛温，阴霾渐扫，所以诸恙起色也。再从前法进步。

桂枝 制半夏 瓦楞子 茯苓 薤白头 枳实 广玉金 瓜蒌仁 橘皮 干姜

【赏析】

《内经》曰："气有余，则制己所胜，而侮所不胜。"木实金虚，是木横而凌金，侮所不胜也。木实本以金平之，然以其气正强而横，金平之则两不相伏而战，战则实者亦伤，虚者亦败。患者肝气上冲于肺，肺气不得下降，出现气喘不止。用佐金平木法，肺气下降则肝气随之条达疏畅。治以瓜蒌、杏仁、贝母、枇杷叶清肺化痰，辅以郁金等疏肝解郁。复诊可见，本例的实质是肝胆之火内炽，肝气犯肺，故治疗以清熄肝胆，开郁化痰为准则。

案5　水亏木旺，木燥生风，侵犯阳明案

费统帅　肾虚则生火，木燥则生风，水亏木旺，肝风鸱张，风乃阳化，故主上旋。阳明胃土，适当其冲，所以中脘不时作痛。木侮不已，胃土日虚，而风阳震撼，所以左乳下虚里穴动跃不平。肝风上旋至巅，所以头昏目重，一身如坐舟中。肝为藏血之海，肝脏既病，则荣血不和，遍体肌肤作麻。吾人脏腑阴阳，一升必配一降。肝、脏也，本主左升。胆、腑也，本主右降。升者太过，则化火化风，降者太过，则生沦陷诸疾，必得升降控制，而后可以和平。今肝升太过，则胆降不及，胆木漂拔，所以决断无权，多疑妄恐，面色并不虚浮，而自觉面肿，阳气壅重于上故也。舌苔白腻，冷气从咽中出，以肝胆内寄相火，阳气升腾，龙相上逆，寒湿阴气，随风泛动。倘实以寒湿盛极，而致咽中冷气直冲，断无能食如平人之理。丹溪谓上升之气，自肝而出，中挟相火。夫邪火不能杀谷，而胃虚必求助于食，可知胃虚乃胃之阴液空虚，非胃之气虚也。脉象细弦而带微数，亦属阴虚阳亢之征，为今之计，惟有静药以滋水养肝，甘以补中，重以镇摄。阳气得潜，则阴气自收，盗汗亦自止也。特内因之症，不能急切图功耳。

玄武板（六钱炙）　煅龙骨（三钱）　块辰砂（三钱）　大生地（四钱）　生牡蛎（六钱）　白芍（二钱）　天冬（二钱）　茯神（三钱）　生熟草（各三分）　洋青铅（六钱）　淮小麦（六钱）　南枣（四枚）

【赏析】

《血证论·脏腑病机论》云“木之性主乎疏泄。食气入胃，全赖肝木之气以疏泄之，则水谷乃化。设肝不能疏泄水谷，渗泄中满之证在所难免”。患者水亏木旺，木燥则生风，侵犯阳明胃土，症见中脘不时作痛，左乳下虚里穴动跃不平。《类经·脏象类》曰“胆附于肝，相为表里，肝气虽强，非胆不断，肝胆相济，勇敢乃成”。患者肝升太过，则胆降不及，症见决断无权，多疑妄恐。本例属阴虚阳亢，治以生地、玄武板滋水养肝，以龙骨、牡

蛎、块辰砂重镇潜阳，辅以白芍、天冬、南枣干以补中和胃。

案6　肝火犯胃，肝火犯肺案

陈子岩　向有肝阳，时发时止。兹则少腹胀硬，大腹胀满，中脘胀痛，势不可忍，恶心泛呕，其味甚酸，心胸嘈杂，大便不行。脉象细弦而数，苔黄质腻。骨热皮寒，气逆短促。少腹居中为冲脉。两旁属肝。考冲脉部位，起于气街，夹脐上行，至胸中而散，足见下则少腹，上则胸脘，皆冲脉所辖之区。今冲气逆行，冲阳逆上，胃为中枢，适受其侮，所以，为痛，为嘈杂，为恶心，诸恙俱作矣。胆为肝之外府，为阴阳开合之枢纽，肝病则少阳甲木开合失常，为寒为热，似与外感不同。所虑者气冲不已，致肾气亦动，转成奔豚之候。兹议两和肝胃，参以镇逆。方备商裁。

川雅连（五分）　淡干姜（四分）　川桂枝（四分）　制半夏（二钱）　代赭石（四钱）　旋覆花（二钱）　金铃子（二钱）　延胡索（一钱五分）　陈皮（一钱）　土炒白芍（一钱五分）　姜汁炒竹茹（一钱）

二诊　两和肝胃，参以镇逆，中脘胀痛已止，恶心嘈杂吞酸亦定。然大便未行，痰气欲降无由，遂致气窜入络，两季胁异常作痛，牵引腰膂背肋，不能转侧。更加烟体失瘾，气不运行，其势益甚，竟至发厥。幸吐出稠痰数口，方得稍定。脉象细弦，重按带滑。络气痹阻，恐其复厥。勉与荫棠先生同议逐痰通腑宣络。非敢率尔，实逼处此也。方备商裁。

薤白头（三钱）　瓜蒌仁（三钱）　竹沥半夏（一钱五分）　旋覆花（二钱）　猩绛（六分）　橘皮络（各一钱）　冬瓜子（三钱）　茯苓（三钱）　青葱管（三茎）　控涎丹（五分，橘络汤先送下）

三诊　投剂后季胁腰膂痛止，大便一次甚畅，日前之所谓痛胀阻隔，快然若失，不可不为转机。惟气时上逆，甚至如喘，胸闷酸涎上泛，头昏眩晕，虽频频吐痰。自觉欲出未出者尚多。脉象弦滑而数，重按少力。络气之滞，虽得宣通，而木火不平，与浊痰相合，蒸腾于上，消烁阴津，所以舌苔黄揹干毛，恐起糜腐。拟清泄木火，化痰救津。留候荫棠兄裁夺。

黑山栀（三钱） 炒黄川贝（二钱） 光杏仁（去尖，三钱） 大麦冬（三钱） 瓜蒌皮（三钱） 海蛤粉（三钱） 霍石斛（四钱） 鲜竹茹（二钱） 鲜枇杷叶（一两） 左金丸（八分，包煎） 白金丸（五分，先吞服）

四诊 清泄木火，化痰救津，颇能安寐。舌苔边尖较化，干毛转润，脉数较缓，神情略为振卓，但时带呛咳，咳则气从上升。两季胁吊痛，略闻食臭，辄增嘈杂头晕。丹溪云：上升之气，自肝而出。经云：诸逆冲上，皆属于火。良由厥气纵横之余，余威尚盛遂至气化为火，逆犯肺金，消烁津液，其水源之不能涵养肝木，略见一斑。若肝胆之火，挟龙雷上逆，便是喘汗之局。兹与荫棠先生同议滋水养肝，兼泄气火。前人谓痰即有形之火，火即无形之痰，冀其火降，痰亦自化，然非易事也。

陈阿胶珠（二钱） 大麦冬（三钱） 霍石斛（四钱） 粉丹皮（二钱） 生白芍（一钱五分） 黑山栀（一钱五分） 炒瓜蒌皮（三钱） 炒黄川贝（三钱） 海蛤粉（三钱） 秋石（一钱） 煅磁石（三钱）

五诊 舌黄大化，润泽有津，口渴自减，渐能安谷。但气火不平，挟痰上逆，肺为华盖，适当其冲，频频呛咳，痰虽欲出，碍于两胁之痛，不能用力推送，致喘呼不宁，欲寐不得，神情烦懊。脉象细弦。咽中燥痛，一派气火升浮之象，非济之以水，不足以制其火。然壮水之品，无不腻滞，痰热阻隔，不能飞渡而下，经谓虚则补其母，肺金者，肾之母气也。拟益水之上源，仍参清泄气火，而化痰热。

北沙参（四钱） 西洋参（一钱五分） 霍石斛（四钱） 川贝母（一钱五分） 冬瓜子（四钱） 瓜蒌皮（三钱） 海蛤粉（四钱，包） 旋覆花（一钱五分包） 猩绛（六分） 青葱管（三茎） 鲜枇杷叶（一两，去毛） 陈关蛰（一两） 大地栗（四枚，三味煎汤代水） 濂珠（三分） 川贝母（五分，二味另研末，先调服）

六诊 益水之上源，参以化痰，胃纳渐起，诸恙和平。然时仍呛咳，咳嗽引动，气即上冲，咽中微痛。脉象细弦。肝经之气火升浮，遂致在上之肺气不降，在下之肾阴不摄。拟益肾水以涵肝木，使阴气收纳于下，略参化痰，使不涉呆滞。

炒松生地（四钱） 霍石斛（三钱） 青蛤散（五钱，包） 车前子（盐水炒，三钱） 煅磁石（三钱） 大麦冬（二钱） 生白芍（二钱） 怀牛膝（一钱五分，盐水炒） 川贝母（二钱） 秋石（一钱五分） 琼玉膏（四钱）

【赏析】

《知医必辨·论肝气》曰："肝气一动，即乘脾土，作痛作胀，甚则作泻，又或上犯胃土，气逆作呕，两胁痛胀"。患者向有肝阳，冲脉下则少腹，上则胸脘，冲气逆行，冲阳逆上，胃为中枢，适受其侮，所以为痛为嘈杂为恶心，治以干姜、半夏、旋覆花降逆止呕，以金铃子、延胡索疏肝，辅以代赭石平肝镇逆。二诊其势益甚，竟至发厥，痰浊上扰，蒙蔽心窍，心神被蒙，则可导致厥，治以薤白头、瓜蒌仁、竹沥半夏、旋覆花、橘皮络逐痰通腑宣络。后分次复诊，皆有肝火犯胃、肝火犯肺之征，均以清肝化痰为主。

案7　肝营血亏虚，风阳上逆案

唐（右）　湿痰素盛，每至春升之际，往往神情迷倦。平时精神不振，耳鸣如蝉。脉象细弦。虽有湿痰，而营分更虚，风阳上逆，所以舌心剥脱也。拟养营而不涉柔腻。

白归身（二钱，酒炒） 黑豆衣（三钱） 土炒奎白芍（一钱五分） 海蛤壳（五钱） 制首乌（四钱） 奎党参（三钱） 潼白蒺藜（各二钱，盐水炒） 云茯苓（三钱） 竹沥半夏（一钱五分）

二诊　补气以助健运，则湿痰不化而自化。养营以助滋涵，则肝阳不熄而自熄。前方已见和平，仍守前意。

奎党参（三钱） 白归身（一钱五分） 白茯苓（三钱） 海蛤粉（四钱） 炒于术（二钱） 竹沥半夏（一钱五分） 广橘红（一钱） 制首乌（四钱） 潼沙苑（盐水炒，三钱） 六君子丸（三钱）

【赏析】

《读医随笔·气血精神论》云：“夫生血之气，营气也。营盛即血盛，营衰即血衰，相依为命，不可分离也”。患者营分亏虚，症见平时精神不振，耳鸣如蝉。肝阴血亏虚，阴不敛阳，风阳上逆，症见舌心剥脱。本例以营血亏虚，风阳上逆为本，故治以白归身、土炒奎白芍、制首乌、奎党参养营为主。二诊辅以六君子以助健运，则湿痰不化而自化。

案8　滋水涵木案

孙（左）　向有遗精，肾水空乏，肝阳上升，扰神则心悸，外越则为汗，上升则头眩耳鸣。脉象虚弦。非壮水不足以涵木也。

元武板（六钱，先煎）　煅磁石（三钱）　麦冬（辰砂拌，三钱）　女贞子（三钱，酒蒸）　生牡蛎（六钱）　生白芍（三钱）　黑豆衣（三钱）　阿胶珠（二钱）　辰茯神（三钱）　大补阴丸（二钱，淡盐汤晨服）

【赏析】

肝在五行属木，肾在五行属水，水能生木，这种母子相生关系，称为水能涵木。患者向有遗精，肾阴亏虚而肝阴不足，肝阳上亢，症见心悸、出汗、头晕耳鸣。《医宗必读·乙癸同源论》云“东方之木，无虚不可补，补肾即所以补肝；北方之水，无实不可泻，泻肝即所以泻肾”。故以元武板，大补阴丸滋养肾阴，以养肝阴。

案9　肝风与湿相合案

程（右）　肝阳上升不熄，眩晕目昏，四肢酸楚。脉弦而滑。此肝风与湿相合，风主动摇，所以身如舟行也。

于术炭　茯苓　桂枝　炙甘草　煨天麻　蜜炙干姜　泽泻　二妙丸

二诊　足膝软弱稍退，而寐不能酣，合眼则光明异景叠呈。此阳气乘于阴位。前法再进一层。

朱茯神（三钱） 白蒺藜（三钱） 菊花（一钱五分） 秦艽（一钱五分） 川桂枝（四分） 煨天麻（一钱五分） 制半夏（一钱五分） 焦秫米（二钱，包） 二妙丸（二钱）

【赏析】

湿性重浊，故湿邪致病，其有沉重的特性，如头重身困、四肢酸楚沉重等。患者肝阳上升，症见眩晕目昏。四肢酸楚，脉弦而滑乃体内有湿之象，故治以于术炭、茯苓、桂枝、炙甘草补脾益气，温阳化湿，以泽泻利水渗湿、二妙丸苦寒燥湿。复诊见寐不能酣，合眼则光明异景叠呈，故加用茯神安神，白蒺藜、菊花明目。

案10 肝阳挟痰案

严（左） 体丰湿痰素盛，熬夜劳神。阳不收藏，致肝阳挟痰上升。头昏眩晕，恶心欲呕，胸闷不舒。脉象糊滑，关部带弦，舌苔浊腻。痰火交炽。恐风旋不熄，而致发痉。

制半夏（三钱） 枳实（一钱） 煨天麻（一钱五分） 白茯苓（三钱） 制南星（七分） 橘皮（一钱） 炒竹茹（一钱） 白蒺藜（三钱） 白僵蚕（一钱五分） 白金丸（一钱，开水送下）

二诊 化痰熄肝，眩晕恶心已定，热亦退楚。前法入出，以清邪薮。

制半夏（二钱） 茯苓（三钱） 煨天麻（一钱五分） 牛膝（三钱） 白蒺藜（三钱） 陈胆星（五分） 上广皮（一钱） 炒竹茹（一钱五分） 蛤壳（五钱） 大地栗（三枚）

【赏析】

痰饮一词，首出汉代张仲景所著《金匮要略·痰饮咳嗽病脉证并治》，痰得阳气煎熬而成，炼液为痰。患者体丰湿痰素盛，熬夜劳神致阴不敛阳，肝阳挟痰上升，上扰清窍及中脘，症见头昏眩晕，恶心欲呕，胸闷不舒。脉滑、舌腻是痰湿之象。本例重在痰火交炽，恐致发痉，故治以半夏、枳实、制南星、竹茹化痰，以白金丸豁痰通窍，清心安神。

案11　血不养肝，肝阳逆上案

张（右）　产后月事不来，血虚火炽，春升之际，忽发呕吐，味带酸苦，口渴咽燥，气从上升，少腹先满，中脘气冲。脉细弦少力。血不养肝，遂致冲气肝阳逆上。拟和肝胃之阴。

金石斛（三钱）　大天冬（二钱）　生熟白芍（各一钱五分）　阿胶珠（二钱）　白蒺藜（三钱）　盐水炒牛膝（三钱）　煅磁石（三钱）　大生地（四钱）　紫蛤壳（六钱）　车前子（三钱）

二诊　上升之气稍平，恶心亦减，咽燥较润。的是冲阳上逆。再育阴养肝以平冲逆之威。

大生地（四钱）　生白芍（三钱）　生熟甘草（各二分）　川贝（一钱五分）　阿胶珠（三钱）　紫蛤壳（五钱）　炒木瓜皮（一钱五分）　牛膝（盐水炒，三钱）　大天冬（三钱）　生山药（三钱）　车前子（一钱五分）

三诊　上升之气渐平，胸次窒闷已开，咽燥恶心，仿佛全定，惟稍带呛咳。还是阴分未复，冲阳逆上，肺失降令。从效方出入。

大生地（四钱）　生白芍（三钱）　生熟甘草（各二分）　牛膝（三钱）　阿胶珠（三钱）　紫蛤壳（五钱）　炒木瓜皮（一钱五分）　山药（三钱）　川贝母（一钱五分）　牡蛎（六钱）

四诊　滋肾育阴，以制冲阳，气升既平，渴亦大定，痰亦渐少，胃纳较进。效方扩充，再望应手。

大生地（五钱）　大天冬（三钱）　炒山药（三钱）　生熟草（各二分）　阿胶珠（三钱）　生白芍（三钱）　紫蛤壳（五钱）　白茯苓（三钱）　煅牡蛎（六钱）　八仙长寿丸（四钱，二次服）

五诊　滋水育阴，以制冲阳，胃纳渐增，以中气下根于肾也。气逆既定，稍涉劳，犹觉冲逆，虚而未复，必然如此。起居寒暄，当格外珍卫。

大生地（五钱）　盐水炒牛膝（三钱）　炒山药（三钱）　酒炒白芍（三

钱） **阿胶珠**（三钱） **紫蛤壳**（三钱） **大天冬**（三钱） **白茯苓**（三钱）

【赏析】

肝主生血，《张氏医通·诸血门》云“气不耗，归精于肾而为精。精不泄，则归精于肝而化清血”。肝体阴而用阳，肝藏阴血，血属阴，肝脏必须依赖阴血的滋养才能发挥其正常的生理作用；肝主疏泄，性喜条达，易于阳亢，易于动风。患者产后精血亏虚，血不养肝，致肝阳逆上，症见春升之际，忽发呕吐，味带酸苦，口渴咽燥。肝逆犯胃，症见少腹先满，中脘气冲。治以石斛、大天冬、白芍益胃生津，滋阴清热。以阿胶、生地、磁石养肝阴。

案12　下虚上实案

杨（左）　阴分久虚，下虚上实，风阳上逆，腹中极热，眩晕火升，精水不固。脉象细弦，尺部带涩。水亏木旺。宜介类潜伏阳气。

元武板（一两，先煎） **生牡蛎**（六钱） **阿胶珠**（三钱） **生甘草**（五分） **大生地**（四钱） **生白芍**（三钱） **黑元参**（三钱） **大淡菜**（二只）

二诊　阳升不寐，风阳鼓动则心悸。火之不降，由于水之不升，水之不升，由于水之不足。

生鳖甲（五钱） **生龟板**（一两） **生山药**（三钱） **块辰砂**（三钱） **茯苓**（三钱） **生牡蛎**（七钱） **生白芍**（三钱） **粉丹皮**（三钱） **大淡菜**（二只） **金器**（一件）

【赏析】

《素问·三部九候论》：“上实下虚，切而从之。” 由肝肾不足，阴虚于下，阳亢于上。患者症见精水不固之下虚证的同时，兼见眩晕火升之肝阳上亢的证候。治以阿胶珠、生甘草、大生地、生白芍滋养阴血，以元武板、生牡蛎滋阴潜阳。复诊不寐，在原方基础上加用块辰砂重镇安神。

案13 肝血不足案

凌（右） 便血之后，血虚不复，肝阳上僭。眩晕心悸，面浮肢肿，带下连绵，经事涩少。一派内亏见证。拟养肝熄肝，兼摄奇脉。

生地 牡蛎 山药 桑螵蛸 潼沙苑 阿胶 于术 茯神 黑豆衣 湖莲肉

二诊 经来稍畅，胃亦略起。然仍眩晕心悸，面浮肢肿。血虚木旺阳升。效方踵进。

全当归（一钱五分） 紫丹参（一钱五分） 池菊花（一钱五分） 桑螵蛸（三钱） 黑豆衣（三钱） 煅牡蛎（三钱） 阿胶珠（三钱） 潼沙苑（三钱） 湖莲肉（三钱）

【赏析】

《温病条辨·卷六》云“肝主血，肝以血为自养，血足则柔，血虚则强”。患者便血之后，血虚不复，症见肝血不足，不能上荣头面，故眩晕；血不足以安魂定志，故心悸；妇女肝血不足，不能充盈冲任之脉，所以月经量少色淡，带下连绵。治以生地、阿胶滋养肝肾，以山药、于术补气利水，以桑螵蛸、潼沙苑补肾固精。

二、肝风

案1 肝风内动案

张（左） 外风已解，内风暗动，睡卧心神昏乱稍定，而时易汗出。阳气不收。再和阴摄阳。

金石斛（四钱） 炒枣仁（二钱） 煅牡蛎（四钱） 川贝母（二钱） 茯神（三钱） 地骨皮（二钱） 生甘草（三分） 海蛤粉（三钱） 淮小麦（五钱） 糯稻根（四钱）

二诊 心神渐清，汗出亦止。然肢体无力，口渴欲饮，胃呆少纳。再和肝胃之阴。

金石斛（四钱） 白蒺藜（三钱） 黑豆衣（三钱） 茯苓（三钱） 池菊（一钱五分） 半夏曲（二钱，炒） 橘白（一钱） 生甘草（三分） 生熟谷芽（各一钱）

【赏析】

《临证指南医案·卷一》云“肝为风木之脏，因有相火内寄，体阴用阳，其性刚，主动，主升，全赖神水以涵之，血液以濡之，肺金清肃下降之令以平之，中宫敦阜之土气以培之，则刚劲之质，得为柔和之体，遂其条达畅茂之性，何病之有”。在生理情况下，肝之体阴赖肾之阴精以涵，方能充盈，故肝之自身体阴常不足而其用阳常易亢。肝风内动，症见睡卧心神昏乱。阴虚风动，阴不敛阳，症见时易汗出。治以石斛、煅牡蛎滋阴潜阳，以地骨皮除骨蒸潮热，以淮小麦、糯稻根固涩止汗。

案2　风阳挟痰上扰案

王（左）　向有肝阳，一阳来复之时，加以情怀怫郁，以致甲木不降，乙木勃升，心悸不寐，肉瞤筋惕，肢震头摇。脉细而沉取弦搏，苔浊厚腻。此由肝火风震撼，津液凝痰，痰转化热，遂与风火彼此相煽，而有莫御之势矣。拟化痰熄风，参以宁神镇肝。

胆星（六分） 天麻（一钱五分） 钩藤（三钱） 稆豆衣（四钱） 茯苓神（各二钱） 竺黄（三钱） 半夏（一钱五分） 橘红（一钱） 珍珠母（五钱） 大淡菜（二只） 金器（一件，悬煎） 童便（半杯，每日另服）

二诊　化痰熄肝，脉证相安。然仍筋惕肉瞤，悸眩不寐。脉象弦滑，舌苔腻浊。火风鼓旋不熄。再化痰熄肝。

制半夏（二钱） 橘红（一钱） 茯苓神（各二钱） 胆星（三钱） 煅磁石（三钱） 龙齿（三钱） 牡蛎（五钱） 珍珠母（一两） 天麻（一钱五分） 块辰砂（三钱） 大淡菜（二只） 鸡子黄（一枚）

【赏析】

向有肝阳，肝阳亢逆无制而易动风，肝火风震撼，津液凝痰，痰转化热，风阳挟痰上扰，症见心悸不寐，筋惕肉瞤，肢震头摇，脉沉弦，苔浊厚腻。治以胆星、天麻、半夏化痰熄风，以钩藤，茯苓神、珍珠母宁神镇肝。复诊仍筋惕肉瞤，悸眩不寐，脉象弦滑，舌苔腻浊是痰浊内盛之象，故再化痰熄肝。

案3　肝木独升，胆胃不降案

某　向有肝气，不时胀满。兹则头旋眩晕，心悸火升不寐，痰多嘈杂。脉细而沉取带滑。此气弱生痰，胆胃不降，肝木独升。欲平其肝，当降其胆，欲降其胆，当降其胃，欲降其胃，当化其痰。

制半夏（一钱五分）　天竺黄（二钱）　桑叶（八分）　橘红（一钱）　珍珠母（三钱）　海蛤粉（三钱，包）　黑山栀（一钱五分）　丹皮（一钱五分）　胆星（四分）　瓜蒌霜（三钱）　制香附（二钱，研）　陈关蛰（洗淡一两）

【赏析】

《医原》曰：“凡人食后，小肠饱满，肠头上逼胆囊，胆汁渍入肠内，利传渣滓”。肝的疏泄功能正常，则胆汁能正常地分泌和排泄，有助于脾胃的消化吸收功能。脾为阴中之至阴，非阴中之阳不升，土有敦厚之性，非曲直之木不达。肝气升发，疏达中土，以助脾之升清运化，胃之受纳腐熟。患者向有肝气，肝阳内扰，症见头眩旋晕，心悸不寐。阳亢则灼液为痰，症见痰多嘈杂，痰热内扰，故胆胃不降，肝木独升，治以制半夏、橘红、天竺黄、胆星清热豁痰，痰化胃和以平肝阳。

三、眩晕案

案1　肾水不足，风阳上旋案

钱（左）　肾水不足，不能涵养肝木，肝经之气，横扰不平，则腹胀胸闷。在下则为气，上旋则为风，风阳上旋，则为眩晕。今大势虽定，而根柢不除，牙龈胀痛，亦属风阳阻于胃络也。脉象细弦。宜为柔养。

川石斛（四钱） 大麦冬（三钱） 生牡蛎（六钱） 生白芍（二钱） 白蒺藜（三钱） 小黑豆衣（三钱） 酒炒女贞子（三钱） 阿胶珠（一钱五分） 干橘叶（一钱）

【赏析】

《景岳全书·眩晕》云“头眩虽属上虚，然不能无涉于下。盖上虚者，阳中之阳虚也；下虚者，阴中之阳虚也。阳中之阳虚者，宜治其气，如四君子汤……归脾汤、补中益气汤是也。阴中之阳虚者，宜补其精，如左归饮、右归饮、四物汤之类是也”。患者肾水不足，不能涵养肝木，肝阳上亢，症见眩晕。治以川石斛、大麦冬、生白芍、酒炒女贞子、阿胶珠滋养肝木为主。

案2 气血亏虚，清窍失养案

李（右） 气血两亏，木失涵养，致阳气不和，头昏眩晕，皮寒骨蒸，时易汗出。阳气不能外卫，非偏热所能常进也。

川桂枝（五分） 地骨皮（二钱，桂枝同炒） 杭白芍（一钱五分，酒炒） 白茯苓（三钱） 白归身（二钱） 炙黑草（三分） 橘白（一钱） 淮小麦（五钱） 大南枣（三枚）

【赏析】

张景岳谓“虚者居其八九”。气血亏虚、清窍失养，肾精亏虚、脑髓失充，故症见头昏眩晕。气血亏虚，营卫不合，症见皮寒骨蒸，时易汗出。治以杭白芍、白茯苓、白归身、炙黑草益气养血，以地骨皮除骨蒸潮热，以川桂枝调和营卫。

案3 肝阳挟痰案

金（右） 眩晕呕吐，舌本牵强，脉滑苔腻，火升右太阳作痛。肝阳挟痰上升。宜化痰熄肝。

桑叶（一钱五分） 山栀（三钱） 僵蚕（二钱） 茯苓（三钱） 制半夏（一钱二分） 丹皮（一钱） 蔓荆子（一钱） 橘红（一钱） 竹茹（一钱） 白金丸（五分，分二次先服）

【赏析】

《丹溪心法·头眩》："头眩，痰挟气虚并火，治痰为主，挟补气药及降火药。无痰则不作眩，痰因火动。"耳目口鼻皆系清空之窍，所患眩晕者，肝胆之风阳上犯所致。患者肝阳挟痰上升，故症见眩晕、舌本牵强，太阳为肝经所在之区，故见右太阳作痛。脉滑苔腻为痰浊之象。治以茯苓、制半夏、橘红、竹茹化痰，以桑叶、山栀归肝经，以蔓荆子止头痛。

案4 温摄脾肾，通阳化痰案

杨（左） 白疹已化，热亦渐轻。而四肢欠温，痰多频咳，有时自觉热冲至巅，则头昏眩晕。脉象沉弦。良由痰饮内阻，阳气不克宣通，所谓无痰不作眩也。拟化痰以通阳气。

制半夏（一钱五分） 橘红（一钱） 炒苏子（三钱） 白蒺藜（三钱，去刺） 僵蚕（二钱） 白茯苓（三钱） 制南星（四分） 川桂枝（四分） 煨天麻（一钱五分） 煨姜（二片）

二诊 头晕恶寒已退，痰多欲咳。的是痰饮内动，阳气郁阻。再化痰降气。

于术（二钱） 川桂枝（三分） 补骨脂（盐水炒，一钱） 干姜（三分） 炙草（二分） 橘红（一钱） 白茯苓（三钱） 制半夏（一钱五分） 五加皮（二钱）

三诊 昨吐痰涎甚多，余邪上泛也。今吐痰尚作恶心，胃气已经虚馁，况吐出带黑。拟四逆法。

台参须（另煎，冲，八分） 上广皮（一钱） 生熟薏仁（各二钱） 茯苓（三钱） 制半夏（一钱五分） 熟附片（五分） 淡干姜（五分） 竹茹（姜汁炒，一钱） 生熟谷芽（各一钱五分）

四诊 投附子四逆，呕吐已止，痰亦渐少，咳嗽较定，而咽中觉燥，舌仍淡白。本质阴亏，未便温燥过节。拟六君以治脾胃为主。

台参须（八分） 制半夏（一钱五分） 炒于术（一钱五分） 上广皮（一钱） 生熟草（各一分） 竹茹（姜汁炒，一钱） 佩兰叶（一钱五分） 白茯苓（三钱） 生熟谷芽（各一钱五分）

五诊 祛痰补气，咳嗽痰多俱减，咽燥转润。的是寒饮内阻，脾胃气虚。药向效边求。

台参须（一钱） 制半夏（一钱五分） 炒陈皮（一钱） 姜汁炒竹茹（一钱） 炒于术（二钱） 生熟草（各二分） 云茯苓（三钱） 生熟谷芽（各一钱） 玫瑰花（二朵） 真武丸（三钱，先服）

六诊 痰多咳逆气喘。脉象沉弦，左部细弱。脾胃肾皆虚，气不收摄。拟摄纳阳气。

台参须 补骨脂 厚杜仲 云茯苓 车前子 菟丝子 怀牛膝 济生肾气丸

七诊 温摄脾肾，气喘已平，痰亦渐少。可见脾虚不运则生痰，肾虚不纳则气逆。药既应手，宜再扩充。

台参须（一钱） 炒于术（一钱五分） 牛膝（盐水炒，三钱） 车前子（三钱） 上广皮（一钱） 制半夏（一钱五分） 沙苑（盐水炒，三钱） 菟丝子（盐水炒，三钱） 茯苓（三钱） 巴戟肉（三钱） 杜仲（三钱） 补骨脂（盐水炒，三钱）

八诊 气喘已平，每至戌后阴分，痰辄上逆。再以温药和之。

台参须（一钱） 茯苓（三钱） 炒于术（二钱） 桂枝（四分） 炙甘草（二分） 制半夏（一钱五分） 杜仲（三钱） 巴戟肉（三钱） 橘红（一钱） 菟丝子（盐水炒，三钱） 济生肾气丸（三钱）

【赏析】

《景岳全书·眩晕》；“丹溪则曰无痰不能作眩，当以治痰为主，而兼用它药。余则曰无虚不能作眩，当以治虚为主，而酌兼其标。孰是孰非，余不能必，姑引经义，以表其大意如此。”《素问·至真要大论》“诸湿肿满，皆属于脾”，脾运化水液功能失常，水液不能布散而停滞体内，就可产生湿、痰、饮。《素问·水热穴论》所说：“肾者，胃之关也，关门不利，故聚水而从其类也。上下溢于皮肤，故为浮肿。浮肿者，聚水而生病也。”患者一诊、二诊症见痰多频咳，治以制半夏、橘红、制南星化痰，以川桂枝、煨姜温阳化痰。后屡次复诊，均以温摄脾肾为主，体现标本兼治的治疗思想。

四、痉厥案

案1 营血久亏，肝木失养案

林（右） 营血久亏，肝木失养，风阳大动，窜入经络，遍身酸楚。兹当风木司令，阳气弛张，叠次痉厥，厥回而神识昏迷。脉细涩如丝。深有阴阳相决之虞，未可视为惯常也。拟护神潜阳法。备请商定。

块辰砂（绢包，三钱） 茯神（三钱） 煅龙骨（三钱） 龟甲心（五钱，刮白先煎） 丹皮（二钱） 秦艽（一钱五分） 女贞子（三钱） 稆豆衣（四钱） 炒远志（四分） 濂珠（四分） 川贝（四分） 真金箔（一张，三味研末，先调服）

二诊 痉厥已定，神情亦清，然心中悸荡，音低气怯。虚损之极，聊为敷治而已。

人参须（另煎，冲，一钱） 块辰砂（三钱，包） 茯神（三钱） 煅牡蛎（四钱） 煅龙骨（三钱） 稆豆衣（四钱） 橘红（一钱五分） 潼沙苑（盐水炒，三钱） 女贞子（三钱） 金器（一件）

三诊 痉厥之后，身发白痦，是病久中虚之极也。屡次发热，脉象虚微，阴不足而阳有余。当气阴兼顾。

台参须（一钱，冲） 女贞子（三钱，炒） 煅牡蛎（四钱） 小黑豆衣（四钱） 炒枣仁（二钱） 朱茯神（三钱） 煅龙骨（三钱） 龟甲心（炙，先煎，四钱） 潼沙苑（三钱，炒） 炙鳖甲（四钱）

【赏析】

《景岳全书·痉证》云："凡属阴虚血少之辈，不能养营筋脉，以致搐挛僵仆者。"患者营血久亏，肝木失养，风阳大动，症见叠次痉厥，厥回而神识昏迷。脉细涩如丝乃虚证之象，治以块辰砂、茯神、煅龙骨、龟甲心护神安神以治标，复诊时均以人参须、台参须滋补以治本。

案2　血燥生热，风阳上升案

蒋（右）　体质素亏，春升之际，风阳大动，以致骤然痉厥。甲木不能下降，胆无决断之权，惊悸善恐，有形之痰，为之鼓动，所以脉弦而滑，舌红而苔黄浊也。拟化痰宁神，潜阳熄肝。

丹皮　茯苓神　竺黄　九节石菖蒲　盐水炒橘红　远志　山栀　制半夏　淡芩　上濂珠（三分）　金箔（一张）　辰砂（三分，三味研末，蜜水先调服）

二诊　渐能安寐，而神情尚觉呆钝，苔黄腻浊，中心霉黑。还是肝火痰热未清。再化痰熄肝，宁神定志。

制半夏（二钱）　枳壳（一钱）　白蒺藜（去刺，炒，三钱）　天竺黄（三钱）　橘红（一钱）　远志肉（六分）　郁金（一钱五分）　陈胆星（五分）　滚痰丸（二钱，开水送下）

【赏析】

《临证指南医案·肝风》曰："肝为风木之脏，因有相火内寄，阴用阳，其性刚，主动主升……倘精液有亏，肝阴不足，血燥生热，热则风阳上升，窍络阻塞，头目不清，眩晕跌仆，甚则瘛纵痉厥矣"。患者体质素亏，血燥生热，热则风阳上升，故症见骤然痉厥。肝升太过，胆无决断之权，症见惊悸善恐。脉弦而滑，舌苔黄浊，是痰浊之象。治以竺黄，九节石菖蒲，盐水炒橘红，制半夏化痰定惊，以茯苓神，远志，辰砂安神。复诊继续化痰熄肝，宁神定志，和前方病机及治法一致。

案3　镇肝潜阳案

高（童）　镇肝潜阳，痉厥未发，饮食如常，并无呆滞情形。守前法以觇动静。

龟板　白蒺藜　鳖甲　橘红　茯苓神　丹皮　青葙子　牡蛎　半夏　金器

二诊　自潜阳镇肝，痉厥似痫，足见痰藉风升，风因火动，火从木生，木燥水亏，火风时起。药既应手，宜再扩充。

生鳖甲　炙龟板　白蒺藜　丹皮　生熟甘草　生牡蛎　黑豆衣　青葙子　金器

三诊　痉厥虽经复发，来势已减十七。再潜阳熄肝。

炙龟板（先煎，五钱）　生牡蛎（一两）　阿胶珠（一钱五分）　生鳖甲（打，先煎，四钱）　杭白芍（二钱）　煅磁石（二钱）　白蒺藜（三钱）　茯苓（三钱）　金器（一件，悬煎）

【赏析】

《景岳全书·痉证》："痓之为病，强直反张病也。其病在筋脉，筋脉拘急，所以反张。其病在血液，血液枯燥，所以伤筋"；"痓之为病，即《内经》之痉病也，以痉作痓，盖传写之误耳。其证脊背反张，头摇口噤，戴眼项强，四肢拘急，或见身热足寒，恶寒面赤之类皆是也"。患者火从木生，木燥水亏，痰借肝风内扰，故症见痉厥似痫，治以生鳖甲、炙龟板、生牡蛎滋阴潜阳，以白蒺藜、青葙子平肝清肝。

案4　泄热降火，兼通络窍案

某　酒性既升且热，醉酒太过，复当君火行令之时，心火肝阳，为之鼓动，致火风热尽行内闭，神昏口噤不语，甚则搐搦发痉。虽痉定而仍昏闭不省，手足扬掷，目赤颧红便闭。脉数弦大。火风热内炽，此厥症也，急险之至。急应泄热降火，兼通络窍。

羚羊片　元参　连翘　川贝　石菖蒲　丹皮　磨犀尖　麦冬　生甘草　金汁　上濂珠（三分）　上西黄（四厘）　西血珀（三分，三味研末，蜜水调服）

二诊　痉定而阴必伤。用潜阳法。

龟板　石决明　女贞子　大白芍　粉丹皮　方诸水

三诊　厥阳已平。宜和中清养，以图徐复。

北沙参　炒当归　橘红　茯苓　左牡蛎（盐水炒）　白蒺藜　金石斛　法半夏　生谷芽

四诊　昏厥既平以后，阴分无不耗损。再咸以育阴降热。

黑玄参　丹皮　白蒺藜　龟甲心　左牡蛎（盐水炒）　茯苓神　橘红　法半夏　大淡菜

【赏析】

《灵枢·热病》说："热而痉者死。"《温热经纬·薛生白湿热病》说："火动则风生而筋挛脉急。"亦即"木火同气，热盛生风。"《温病条辨·痉病瘛病总论》又说："痉者，强直之谓，后人所谓角弓反张，古人所谓痉也。瘛者，蠕动引缩之谓，后人所谓抽掣、搐搦，古人所谓瘛也。"患者酒性热，鼓动心火肝阳，症见神昏口噤不语，甚则搐搦发痉，手足扬掷，目赤颧红便闭。脉数弦大为火热炽盛之象。治以连翘、丹皮泄热降火，羚羊片，磨犀尖止痉。

五、痰火案

痰火扰乱，心神不宁案

雷（左）　脾肾两亏，饮食生痰，痰阻为喘者久。兹值春升之际，痰凭木火之势而化为热，以致竟夜不能交睫。脉左尺不藏，苔黄舌红。龙相亦动。拟潜阳和阴，参以苦泄。

川雅连（四分，酸枣仁三钱，同炒）　肥知母（三钱）　炒枳壳（七分）　制半夏

（一钱五分，盐水炒） 鲜竹茹（一钱五分） 茯苓神（各二钱） 上濂珠（三分） 真川贝（五分） 二味研细末，调服

【赏析】

《古今医统大全·不得卧》："痰火扰乱，心神不宁，思虑过伤，火炽痰郁而致不眠者多矣。有因肾水不足，真阴不升而心阳独亢，亦不得眠。有脾倦火郁，夜卧遂不疏散，每至五更随气上升而发躁，便不成寐，此宜快脾发郁，清痰抑火之法也"。患者脾肾两亏，饮食生痰，痰热上扰，症见竟夜不能交睫。治以炒枳壳、制半夏、鲜竹茹化痰，以川雅连、肥知母苦泄降火。

卷九

一、头痛（附头风）

案1 肝肾阴虚案

某（左） 头痛止而复发。肝肾阴亏，虚风上僭。补其不足，泻其有余，理所当然也。

生地炭　滁菊花　粉归身　川芎　煨决明　东白芍　白僵蚕　藁本　粉丹皮　黑山栀

【赏析】

头为神明之府，诸阳之会，脑为髓海，五脏精华之血，六腑清阳之气皆能上注于头。肝肾阴虚，营血亏损，气血不能上营于脑，髓海不充则可致头痛。治以生地炭、粉归身、东白芍补肝肾，以川芎、粉丹皮活血止痛，以滁菊花、煨决明入肝经，清头明目以治标，标本兼治。

案2 阴不制阳，肝阳上扰案

邵（右） 头偏作痛，心悸怔忡不寐，时觉恶热。阳升太过，致心火不能下行。拟宁神和阳。

炒枣仁（二钱）　茯神（三钱）　粉丹皮（一钱五分）　酒炒杭白芍（一钱五分）　石决明（五钱）　黑豆衣（三钱）　柏子仁（三钱）　龙齿（三钱）　炒知母

（一钱五分） 金铃子（一钱五分） 天王补心丹（三钱，先服）

二诊 寐得稍安，轰热亦减，然仍头偏作痛。左关脉大，还是阴涵不足，阳升有余。前法再参和阴。

生龟板（四钱） 酸枣仁（二钱，川连二分，煎汁炒研） 酒蒸女贞子（三钱） 酒炒白芍（一钱五分） 醋煅珍珠母（四钱） 滁菊花（一钱五分） 煅龙齿（三钱） 黑豆衣（三钱） 丹皮（二钱） 辰灯心（三尺）

三诊 略能就寐，而热气时从上冲。脉象细弦。阴分不足，阳气不潜。前法再进一筹。

阿胶珠（三钱） 茯神（三钱） 煅龙齿（三钱） 酒炒白芍（一钱五分） 酸枣仁（二钱，川连三分，煎汁） 夜交藤（四钱） 酒炒女贞子（三钱） 醋煅珍珠母（四钱） 辰灯心（三尺） 濂珠粉（二分，先服）

【赏析】

《素问·五脏生成》："头痛巅疾，下虚上实，过在足少阴、巨阳，甚则入肾。"患者肝肾阴不足，阴不制阳，肝阳上扰清窍，故头痛。肝阳扰心神，故心悸怔忡不寐。脉象细弦为阴分不足之象。治以炒枣仁、柏子仁、酒炒杭白芍滋补阴血，以茯神，天王补心丹安神。复诊时，均在前方的基础上进一步和阴潜阳。

案3 少阳阳明头痛案

邵（右） 头晕渐致作痛，痛引耳后，恶心欲吐。两关脉弦。少阳阳明不降也。

柴胡（四分） 炒竹茹（一钱） 法半夏（一钱五分） 酒炒白芍（一钱五分） 丹皮（一钱） 黑山栀（二钱） 白茯苓（三钱） 川芎（五分） 蔓荆子（八分）

二诊 头痛大减，耳后作胀，的是甲木之升腾有余。

桑叶（一钱五分） 黑山栀（三钱） 白蒺藜（三钱） 滁菊花（一钱五分） 钩

钩（三钱） 丹皮（一钱五分） 蔓荆子（一钱） 石决明（三钱） 连翘壳（三钱） 干荷叶（三钱）

【赏析】

《冷庐医话·头痛》："头痛属太阳者，自脑后上至巅顶，其痛连项；属阳明者，上连目珠，痛在额前；属少阳者，上至两角，痛在头角。以太阳经行身之后，阳明经行身之前，少阳经行身之侧。厥阴之脉，会于巅顶，故头痛在巅顶；太阴少阴二经，虽不上头，然痰与气逆壅于膈，头上气不得畅而亦痛"。患者痛引耳后，恶心欲吐，为少阳头痛之症，治以柴胡，丹皮，黑山栀疏肝，以蔓荆子止痛。

案4 肝风上扰案

右 喉疳之后，风火未清，风气通肝，以致火风游行经络，头痛如破，甚则随地结块，所谓热甚则肿也。

川芎 羚羊片 丹皮 蔓荆子 秦艽 山栀 白僵蚕 防风 香白芷 菊花

二诊 头痛减而少腹有气上冲，直抵咽喉，寤难成寐。脉洪大稍敛，而关脉仍弦。肝火风未能尽平，厥气从而附和。前法再参调气。

白芷 白芍 丹皮 藁本 金铃子 鲜菊花 山栀 当归 香附 青皮 枇杷叶

【赏析】

《素问·风论》："风气循风府而上，则为脑风"；"新沐中风，则为首风"。肝为风木之脏，肝阳上亢，肝火上炎，患者喉疳之后，风火未清，风气通肝，肝风上扰清空，故症见头痛如破，治以羚羊片，丹皮，秦艽，山栀平肝熄风，以川芎，蔓荆子，菊花通络止痛。复诊少腹有气上冲，直抵咽喉，故加以金铃子，香附疏肝理气。

二、脘痛

案1　寒饮停胃案

俞（左）　寒饮停聚胃中，胃阳闭塞。中脘作痛，甚至有形，按之漉漉。不入虎穴焉得虎子。

薤白头　大腹皮　公丁香　白茯苓　川朴　制半夏　老生姜　白蔻仁（研后入）　黑丑（三分）　交趾桂（一分）　上沉香（一分，后三味研细末，先调服）

二诊　温通胃阳，兼逐停饮，中脘作痛大退。的是寒饮停于胃腑。从此切忌寒冷水果，勿再自贻伊戚。

制半夏（一钱五分）　木猪苓（一钱五分）　大腹皮（一钱五分）　泽泻（一钱五分）　公丁香（三分）　制香附（二钱）　白茯苓（三钱）　川朴（一钱）　高良姜（四分）　橘皮（一钱）　生姜（二片）

某　中脘有形漉漉，攻撑作痛。厥气郁于胃中也。

杭白芍（一钱五分，淡吴萸四分同炒）　酒炒延胡索（一钱五分）　炒枳壳（一钱）　广玉金（一钱五分）　台乌药（一钱五分）　香橼皮（一钱五分）　沉香片（四分，后入）　金铃子（切，一钱五分）　砂仁（七分后入）　制香附（研，一钱五分）

【赏析】

《素问·举痛论篇》所说："寒气客于肠胃之间，膜原之下，血不得散，小络急引，故痛。" 寒邪客胃，寒属阴邪，其性凝滞收引。胃脘上部以口与外界相通，气候寒冷，寒邪由口吸入，或服药苦寒太过，或寒食伤中，寒饮停聚胃中，故症见中脘作痛，按之漉漉。治以薤白头，公丁香，老生姜温胃通阳，以木猪苓，大腹皮，泽泻利湿祛饮。复诊以温通胃阳，兼逐停饮，符合针对寒饮停胃的病机治疗。

案2　饮食伤胃案

沈（右）　中脘有形，食入痞阻。苔白罩霉，脉沉弦细。此痰气郁结胃中。当为宣通。

广郁金（一钱五分） 建泽泻（一钱五分） 沉香曲（二钱，炒） 川桂枝（三分） 制半夏（一钱五分） 薤白头（三钱） 瓜蒌仁（三钱） 茯苓（三钱） 广皮（一钱） 制香附（二钱）

二诊 苔霉全化，中脘渐舒。然脉象尚带沉弦。宜肝胃两和，疏通痰气。

制半夏（一钱五分） 炒沉香曲（二钱） 白蒺藜（去刺炒，三钱） 枳实（一钱） 制香附（二钱） 广玉金（一钱五分） 香橼皮（一钱） 整砂仁（四粒，入煎） 上广皮（一钱）

【赏析】

《素问·痹论篇》曰："饮食自倍，肠胃乃伤。"《医学正传·胃脘痛》曰："初致病之由，多因纵恣口腹，喜好辛酸，恣饮热酒煎煿，复餐寒凉生冷，朝伤暮损，日积月深，……故胃脘疼痛。"患者食入痞阻，饮食停滞，致使胃气失和，胃中气机阻滞，不通则痛，故症见苔白罩霉。治以沉香曲，制半夏，瓜蒌仁降气止痛，以广郁金，制香附疏通气机。

案3 理气止痛案

许（右） 温通而痛仍不定。谅以节令之交，阴阳转换之时，气机难于畅达，勿以为药之罔效，而变计焉。

薤白头 半夏 香附 乌药 砂仁 青皮 瓦楞子 陈皮 上安桂（三分，去粗皮，研后入）

二诊 吃面食果，气寒肝横。防厥。

吴萸 青皮 金铃子 白芍 砂仁 香附 枳壳 沉香片 陈皮

三诊 中脘作痛，得温即定，此中阳为湿寒所阻。经云、温则消而去之。

高良姜 广皮 郁金 陈香 橼皮 乌药 半夏 香附 公丁香 白蔻仁 二味研细末先送下

【赏析】

《景岳全书·心腹痛》："胃脘痛证，多有因食，因寒，因气不顺者，然因食因寒，亦无不皆关于气。盖食停则气滞，寒留则气凝。所以治痛之要，但察其果属实邪，皆当以理气为主。"患者节令之交，阴阳转换之时，气机难于畅达，故温通而痛仍不定，治以香附，砂仁，青皮理气为主，辅以薤白，乌药温通。

案4　肝郁日久，化火犯胃案

虞（右）　木郁土中，中脘作痛，胃脘之间，时有烘热之象。脉细关弦。肝经之气，火冲侮胃土。急宜开展襟怀，使木气条达。

醋炒柴胡　杭白芍　金铃子　广郁金　当归身　制香附　青陈皮　麸炒枳壳　粉丹皮　姜汁炒山栀

二诊　中脘烘热较退，痛亦略松。然每晨面肿，头晕耳鸣。无非火气生风蔓延所致。

金铃子　制香附　川雅连（淡吴萸同炒）　麸炒枳壳　白蒺藜　东白芍　蜜水炒小青皮　十大功劳叶　桑叶

三诊　气注作痛渐轻，而咽中仍然如阻，时仍潮热。还是气火之郁。

磨苏梗　朱茯神　生香附　炒枳壳　磨郁金　炒枣仁　煅龙齿　白蒺藜　粉丹皮　钩藤　逍遥丸

【赏析】

《杂病源流犀烛·胃病源流》谓："胃痛，邪干胃脘病也。……唯肝气相乘为尤甚，以木性暴，且正克也。"患者肝经之气，火冲侮胃土，肝郁日久，又可化火生热，邪热犯胃，导致肝胃郁热而痛。治以醋炒柴胡，金铃子，广郁金，制香附疏肝解郁，以杭白芍，青陈皮，麸炒枳壳理气和中。复诊肝火生风上亢，症见每晨面肿，头晕耳鸣，故以白蒺藜，桑叶清利头目。

案5　久病入血，瘀血致病案

某　胃脘作痛，痛久气血凝滞，中脘坚硬。恐结聚不散，而变外疡。

延胡索　瓦楞子　蓬莪术　当归尾　南楂炭　制香附　川郁金　台乌药　青陈皮　磨沉香　旋覆花　青葱管

【赏析】

《临证指南医案·胃脘痛》："初病在经，久痛入络，以经主气，络主血，则可知其治血之当然也，凡气既久阻，血也因病，循行之脉络自痹，而辛香理气，辛柔和血之法，实为对待必然之理。"患者初病在气，久病入血，瘀血致病，见肿块，症见中脘坚硬。治以当归尾，南楂炭，磨沉香活血止痛，加用延胡索，制香附，川郁金，青陈皮理气之品。

三、腹痛（附小腹痛）

案1　和中温运，清利水湿案

徐（左）　气虚脾弱生痰。脾为湿土，喜温恶寒，燕窝清肺养阴，清肺则伤脾土，养阴愈助脾湿，所以服食既久，而得腹痛便泄之证。拟和中温运，清利水湿，以善其后。

台白术　制半夏　生熟薏仁　川朴　煨姜　云茯苓　木猪苓　土炒陈皮　泽泻

【赏析】

《素问·举痛论篇》曰："寒气客于肠胃，厥逆上出，故痛而呕也。寒气客于小肠，小肠不得成聚，故后泄腹痛矣。"患者服食燕窝清肺养阴既久，寒凝气滞，水湿内停，寒性收引，症见腹痛便泄之证。治以煨姜、白术温中散寒，制半夏、生熟薏仁、川朴理气燥湿止痛，以云茯苓、木猪苓、土炒陈皮、泽泻利水渗湿。

案2　血瘀下焦案

某（右）　疏通气机，痛势不退，良由产后恶露未清，营卫流行为之所阻。再为宣通。

延胡索　五灵脂　蓬莪术　乌药　丹参　泽兰　乳香（三分）　没药（去油三分）　上沉香（三分）　西血珀（四分）　上四味研末先调服

二诊　月事稍行，少腹之痛，由此而减。的是恶露未清。再为宣通，务使其营气畅达。

延胡　乳香　制香附　当归须　生熟谷芽　没药　郁金　南楂炭　台乌药

【赏析】

《血证论·瘀血》云："瘀血在中焦，则腹痛胁痛；瘀血在下焦，则季胁、少腹胀满刺痛，大便色黑。"患者产后恶露未清，营卫流行为之所阻，症见少腹之痛。治以当归养血活血，乳香、没药、延胡索化瘀止痛，乌药温经止痛。

案3　不通则痛案

左　宣通营络，大便频泄，腹痛顿止。泄则滞通，所以痛止极速。效方出入主政。

延胡索（一钱五分）　台乌药（一钱五分）　广郁金（一钱五分）　橘络（一钱）　赤白苓（各二钱）　当归须（一钱五分）　制半夏（一钱五分）　楂炭（三钱）　佩兰叶（一钱五分）　单桃仁（二钱）　广陈皮（一钱）　瓦楞子（四钱）

【赏析】

《医学发明·泻可去闭葶苈大黄之属》篇，明确提出了"痛则不通"的病理学说，并在治疗上确立了"痛随利减，当通其经络，则疼痛去矣"的治法。患者痛而不通，故治以宣通营络，大便泄泻，故腹痛顿止。方中以广郁金，橘络，赤白苓，当归须，桃仁和营通络，以延胡索，台乌药止痛。

四、腰痛

案1　育阴以熄肝，养营以和络案

沈（左）　由胁痛而致吐下皆血，血去之后，络隧空虚，风阳入络，胸膺腰膂两胁皆痛，时或眩晕。脉象虚弦。宜育阴以熄肝，养营以和络。

阿胶珠（二钱）　柏子霜（三钱）　煅龙齿（三钱）　甘杞子（三钱）　细生地（四钱）　杭白芍（一钱五分）　白归身（二钱）　炒萸肉（一钱五分）　云茯苓（三钱）　厚杜仲（三钱）

【赏析】

《医方考·胁痛门》又谓："胁者，肝胆之区也。"肝胆经脉布于两胁，故胁痛的发生主要是肝胆的病变。患者肝胆有病，吐下皆血，血去之后，风阳入络，症见眩晕。脉象虚弦为肝血虚之象。治以阿胶珠、甘杞子、细生地、炒萸肉养肝阴，以煅龙齿平肝熄风。

案2　肝肾虚而湿邪入络案

左　疏补兼施，气分尚属和平，而腰膂酸楚，颇觉板胀。肝肾虚而湿走入络。再益肝肾，参以制肝。

上徭桂（四分）　厚杜仲（三钱）　盐水炒菟丝子（三钱）　甘杞子（三钱）　血鹿片（三分）　淮牛膝（三钱）　盐水炒潼沙苑（三钱）　云茯苓（三钱）　土炒东白芍（一钱五分）　小茴香（五分）　别直参（另煎冲，一钱）

二诊　体重腰脊作痛。肝肾空虚，所有湿邪复趋其地。用肾着汤出入。

淡干姜（四分，炒）　广橘红（一钱）　生熟甘草（各二分）　独活（一钱）　焦白术（二钱）　云茯苓（一两）　制半夏（一钱五分）

【赏析】

《金匮要略·五脏风寒积聚病脉证并治第十一》篇谓：肾着之病，其人身体重，腰中冷，如坐水中，形如水状，反不渴，小便自利，饮食如故，病属下焦，身劳汗出，衣里冷湿，久久得之，腰以下冷痛，腹重如带五千钱，甘草干姜茯苓白术汤主之。患者肝肾虚而湿走入络，症见体重腰脊作痛，治以干姜、甘草、茯苓、白术温胃健脾以壮土；以橘红、半夏燥湿；独活祛风止痛。

案3　肝肾不足，湿痰有余案

席（左）　痛胀退而复甚，腰膂作酸，大便不调。痰湿之闭阻虽开，而肝肾之络暗损。宜舍标治本，而通和奇脉。

干苁蓉（二钱）　杜仲（三钱）　盐水炒菟丝子（三钱）　炒萸肉（一钱五分）　甘杞子（三钱）　酒炒白芍（一钱五分）　川桂枝（三分）　酒炒当归（二钱）　柏子霜（三钱）　橘络叶（一钱五分）

二诊　通和奇脉，脉症相安，惟腰府仍然作酸，大便涩滞，营络不和。前法进退。

干苁蓉（三钱）　川桂枝（四分）　柏子霜（三钱）　盐水炒厚杜仲（三钱）　酒炒白芍（二钱）　粉归身（二钱）　酒炒淮牛膝（三钱）　川断肉（三钱）　火麻仁（三钱）　甘杞子（三钱）

三诊　脉症相安，腰府作酸。还是络虚气滞。效方扩充。

川桂枝（四分）　甘杞子（三钱）　干苁蓉（二钱）　柏子霜（三钱）　火麻仁（三钱）　酒炒当归身（二钱）　酒炒杭白芍（一钱五分）　盐水炒菟丝子（三钱）　炒萸肉（一钱五分）　盐水炒补骨脂（三钱）

四诊　腰痛作酸递减，痰带灰黑。肾寒肺热。前法参以化痰。

竹沥半夏（一钱五分）　酒炒怀牛膝（三钱）　厚杜仲（三钱）　菟丝子（三钱）　广橘红（一钱）　海蛤粉（三钱）　川桂枝（四分）　火麻仁（三钱）　甘杞子（三钱）　干苁蓉（二钱）　炒竹茹（一钱）

五诊　肝肾空虚，络气不宣。腰酸气阻，痰带灰黑。再益肝肾而宣络气。

厚杜仲（三钱）　甘杞子（三钱）　柏子霜（三钱）　白茯苓（三钱）　干苁蓉

（三钱） 制香附（二钱，打） 橘红络（各一钱） 旋覆花（二钱，包） 海蛤粉（三钱） 冬瓜子（三钱）

六诊 肝肾不足，湿痰有余，时分时开时阻，络隧因而不宣。再调气化痰，以宣络隧。

制香附（二钱） 炒枳壳（一钱） 半夏（一钱五分） 旋覆花（一钱五分） 橘红络（各一钱） 海蛤粉（三钱） 杜仲（三钱） 越鞠丸（三钱，先服）

【赏析】

《素问·脉要精微论》云“腰者，肾之府，转摇不能，肾将惫矣”。患者腰膂作酸，肝肾之络暗损，治以方中用白芍、炒萸肉、枸杞子培补肾精，是为阴中求阳之用；杜仲，肉苁蓉强腰益精；菟丝子补益肝肾；当归补血行血。诸药合用，共奏温肾壮腰之功。复诊，均以滋补肝肾以治本，辅以化痰治标。

五、身痛

风寒湿三气，合而为痹案

某（左） 便解带溏，湿热虽得外泄，然遍体作痛，至暮发热。是痰湿内郁，络隧不宣，肿病之先声也。

独活 威灵仙 秦艽 丹皮 炒白薇 防己 桑寄生 萆薢 泽泻 生薏仁

孙（右） 体丰多湿，湿郁经络，体时酸痛。湿土化风，头作眩晕。拟祛湿和络。

白蒺藜 木猪苓 广皮 独活 制半夏 生薏仁 左秦艽 通草 白术 桑白皮 建泽泻 川萆薢

某（右） 身半以上，痛虽渐减，身半以下，痛未蠲除，肌肤赤疹，时起时伏。风湿留恋不解。前法再进一步。

苍术（一钱） 秦艽（一钱五分） 酒炒当归（二钱） 酒炒豨莶草（三钱） 萆薢（二钱） 独活（一钱） 汉防己（三钱） 粉丹皮（二钱） 海桐皮（四钱） 赤白苓（各二钱）

某（左） 节骱虽仍作痛，咯吐之痰，较前稍多，痰湿有泄越之机。

独活 威灵仙 秦艽 制半夏 指迷茯苓丸 广皮 桑寄生 萆薢 白僵蚕 云茯苓

【赏析】

《素问·痹论》云“风寒湿三气杂至，合而为痹也，其风气胜者为行痹，寒气胜者为痛痹，湿气胜者为着痹也”。湿性重着黏滞，多易阻遏气机，其临床表现常可随湿邪阻滞部位的不同而各异。如湿邪留滞经脉之间，则症见头重如裹、肢体重着。湿犯上焦，则胸闷咳喘；湿阻中焦，则脘腹胀满、食欲不振、口腻或口甜、舌苔厚腻；湿滞下焦，则腹胀便溏、小便不利；水湿泛溢于皮肤肌腠，则发为水肿。治疗均以化湿通络为主。

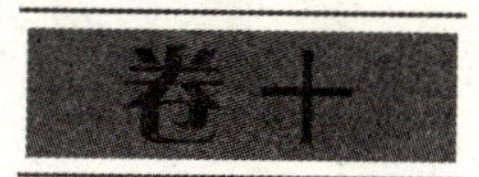

卷十

一、呕吐（附吞酸 吐蛔）

案1 胃有停饮，中阳不足案

陶（左） 胃有停饮，不时呕吐。水为阴类，非阳气旋运，不能消化。拟半夏茯苓汤，苓桂术甘汤两方出入。

制半夏（三钱） 上广皮（一钱） 川桂枝（四分） 公丁香（三分） 广藿香（三钱） 淡干姜（四分） 白蔻仁（七分，后入） 白茯苓（五钱）

【赏析】

此案列为张聿青先生之半夏茯苓汤、苓桂术甘汤两方所主胃有停饮，不时呕吐之证。半夏茯苓汤化痰和胃，益气养血，主治痰饮内停，胃气不和，致患恶阻，肢节烦疼，胸膈痰逆，呕吐恶心，多卧少起，全不进食；苓桂术甘汤温阳化饮，健脾利湿，主治中阳不足。方中重用半夏和胃降逆止呕，陈皮理气健脾，桂枝助阳化气，辅以干姜、丁香、白蔻仁、藿香温中散寒，降逆止呕。两方配伍可助阳化气，温胃止呕。

案2 肝阳犯胃案

陈（左） 食入辄作呕吐。脉两关俱弦。肝阳冲侮胃土，久恐成膈。拟苦辛通降法。

制半夏（一钱五分） 淡干姜（三分） 茯苓（三钱） 土炒白芍（一钱五分） 川雅连（五分） 代赭石（三钱） 橘红（一钱） 旋覆花（一钱五分，绢包） 枳实（一钱） 炒竹茹（一钱五分）

二诊 脉弦稍平，呕吐略减。的属肝阳逆犯胃土。再和中镇逆，苦降辛开。

制半夏（一钱五分） 白蒺藜（去刺，炒，三钱） 代赭石（四钱） 土炒白芍（一钱五分） 沉香曲（一钱五分，炒） 旋覆花（二钱，包） 淡吴萸（一分五厘） 川雅连（五分，同吴萸炒） 炒竹茹（一钱五分）

三诊 呕吐虽减，仍未能止。木克胃土，以致清浊混淆。不入虎穴，焉得虎子。

制香附（一钱五分） 枳实（一钱） 炒香甜杏仁（三钱） 沉香曲（一钱五分，炒） 炒竹茹（二钱） 橘皮（一钱） 白蒺藜（三钱） 来复丹（八分，开水另下）

四诊 大便通调，三日未经呕吐。胃中之清浊，渐得分化。药既应手，再守前意。

川雅连（五分） 炙黑草（二分） 广皮（一钱） 淡干姜（四分） 制半夏（一钱五分） 川桂枝（四分） 白茯苓（三钱） 枳实（一钱） 炒竹茹（一钱） 来复丹（六分，先服）

五诊 苦降辛开，分化清浊，胃中之阴阳渐和，呕吐渐定。药既应手，未便更章，但猛剂不宜久投耳。

制半夏（一钱五分） 炙黑草（四分） 川雅连（四分） 枳实（七分） 川桂枝（四分） 白茯苓（三钱） 淡干姜（三分） 竹茹（一钱，水炒） 白芍（一钱五分，土炒） 来复丹（六分，先服）

另拟一方备服。

制半夏（一钱五分） 川雅连（四分） 炙甘草（三分） 茯苓（三钱） 橘皮（一钱） 杭白芍（一钱五分） 淡干姜（四分） 吉林参（另煎，冲，七分） 焦麦芽（二钱）

【赏析】

此案列为张聿青先生之苦辛通降法治疗肝阳逆犯胃土之证。胃司纳食，主乎通降。其何以不降而反上逆？呕吐者多由肝气冲逆，阻胃之降而然也。《灵枢》经脉篇云：足厥阴所生病者，胸满呕逆。况五行生克，木动必犯土，胃病治肝，隔一之治也。初诊时重用代赭石苦寒入肝，镇肝降逆，半夏和中健胃，降逆止呕，旋覆花下气散结，辅以干姜温胃止呕。诸药共达镇肝降逆，健胃止呕之功效。当胃中之清浊，渐得分化时，则去代赭石、旋覆花，而重用半夏、陈皮、干姜等温中止呕，健脾和胃之药，最终达到固本培元之功效。

案3　津液亏虚案

右　呕吐大减，涌涎亦定。的是高年五液皆涸，三阳并结也。前方踵进。

南沙参　川贝母　生扁豆　藕汁　活水芦根　川石斛　天花粉　甜杏仁　梨汁

二诊　交节又复呕吐。三阳并结，既入重地，不易履夷也。

川石斛　白蒺藜　北沙参　半夏曲　单桃仁　扁豆衣　梨汁　藕汁　姜汁　韭汁　牛乳　盐水炒竹茹

【赏析】

此案列为张聿青先生治疗呕吐所至津液亏虚证。患者年高精液皆亏，发病呕吐后，津液亏虚更甚，在呕吐涌涎已初步控制的情况下，治益清热养阴生津，益胃止呕。方中大量运用川石斛、梨汁、藕汁、韭汁、牛乳、北沙参等养阴生津之品，辅以竹茹、半夏曲、姜汁清热益胃止呕。

案4　中阳亏虚案

左　中阳不足，阳气不旋。呕吐复作。再辛温以助阳气，而运浊邪。

制半夏（三钱）　橘皮（一钱）　鲜生姜（二钱，打）　川桂枝（四分）　淡吴萸（四分）　茯苓（四钱）　炒于术（一钱五分）　炒枳实（一钱）　竹茹（一钱五

分） **伏龙肝**（八钱，煎汤代水）

二诊 攻下之后，中阳不复，痰水渐次复聚。间数日仍作呕吐。只宜缓以图之。

于术炭（二钱） 茯苓（五钱） 竹茹（一钱） 制半夏（一钱五分） 橘皮（一钱） 淡吴萸（四分） 猪苓（二钱） 盐煨姜（二钱） 来复丹（一钱，药汤送下）

【赏析】

此案列为张聿青先生治疗胃阳亏虚，纳降乏力之证。胃阳久虚，寒滞阻于中宫，胃气不得和降。本证多由脾胃气虚发展而来；或因过食生冷，误用寒凉药物，攻下太过，久病耗伤阳气所致。症多见脘腹冷痛绵绵，喜暖喜按，大便清稀或完谷不化，带下清稀色白量多，泛吐清水，小便短少，纳呆腹胀，形寒肢冷，舌淡胖、边有齿痕，苔白滑，脉沉迟无力。宜用温中、散寒，理气以治。张聿青巧用虚者补之，寒者温之之义，疗效显著，方中半夏、吴茱萸，生姜、竹茹温胃散寒，和中止呕，桂枝温通经脉，助阳化气。

案5 湿滞脾胃案

右 体丰多湿，湿盛生痰，痰阻胃府，中州窒痹。呕吐痰涎。宜苦辛通降。

川雅连（姜汁炒，三分） 制半夏（三钱） 淡干姜（六分） 云茯苓（五钱） 广陈皮（一钱） 薤白头（三钱） 炒枳实（一钱） 竹二青（一钱，生姜汁炒） 上湘军（四分） 公丁香（三分） 黑白丑（各二分） 白蔻仁（四分，五味研末分二次服）

二诊 呕吐不止，中脘板滞。脉象沉弦。还是痰阻胃府，不能通降。再拟苦辛开降，参以芳香化浊。

川朴（一钱） 川雅连（四分） 炒竹茹（一钱） 白蔻仁（七分） 茯苓（五钱） 橘皮（一钱） 制半夏（三钱） 淡干姜（五分） 生姜汁（一匙） 太乙丹（三分，磨冲）

【赏析】

此案列为张聿青先生治疗呕吐湿滞脾胃之证。患者素来体丰多湿，湿盛生痰，脾主运化，喜燥恶湿，湿困脾土，运化失司，阻碍气机。胃失和降，则呕吐恶心，嗳气吞酸。头诊时重用辛苦通降之法，辛以散其湿，苦以燥其湿，以求燥湿健脾、降浊和胃之功效。方中重用陈皮、川雅连、茯苓、半夏燥湿化痰；干姜、白蔻仁、丁香健脾温中止呕。然患者复诊时仍呕吐不止，此乃湿盛痰阻较甚，通降不行。治当以苦降辛开，消胀除满、芳香化浊，醒脾和胃、温中燥湿、健脾助运。

二、噎膈（附反胃）

案1　血瘀气结，津液亏虚案

宋（左）　呕血之后，食入哽阻。瘀滞胃口。恐成噎膈。

延胡索（一钱五分，酒炒）　五灵脂（三钱）　制香附（二钱，研）　单桃仁（三钱）　炒枳壳（八分）　瓦楞子（五钱）　炒苏子（三钱，研）　炒竹茹（一钱五分）　降香（一钱五分，劈）　上湘军（一钱五分，好酒浸透，炙枯后入）

【赏析】

噎即噎塞，指吞咽之时哽噎不顺，膈为格拒，为饮食不下，或食入即吐。故噎膈是指饮食吞咽受阻或食入即吐的病症。早在两千年前《黄帝内经》就有对噎膈的描述，“三阳结谓之膈”；“饮食不下，膈咽不通，食则吐”。《景岳全书·噎膈》指出：“噎膈一证，必一忧愁思虑，积劳积郁或酒色过度，损伤而成。盖忧思过则气结，气结则施化不行；酒色过度则伤阴，阴伤则精血枯涸；气不行则噎膈病于上，精血枯涸则燥结病于下。”《景岳全书·反胃》中进一步提出：“虚在下焦，而朝食暮出，或食入久而反出者，其则在阳，非补命门以扶脾土之母，则火无以化，中无济也。”张聿青以上案例例举出了由血瘀、痰阻、气结所导致食管狭窄、胃失通降、津夜干涸而引起噎膈。治以滋阴养血，破血行瘀；开郁化痰，润燥降气为主。

案2　胃阴亏虚案

胡云台方伯　年逾花甲，阴液已亏，加以肝气不和，乘于胃土，胃中之阳气不能转旋。食入哽阻，甚则涎沫上涌。脉两关俱弦。噎膈根源，未可与寻常并论。姑转旋胃阳，略参疏风，以清新感。

竹沥半夏（一钱五分）　炒竹茹（一钱）　川雅连（五分）　淡黄芩（一钱五分）　淡干姜（三分）　白茯苓（三钱）　桑叶（一钱）　池菊花（一钱五分）　白蒺藜（一钱五分）　白檀香（一钱，劈）

二诊　辛开苦降，噎塞稍轻然。左臂作痛，寐醒辄觉燥渴。脉细关弦，舌红苔黄心剥。人身脾为阴土，胃为阳土，阴土喜燥，阳土喜润譬诸平人，稍一不慎，饮食噎塞，则饮汤以润之，噎塞立止，此即胃喜柔润之明证。今高年五液皆虚，加以肝火内燃，致胃阴亏损，不能柔润，所以胃口干涩，食不得入矣。然胃既干涩痰从何来。不知津液凝滞，悉酿为痰，痰愈多则津液愈耗。再拟条达肝木，而泄气火，泄气火即所以保津液也。然否即请正之。

香豆豉　光杏仁　郁金　炒蒌皮　桔梗　竹茹　川雅连（干姜六分煎汁收入）　枇杷叶　黑山栀　白檀香

三诊　开展气化，流通津液，数日甚觉和平，噎塞亦退。无如津液暗枯，草木之力，不能久持，所以噎塞既退复甚。五脏主五志，在肺为悲，在脾为忧，今无端悲感交集，亦属脏燥之征。再开展气化，兼进润养之品。

光杏仁（三钱）　广郁金（一钱五分）　黑山栀（三钱）　竹沥（七钱，冲）　姜汁（少许，冲）　炒蒌皮（三钱）　白茯苓（三钱）　枳壳（五分）　炒苏子（三钱）　大天冬（三钱）　池菊花（一钱）　白檀香（八分）　枇杷叶（去毛四片）

四诊　开展气化，原所以泄气热而保津液也。数日来舌心光剥之处稍淡。然左臂仍时作痛，噎塞时重时轻，无非津液不济，胃土不能濡润。咳嗽多痰，亦属津液蒸炼。肺络被灼，所以脏燥乃生悲感。再化痰泄热以治其标，润养津液以治其木。

白蒺藜（三钱）　黑山栀（三钱）　光杏仁（三钱）淮小麦（六钱）　池菊花（一钱五分）　广郁金（一钱五分）　炒蒌皮（三钱）　生甘草（三分）　大南枣（四

枚，劈，去核） 盐水炒竹茹（一钱）

接服方 鲜生地（五钱） 天花粉（一钱五分） 大麦冬（三钱） 甜杏仁（三钱） 生怀药（三钱） 白蒺藜（三钱） 焦秫米（二钱） 青果（三枚，打） 梨汁（一两，温冲）

【赏析】

此案列为张聿青先生治疗噎膈胃阴亏虚之证。本病例乃久病耗气伤精，虚热内生，胃失和降，气机上逆而至噎膈。治则补、清、降合法。除运用辛开苦降之药治其噎膈症状，并重用疏肝泻火、养阴生津之品，以达标本同治之目的。方中即重用半夏、茯苓、竹茹、郁金开郁化痰，润燥降气；桑叶、菊花、竹沥清热润燥，以求辛开苦降，另一方面重用梨汁、天冬、麦冬等养阴生津，共达标本同治的目的。

案3 胃阴枯槁案

郭（左） 肠红痔坠日久，营液大亏。食入于胃，辄哽阻作痛。脉两关弦滑。此胃阴枯槁。噎膈重证，何易言治。

金石斛 北沙参 杭白芍 生甘草 焦秫米 白蒺藜 半夏曲 活水芦根

师云：另取小锅煮饭，饭初收水，以青皮蔗切片铺于米上，饭成，去蔗食饭。（清儒附志）

二诊 脉滑而弦。舌心作痛，食入胃中，仍觉哽痛。胃阴枯槁，未可泛视，再拟金匮大半夏汤法。

台参须（另煎冲，七分） 制半夏（三钱） 白蜜（二钱，同煎与参汤冲和服）

此方服七剂。煎成以滚水炖，缓缓咽下。汤尽再煎二次，煎蜜用一钱五分。

三诊 脉左大于右，阴伤不复之证。食入哽阻，胃阴尤为枯槁，未可泛视。前拟金匮大半夏汤法，当无不合，即其意而扩充之。

台参须 制半夏（与白蜜同煎与参汤和服） 左金丸（四分，煎汤送下）

四诊 食入哽痛渐定，脉弦稍平，而肠红连日不止。肝火内燃，胃阴枯槁，肝胆内藏相火，肾开窍于二阴，铜山西鸣，洛钟东应矣。

台参须（一钱） 制半夏（二钱） 白蜜（三钱，同上法） 细生地（四钱） 龟甲心（五钱） 地榆炭（三钱） 炒槐花（三钱） 泽泻（一钱五分） 丹皮炭（二钱） 左金丸（四分）

【赏析】

此案列为张聿青先生治疗噎膈胃阴枯槁之证。患者久病营液大亏，胃阴枯槁。胃为六腑之一，体阳而用阴，喜湿恶燥，主受纳，司传导，主通降，泻而不藏，以降为和，降而不升。《素问·厥论》"脾主为胃行其津液者也。"《灵枢·玉版》"人之所受气者，谷也；谷之所注者，胃也；胃者，水谷气血之海也。"胃阴枯槁， 收纳通降功能失调而发呕吐、噎膈，治以金匮大半夏汤。大半夏汤见于《金匮要略·呕吐下痢脉证治》篇：胃反呕吐者，大半夏汤主之。功能健脾益气，降逆止呕。治虚寒反胃吐食，朝食暮吐，或暮食朝吐。方中半夏降逆止呕，人参补虚益胃，白蜜甘润缓中。三药合用，共奏补中降逆之功。

案4 血瘀痰阻案

右 朝食暮吐，物不变化。脉沉细，苔白质腻。中阳不旋，反胃重证也。

制半夏 淡吴萸 公丁香 橘皮 竹茹（姜汁炒） 云茯苓 炮黑姜 广藿 香伏龙肝（七钱，煎汤代水）

【赏析】

此案列为张聿青先生治疗噎膈血瘀痰阻之证。患者脾胃运化失职，湿热内生，痰热内结；恼怒伤肝，致气机郁滞，血液运行不畅，瘀血阻滞食道；痰、气、瘀三者交互搏结，胃之通降阻塞，故吞咽时梗噎不顺，胃脘饱胀，此乃气滞血瘀，痰热交阻之征。噎膈血瘀痰阻之症主要有两个方面原因：一是忧思郁怒。《医宗必读》曰："大抵气血亏损复因悲思忧喜，则脾胃受伤，血液渐耗，郁气生痰，痰则塞而不通，气则上而不下，妨碍道路，饮食难进，梗死所由成也"。忧思郁怒伤脾，脾伤则气结，气结则津液不能正常输布，遂聚而为痰，痰气交阻于食道，渐生此病。二是酒食所伤，《临证指南医案》谓："酒湿厚味，酿痰阻气"。嗜酒过度或过食肥甘厚腻之品，则酿成痰热，阻塞食道。治当行气活血，清热化痰。方中橘皮、旋覆花、半夏行气、化痰散结、降逆止呕；郁金、枳实行气破结；桃仁、蒲黄、山甲片、土鳖虫活血化瘀；当归、乌药活血养血。

三、泄泻

案1 肝脾亏虚案

章（左） 向有肠红，兹则每晨便泄之后，仍见干粪，胃气日行困顿。脉左虚弦，右濡滑，关部三十余至一动。此由肝阴不足，脾气虚损，肝不足则血不收藏，脾亏损则鼓旋乏力。由是而水湿之气，不能分泄，混入肠中，所以每至黎明，阳气发动之时，水湿之气，傍流而下。脾与胃以膜相连，脾虚则胃弱，理固然也。拟连理汤出入。

野于术（土炒，二钱） 上广皮（土炒，一钱） 云茯苓（四钱） 川雅连（姜汁炒，二分） 防风根（一钱，炒） 炒薏仁（四钱） 炮姜（五分） 滑石块（三钱） 泽泻（一钱五分） 荷叶边（二钱）

二诊 温脏清腑，注泄已止。右脉濡滑较退。的是中气虚而脾土之阳气不足，肝阴亏而大肠之湿热有余。刻下大便溏燥不调。脾气未复耳。前法参入分消，盖祛湿即所以崇土也。

野于术（土炒） 炒薏仁（四钱） 整砂仁（四粒） 真建曲（二钱） 防风根（一钱，炒） 云茯苓（五钱） 木猪苓（二钱） 泽泻（一钱五分） 炮姜（三分，川连一分五厘，炖，冲入）

三诊 右脉滑象渐退，溲亦渐利。湿热有外泄之机。特胃纳不醒，当和中芳运。

炒于术　制半夏　真建曲　生熟薏仁　炒谷芽　云茯苓　上广皮　广藿梗　省头草　泽泻

【赏析】

此案列为张聿青先生治疗泄泻肝脾亏虚之证。泄泻是以大便次数增多，粪质稀薄，甚至泻出如水样为临床特征的一种脾胃肠病证。粪出少而势缓，若漏泄之状者为泄；粪大出而势直无阻，若倾泻之状者为泻。肝阴不足，无以藏血。脾胃虚弱，运化无权，水谷不化，清浊不分，故大便溏泄；脾阳不振，运化失常，故饮食减少，脘腹胀闷不舒，稍进油腻之物，大便次数增多，久泻不止；脾胃虚弱，气血来源不足，故面色萎黄，肢倦乏力；舌淡苔白，脉细弱，乃脾胃虚弱之象。如《景岳全书·泄泻》曰："泄泻之本，无不由于脾胃。"治以益气养血，健脾祛湿止泻。重用半夏、陈皮和胃降逆，陈皮、茯苓、猪苓、泽泻健脾祛湿止泻。

案2　外感犯胃案

左　头痛身热便泄。邪郁而气机下陷也。

煨木香（五分）　泽泻（一钱五分）　川芎（一钱）　羌独活（各一钱）　茯苓（三钱）　上陈皮（一钱）　砂仁（后下，七分）　桔梗（一钱）　前胡（一钱五分）　柴胡（五分）

二诊　头痛已止，身热便泄未定。再调气泄湿。

川朴（一钱）　蔻仁（七分）　藿香（三钱）　猪茯苓（各二钱）　生熟薏仁（各二钱）　广皮（一钱）　通草（一钱）滑石（四钱）　枳实炭（一钱）　木香（一钱）　泽泻（一钱五分）

三诊　身热已退，便泄亦减。再为疏通。

制川朴　范志曲　南楂炭　台乌药　茯苓　青陈皮　枳实炭　煨木香　炒薏仁

【赏析】

此案列为张聿青先生治疗泄泻外感犯胃之证。患者通常外感寒湿或风寒之邪，侵袭肠胃，或过食生冷，脾失健运，升降失司，清浊不分，饮食不化，传导失职，故大便清稀；寒湿内盛，肠胃气机受阻，则腹痛肠鸣；寒湿困脾，则脘闷食少；恶寒发热，鼻塞头痛，肢体酸痛，乃风寒外束之征；苔白腻，脉儒滑为寒湿内盛之象。故首诊治疗重在解表祛风止痛，方中重用川芎、羌活、独活辛温解表，当外感表症已去，则治疗重在理气化湿止泻，方中重用木香温中理气；薏仁、藿香、厚朴和中祛湿。

案3　湿邪困脾案

右　脉滑便泄如前，小溲欲解不爽。湿郁腑中，水液渗入大肠。再参分利。

葛花（一钱五分）　于术（二钱）　羌活（一钱）　广皮（一钱）　滑石（三钱）　煨木香（五分）　泽泻（一钱五分）　通草（一钱）　云苓（四钱）　防风（一钱）　猪苓（二钱）　生熟薏仁（各二钱）

二诊　便泄稍减，小溲亦畅，腰府作酸。湿犹未清，而脾胃之气，久已暗损。再为兼顾。

野于术（一钱五分）　破故纸（盐水炒，三钱）　云茯苓（四钱）　羌活（一钱）　煨肉蔻（五分，研）　菟丝子（盐水炒，三钱）　泽泻（一钱五分）　猪苓（二钱）　生熟薏仁（各二钱）　防风（一钱）

【赏析】

此案列为张聿青先生治疗泄泻湿邪困脾之证。《内经》云“湿胜则濡泻”，《难经》谓“湿多成五泄”。故前人有“无湿不成泻”之说。治疗上，湿邪不去则泄泻难止。成无己《注解伤寒论·辨太阳病脉证并治下》释为：“下焦主分清浊，下利者，水谷不分也，若服涩剂而利不止，当利小便，以分其气”；《景岳全书·泄泻》中明确提出：“治泻不利小水，非治也”，意即吴瑭所谓“利小便所以实大便”。故患者首诊时重在利水渗湿止泻，方中重用云苓、猪苓、泽泻、滑石健脾利湿止泻。但张聿青先生强调不可忽视泻必伤脾肾的病机。当便泄稍减时，适当加强健脾温阳，方中重用煨肉蔻、菟丝子温补脾阳。

案4　暑湿困脾案

聂（左）　素体湿甚，兹则由胀满而致便泄，色如败酱，得泄转松，然中脘有形，气冲嗳噫，胃呆少纳，时易汗出。脉象濡软而滑，苔白质腻，口味带甜。此由湿热内蕴，脾土不能转旋，水谷不能分化，尽注于肠，肝木从而暗动。恐致呃忒。拟和中运脾，兼泄府浊。

六一散（三钱，包）　省头草（二钱）　炒红曲（一钱）　土炒陈皮（一钱）　生熟薏仁（各二钱）　白茯苓（三钱）　广木香（四分）　小温中丸（三钱）　川雅连（四分，吴萸二分，煎汁拌炒）

二诊　投剂之后，解出极为秽臭，腑中之浊，得从外泄，而自利仍不稀疏。昨尚和平，今又腹中胀满，甚致有形上冲，直抵中脘，则恶心嗳噫，最为难堪，抚之摩之，其形方能降下。口甜干腻，苔白转黄，脉象转滑，关部独弦。湿热内蕴，清浊之气，不司升降，土气既滞，木气遂郁，致横暴之气，肆逆莫制。望六之年，恐正不胜病。金匮厥阴篇中每用苦辛酸，即遵其旨。

川雅连（六分）　生甘草（三分）　淡子芩（酒炒，一钱五分）　车前子（一钱五分）　杭白芍（三钱）　白茯苓（三钱）　生熟木香（各二分）　土炒广皮（二钱）　淡干姜（三分）　省头草（二钱）

【赏析】

此案列为张聿青先生治疗泄泻暑湿困脾之证。湿热之邪或夏令暑湿之邪伤及脾胃，传化失常，故泄泻腹痛；肠中有热，故泻下急迫；湿热互结，故泻而不爽；湿热下注，而见肛门灼热，粪色黄褐而臭，小便短黄；烦热口渴，舌苔黄腻，脉濡数或滑数，均为湿热内盛之象。治疗上重在健脾利湿止泻，方中川连、淡子芩清热燥湿；干姜温中健脾；茯苓、陈皮健脾燥湿止泻。

案5　脾虚湿盛案

许（右）　脘痞嗳噫已退。大便带泄，气坠于下也。

广木香（五分）　砂仁（后入七分）　泽泻（二钱）　郁金（一钱五分）　香橼皮（一钱五分）　广陈皮（一钱）　白芍（一钱五分）　吴萸（三分，白芍同炒）　茯苓（四钱）　枳壳（一钱）

二诊　中州已舒。腹痛便利。再理气分消。

砂仁（后入七分）　木香（五分）　茯苓（四钱）　生熟薏仁（各二钱）　泽泻（一钱五分）　乌药（一钱五分）　广皮（一钱）　吴萸（五分）　鲜佛手（一钱五分）　范志曲（二钱）　川朴（一钱）　猪苓（二钱）

【赏析】

此案列为张聿青先生治疗脾虚泄泻之证。《症因脉治·脾虚泄泻》：“脾虚泄泻之证，身弱怯冷，面色萎黄，手足皆冷，四肢倦怠，不思饮食，时时泻薄。”其脉多虚濡或沉缓。本病证属虚邪舍于肠胃，水潴为湿，谷滞为积，水谷精华之气不能输化，清阳之气不升反下陷，分利无权而水湿并入大肠，遂致泄泻。治以温运健脾止泻为主，方中吴茱萸温中散寒；陈皮、佛手健脾燥湿；猪苓、茯苓、泽泻渗湿止泻。

案6　肝气乘脾案

王（右）　少腹胀满，腹中不和，痛泄止而复作，面色微浮，足跗带肿。肝强土弱，木乘土位。拟柔肝培土，以御肝木。

于潜术（一钱五分，木香三分煎汁炒）　炒木瓜皮（一钱五分）　炒黑当归（二钱）　土炒白芍（一钱五分）　炒防风（七分）　炙黑草（五分）　菟丝子（盐水炒，三钱）　上徭桂（去粗皮，研后入，三分）

二诊 面浮已退，色稍华泽，腹中痛胀略松，而便泄不止，泄时气甚酸秽。肝为刚藏，在五行为木，在五味为酸，木旺土衰，即此可见。再培土抑木。脾弱则生痰，以化痰参之。

奎党参（三钱） 炙甘草（四分） 广陈皮（一钱） 炮姜（五分） 炒于术（二钱） 淡吴萸（四分） 云茯苓（三钱） 制半夏（三钱） 杭白芍（三钱，与吴萸同炒） 伏龙肝（七钱，煎汤代水）

【赏析】此案列为张聿青先生治疗泄泻肝气乘脾之证。七情所伤，情绪紧张之时，气机不利，肝失条达，横逆侮脾，脾失健运，故腹痛泄泻；肝失疏泄，气机不畅，故胸胁胀满，嗳气食少；舌淡红，脉弦是为肝旺脾虚之象。肝气乘脾多表现为每因抑郁恼怒或情绪紧张之时，发生腹痛泄泻。平时多有胸胁胀痛，嗳气食少。舌淡红，脉弦。治疗重在疏肝解郁、理气健脾，方中木香行气导滞，燥湿健脾；白芍柔肝缓急；茯苓、陈皮、干姜温中燥湿化痰。

四、痢

案1 肝气乘脾案

沈（右） 痛泄者久。今年风木在泉，秋冬以来，正当旺气在木，痛痢日剧。自夏徂冬，泄痢辄带鲜血，五日来腹痛尤甚，痛起之时，竟有不能支撑之势。饮食入胃，上则痞阻，下则欲泄，心中怔悸，有难以名言之苦，其尤甚之时，似觉心神蒙混，耳鸣头晕。其痛于少腹为重。脉细而两关俱弦。按：少腹两旁属肝，居中为冲脉。今冲气不和，肝木偏亢，其横暴之气，郁怒冲突于中，所以一痛而其重若此也。夫抑而下者为气，升而上者为阳，阳气鼓荡，则心神为之摇撼，所以有懊憹莫名之状也。惟于夏秋之间，便中带血，此必有湿热参杂其间。此时痛势剧盛若是，惟有伐肝和营，或足以制其暴戾之性。向有喉证，药难飞渡。仿徐氏上下分治之法，汤丸并进，冀其不致痛极发厥为幸。

杭白芍（二钱，甘草三分，煎收） 白蒺藜（三钱） 甜广皮（一钱） 炒当归（二钱） 醋炒青皮（一钱） 黄柏炭（八分） 川连炭（三分） 上徭桂（五分，后三味研细，米饮为丸，烘干开水下）

二诊 昨投温脏清腑，伐肝和营，自夜间至午，痛稍和平，而不能大定。其痛甚之时，以手按之，则势稍缓，显不在实痛之列。大便自利，犹然带血，心中热辣，时有难名之苦，嘈杂而不能食。脉两关俱弦，左寸虚微，尺部细涩，苔白浮糙。良以血去太多，木失涵养，致虚肝肆横，下克脾土，上撼神舍，中流渐无砥柱，木乘土位，久而不复，延致入损之症也。再拟柔肝之体，而以和胃兼之。

清阿胶（二钱） 乌梅肉（五分） 半夏曲（二钱） 茯苓（三钱） 淮小麦（五钱） 生地炭（四钱） 淮山药（四钱） 当归炭（二钱） 橘白（一钱） 大枣（劈开，四枚） 川雅连（三分，吴萸汤炒） 杭白芍（二钱，炙草三分，煎汁炒）

三诊 投阿胶梅连汤出入，痛势减轻，痢下较爽，圊数亦疏。苔虽稠厚，而苔上之糙尽化，脉缓热退。其为脾阴亏损，肝木势横，可以概见。药既应手，再扩充之。

清阿胶（二钱） 茯苓神（各二钱） 炙乌梅（五分） 生熟谷芽（各一钱五分） 当归炭（二钱） 川雅连（醋炒，三分） 炒山药（四钱） 石榴皮（炙一钱五分） 煅牡蛎（三钱） 泽泻（一钱五分） 龙眼肉（四枚） 杭白芍（二钱，炙草三分，煎汁炒） 橘白（一钱）

四诊 投药之后，下利已减至二次，然未及二日，圊数又至五七次之多，色仍紫赤。良以湿热之邪，留恋于肠腑屈曲之处，不能得楚，而脾阴早已暗伤。差幸肆横之木渐平，剧痛大定。惟心中一痛，辄下鲜赤，心脾兼亏，致营液渗溢。再参补益心脾。

吉林参（七分） 广木香（三分） 半夏曲（盐水炒，二钱） 盐水炒橘白（一钱） 朱茯神（三钱） 炙乌梅（三分） 远志肉（甘草汤炒，五分） 生熟谷芽（各二钱） 当归炭（二钱） 酸枣仁（二钱，炒） 真阿胶（一钱五分） 土炒白芍（二钱）

五诊 叠进补益脾阴，柔和肝木，下痢顿止，痛亦若失，胃亦渐开。半截病魔，却于旬日，殊出望外，可庆可庆。惟舌苔未化，心中仍似有烦热之意，脉细弦微数。还是湿热未清之象。再从育阴之中，兼清湿热。

炒丹皮（二钱） 黑豆衣（三钱） 炒女贞子（三钱） 蔷薇露（一两） 茯苓（四钱） 金石斛（四钱） 广橘红（一钱） 炒半夏曲（二钱） 鲜谷露（温冲一两） 川雅连（四分，干姜二分，煎汁炒）

【赏析】

此案列为张聿青先生治疗痢肝气乘脾之证。中医认为后者为肝气乘脾、使脾失健运而致的痢。根据五行学说，通过疏肝抑木、健脾培土的方法，确能获得疗效。因为肝属木而脾属土，这在五行学说中称为木克土，又称肝木横逆脾土。肝气郁滞会犯及脾胃，这与肝脏的性能密切有关：在中医脏腑学说中：肝脏“体为阴而用为阳”，即肝藏血而生精，故曰“其体为阴”。肝宜疏泄，当其郁滞时则呈现病态；同时“内经”称肝为“将军之官”，它对人体其他脏腑不断地运筹帷幄，发号施令，故曰“用为阳”。患者每因抑郁恼怒，或情绪紧张之时，发生腹痛、里急后重、便下赤白脓血，辨证为肝气乘脾证。其病因病机为：肝气不舒，横逆犯脾，脾失健运。治当以抑肝扶脾为主，辅以健脾利水渗湿。

案2 脾胃湿热案

金（左） 疹回之后，饮食过节，致腹痛泄泻，身复发热。转痢则重。

淡黄芩（一钱五分） 煨葛根（八分） 桔梗（五分） 生甘草（四分） 南楂炭（三钱） 枳壳炭（一钱） 范志曲（二钱） 木香（五分） 白茯苓（三钱） 炙内金（一钱五分） 广皮（一钱）

二诊 升泄陷里之邪，痛痢仍然不止，里结后重，色白如冻，间带赤腻，脐下拒按不纳不饥，热退不楚。脉象滑数，舌红苔白。停食阻气，遂令风邪湿热，尽趋于下，转成痢疾。两次病伤，何堪经此波折。再拟苦辛开通法。

淡芩（一钱五分） 白芍（一钱五分） 广郁金（磨冲，二分） 真建曲（三

钱） 楂炭（三钱） 枳实（一钱） 茯苓（三钱） 磨木香（三分） 生草（三分） 香连丸（七分，先服分二次）

三诊 疏通府气，兼清湿热，解出碎杂散粪。有形之积，已得疏化，理应痛止痢减。乃痢稍减疏，而少腹作痛，有加无已，且从白转红，黏腻之血，鲜紫杂下，火升颧红，唇色如朱，神情萎顿，谷粒不食。脉滑数转为细弱，舌红苔黄，近根脱液。有形之积虽化，而风湿热从气入血，血液耗残，木失柔养，虚肝肆横，所以少腹作痛更甚，以少腹居中为冲脉，两旁属肝也。拟酸甘柔润养血。

生地炭（四钱） 当归炭（二钱） 阿胶珠（一钱五分） 生熟草（各三分） 川连炭（五分） 丹皮炭（二钱） 金银花（各一钱五分） 杭白芍（三钱） 隔年香稻根须（五钱，如无隔年者用香粳米百粒煎汤代水）

四诊 酸甘柔润养血，痛势稍缓，而下利不减。每交阴分，辄后重气坠，频痢不爽，其营液耗残，略见一斑。然不纳不饥，红积之外，复有深黑如酱之物杂下，营液既亏，而肠胃湿热郁阻，不克宣通。前法再参苦辛开通，以冀湿热宣化，而肠胃怫郁开通是幸。

当归炭（二钱） 炒丹皮（二钱） 淡黄芩（一钱五分） 赤白苓（各三钱） 杭白芍（二钱） 炒川连（五分） 炒红曲（一钱五分） 香粳稻须（五钱） 滑石块（三钱） 上徭桂（研，后入，二分）

五诊 开通大肠怫郁，痢数稍减，红腻略退。但临圊仍然腹痛，后重气坠，不纳不饥。脉数不爽，舌红苔黄，唇口糜碎。肠胃湿热郁阻，胃浊蒸腾于上，所以不思纳谷。肠中屈曲之处，亦为湿热所阻，腑气不能宣通，所以后重气坠不爽也。再苦辛通以开肠胃怫郁。

川朴（七分） 广皮（八分） 枳壳（一钱） 淡芩（一钱五分） 香稻根须（五钱） 木香（五分） 槟榔（八分） 茯苓（三钱） 川连（酒炒，五分）

六诊 疏通肠胃，胸中闭结之浊稍开，渐思纳食，痢亦减疏。然仍腹痛后重，色赤仍如膏冻。脉象细数。厥阴伏热乘脾，肠胃气机皆阻。再拟苦辛开通，而泄厥阴伏热。必得逐步退轻，方为顺象也。

上广皮（一钱五分） 上川朴（七分） 炮姜炭（二分） 杭白芍（一钱，甘草煎汁炒） 制半夏（一钱半） 炒丹皮（二钱） 淡黄芩（一钱五分） 川雅连（姜汁炒，五分） 茯苓（三钱） 槟榔（六分，磨）

七诊 赤积大退，痛坠略减。所下黄腻起沫者居多，沫属于气，黄属于湿，还是湿热怫郁，欲开不开，蒸腾于胃。发热颧红，小溲浑浊。脉数，舌红苔黄。泄化湿热，疏通肠胃怫郁，是目前之定局也。

川雅连（五分） 制半夏（一钱） 广木香（五分） 淡干姜（二分） 苦桔梗（一钱） 淡芩（一钱五分） 葛根（一钱五分） 杭白芍（酒炒，一钱五分） 赤白苓（各一钱五分） 豆卷（三钱） 炒红曲（一钱五分） 六一散（三钱，包） 鲜荷叶边（炒黄，三钱）

八诊 赤积渐退，腹痛稍轻，痢数略减，后重气坠亦松，胃气苏醒，颇思饮食，山根青色亦退，皆属转轻之象。然痢虽减轻，身复发热，一昼夜不能熟寐。脉数右大，舌红苔黄。痧后少腹先觉不舒，山根色青，遂借饮食过节而成下痢，厥阴必有伏热，其上中湿热，因内虚而陷入于下。今肠胃怫郁稍开，而湿热充斥于三焦，所以熏蒸为热。再仿协热下痢治之。

白头翁（二钱） 北秦皮（一钱五分） 朱茯神（三钱） 益元散（包，一钱五分） 杭白芍（一钱） 川黄柏（一钱五分） 川雅连（四分） 淡黄芩（一钱五分） 辰灯心（三尺）

九诊 邪从上中陷入于下，仍使邪还上中，不表而汗，热势因而大退，痢亦大减，后重已松，腹痛渐止，胃纳大起。种属转机。守效方再望应手。

白头翁（二钱） 川雅连（五分） 淡芩（一钱五分） 川黄柏（一钱五分） 茯神（三钱） 生薏仁（三钱） 辰灯心（三尺） 益元散（三钱，包） 北秦皮（一钱五分） 白芍（八分）

【赏析】

此案列为张聿青先生治疗湿热痢之证。湿热痢多因脾胃湿热内蕴，胃不消导，脾失健运，湿热夹滞所致。以痢下赤色，或如鱼脑、稠黏臭秽、排便次数频多、里急后重、肛门灼热、小便热赤、舌苔黄腻、脉滑数有力等为特征。若湿热毒邪盛于血分，伤及肠络，下痢纯血者，叫“赤痢”、“血痢”。若病邪伤及气血，肠中气滞，肠络损伤，下痢赤白相兼，脓血相杂，腹中绞痛，排便次数频多，叫“赤白痢”。治益清热解毒，调气行血，初诊时重用黄芩、桔梗清热解毒；茯苓、陈皮健脾燥湿止泻；鸡内金、神曲健脾消食；枳壳炭行气除满。当湿热痢转重时则重用白头翁清热解毒，凉血止痢；黄连、黄柏、秦皮清热燥湿、泻火解毒。

案3　邪盛正虚案

席（左）　疏补兼施，百次以外之痢，渐减至二十余行，脐下按痛，已得全化，不可不谓起色。无如气怯懒言，频频哕恶，不能饮食。脉细无神，大有雀啄之意。良以食滞通行，而暑湿热冲斥三焦，致胃气遏伏不宣，脾气因而涩滞。较昨虽有起色，正虚病实，犹于大局无裨。

台参条（一钱）　炒川连（五分）　广陈皮（一钱）　水炒竹茹（一钱）　广木香（五分）　生姜汁（一匙）　茯苓（三钱）　藕汁（一两，隔汤炖热冲）　白粳米一撮，煎汤代水。

呕恶甚，先用石莲川连以止呕。

二诊　病稍起色。用生姜泻心汤。

三诊　痢渐减疏，肛门涩滞，亦已爽利，里急亦松，恶心亦定，脉亦起。

川雅连（五分）　半夏（一钱五分）　砂仁（七分）　鲜竹茹（一钱）　赤白苓（各二钱）　甜广皮（一钱）　淡芩（一钱五分）　滑石（三钱）　鲜生姜（四钱）　香稻根（一两五钱）　藕（一两五钱，煎汤代水）

此证至后痛痢均减，竟仍不起，正虚也。（清儒附注）

【赏析】

此案列为张聿青先生治疗痢疾之邪盛正虚证。《素问·通评虚实论》：“邪气盛则实，精气夺则虚。”通常以正虚为本，邪实为标。治疗须扶正祛邪。患者腹痛、日下痢二十余次、频频哕乃属暑湿热邪盛之证；久病难愈、气怯懒言、脉细无神则为正虚之兆。邪气深伏，正难驱之。祛邪者赖乎正，但若邪气深伏，而正气又不能深入邪结之处，搜剔而祛之，也可表现为邪正相持的病理状态。邪正相持，久必伤正。疾病过程中，只要有未尽的邪气，人体正气必然要尽力祛除，而邪正相持日久，正气在祛邪的过程中，往往会出现损伤。如以上所述痢疾，病久痢邪伤正，正虚而痢邪不解，名曰虚痢。治则一方面清热解毒，凉血止痢，另一方面则需养阴生津，培元固本。方中重用黄连、黄芩、竹茹清热解毒；茯苓、陈皮等燥湿止泻；半夏、生姜和中降逆；同时也重用姜汁、藕汁、白粳米等养阴生津之品，共达驱邪固本之效果。

案4　正虚邪恋案

陈（右）　痢成休息，临圊仍痛。脉濡而滑。此湿积伏留大肠屈曲之处。暂为疏通。

炒川连（五分）　于术（一钱五分）　党参（二钱）　枳实（一钱）　湘军（二钱炒）　当归炭（一钱五分）　白芍（一钱五分）　云苓（四钱）　炮姜（三分）

二诊　疏通肠胃，临圊仍然腹痛，脓血稠腻，而大便依然结燥。良以久痢阴伤，脏阴愈亏，则腑阳愈燥。和阴之中，仍开湿热。

当归炭（二钱）　生地炭（三钱）　火麻仁（三钱）　白芍（甘草汤炒，一钱五分）　地榆炭（二钱）　丹皮炭（二钱）　瓜蒌仁（四钱）　阿胶（一钱五分）　上徭桂（三分）　川黄柏（一钱五分）　川连（三分，三味研细末，米饮为丸，晒干先服）

三诊　养脏之阴，开腑之结，大便减少一次，脓血亦稀。其为脏阴不足，腑阳有余，可无疑义。前法再进一步。

炒阿胶（二钱）　当归炭（二钱）　地榆炭（二钱）　炒槐花（二钱）　火麻仁（三钱）　大生地（四钱）　丹皮炭（二钱）　瓜蒌仁（三钱）　白芍（一钱五分，甘草二分同炒）

【赏析】

此案列为张聿青先生治疗休息痢。休息痢为痢疾时止时发，久久不愈者。《诸病源候论·痢病诸候》，《症因脉治》卷四有外感休息痢、内伤休息痢之别。因治疗失宜，或气血虚弱，脾肾不足，以致正虚邪恋，湿热积滞伏于肠胃而成。发作时治以清热化湿为主，或兼补气血，或兼补脾肾。缓解期可见神疲乏力，食欲不振，形体消瘦，四肢不温等症，治以健运脾胃，补益气血为主。

案5 湿热蕴蒸案

方维卿 投剂之后，合夜甚安，至今午后呃忒又盛，下痢肛门火热滞坠，小溲热痛。脉数左尺坚硬，苔白质红。痰滞较化，故得胃中之热气暂平。而下焦之火挟热上冲，所以肺胃之气，欲从下降而不能降，至成彼此鼓激之局。忌款未退仍在危地也。

生熟白芍（各一钱） 广皮（一钱） 砂仁（七分） 炒竹茹（一钱） 滋肾丸（三钱） 生熟木香（各三分） 川连（五分） 吴萸（一分，川连同炒） 磨刀豆子（四分）

二诊 宣肺气之痹，原欲行其上而下脘通降也。乃呃忒仍然不止，中脘结痹不舒，沃出痰涎，呃方暂定。下痢频频。脉数，右关沉糊。良以暑湿热三气郁阻肠胃不化，热迫于下，致湿热之气，俱结于上。胃中之阳气不通。痢证之忌象频见，敢云治乎。不得已仿附子泻心法。

熟附子（五分） 川连（姜汁炒五分） 木香（五分） 橘皮（一钱） 炙柿蒂（四个） 公丁香（三分） 赤白苓（各二钱） 干姜（五分） 猪苓（二钱） 泽泻（一钱五分） 竹茹（一钱）

三诊 呃逆较疏，仍然不止，下痢较爽，溲略通利。脉象稍稍有神。木邪素旺，暑湿热郁阻肠中，胃府失于通降，遂失清升浊降之常，仍在险途。

台参须（另煎，冲八分） 炒川雅连（四分） 制半夏（三钱） 刀豆子（磨冲，三分） 茯苓（四钱） 枳实（一钱） 炒淡干姜（五分） 橘皮（一钱五分） 竹茹（姜汁炒，一钱） 公丁香（三分） 上徭桂（三分） 柿蒂（二枚，三味共研细末，丸药汤送下）

按：师常云：维卿之恙，后审知其有停饮，用沉香黑丑二味见功，此法外之法也。下方丁香猺桂黑丑三味，固以有酸水泛出而用，然治法之神，殆得子和氏三昧者矣。（清儒附注）

四诊 呃忒下痢俱减，神情亦略起色，脉沉略起，然脘中时仍阻塞，并有酸水泛出。良以平素所有之寒，阻遏中阳，致气血鼓激，胃气逆冲。既稍有转机，不得不竭人力，以希造化。

台参须（另煎，六分） 鲜生姜（洗切，一钱） 制半夏（三钱） 茯苓（五钱） 煨木香（五分） 公丁香（三分） 上猺桂（四分） 黑丑（三分） 后三味研细末，饭丸姜汤下

五诊 呃止两日，而下痢仍然不减，腹痛溲少，糜黄甚臭。脉微数。上寒下热，而又未便苦寒。姑以轻剂，扩清火府。

炒红曲（二钱） 砂仁（七分） 猪苓（二钱） 滑石（四钱） 赤白苓（各二钱） 鲜荷叶（一角） 甘草（二分） 广皮（一钱） 木香（五分） 沉香（三分） 血珀（五分） 二味研细先服

六诊 胃纳稍起，小溲略通。昨药进后，其痢甚畅，旋即止住有数时之久，至晚又痢不爽。良以湿热之郁阻者，既开复痹。姑再开通。

广皮 砂仁 木香 薏仁 花槟榔 赤白苓 泽泻 川朴 香连丸（药汁送） 炒枯赤砂糖（四钱） 松萝茶（三钱） 白萝卜汁（半杯冲） 陈关蛰（七钱） 上四味煎汤代茶

七诊 胃气渐开，痢亦渐疏，而时有欲痢之意。还是湿热之郁，气机不能开通。再苦辛开通。

赤白苓 木猪苓 木香 砂仁 泽泻 陈皮 生薏仁 滑石块

上猺桂（三分） 炒川连（三分） 炒黄柏（一钱） 三味研细末，米饮糊丸药汁送下

【赏析】

此案列为张聿青先生治疗湿热痢。湿热蕴蒸，气血阻滞，化为脓血。湿热之邪壅滞肠中，气机不畅，传导失常，故腹痛，里急后重。湿热熏灼肠

道，脂络受伤，气血瘀滞，化为脓血，故下痢赤白。湿热下注，则肛门灼热，坠而不爽，小便短赤。苔腻为湿，黄为热，脉滑为实，数是热的征象。湿热痢在小儿痢疾中最为多见，急性痢疾大多属于此证，慢性痢疾中也有属此证者。治疗则重在清热导滞，行气和血。

案6　恋邪复犯案

王（左）　休息痢虽愈，肠胃必有留邪，夏湿熏蒸，下痢复发，临圊腹痛，色赤黏腻。舌苔近根霉黑，肠中尚有留滞。先为疏通。

川朴（一钱）　枳实（一钱）　砂仁（五分）　白芍（一钱五分）　范志曲（二钱，炒）　陈皮（一钱）　茯苓（三钱）　木香（五分）　香连丸（六分，分二次开水送）

二诊　舌根霉黑已化，下痢较疏，临圊稍爽，赤色亦退。再理气以宣腑热。

广木香（五分）　广皮（一钱）　赤白苓（各三钱）　生熟谷芽（各一钱五分）　缩砂仁（五分）　于术（一钱）　生熟薏仁（各二钱）　炒范志曲（一钱五分）　泽泻（一钱五分）　枳壳（一钱）

三诊　下痢已止，大便未实。再培土而参调气。

炒于术（八分）　煨木香（四分）　扁豆衣（三钱）　生熟薏仁（各二钱）　砂仁（五分）　白茯苓（三钱）　广皮（土炒一钱）　炒山药（三钱）　泽泻（一钱五分）　煨生姜（二片）

四诊　大便未实，临圊仍澼澼有声。湿热未能尽澈，气滞因而不宣。再导气理湿。

川朴（八分）　陈皮（土炒一钱）　生熟木香（各三分）　川连（五分）　焦谷芽（三钱）　炮姜（五分）　泽泻（一钱五分）　生熟米仁（各二钱）　砂仁（五分）　茯苓（三钱）

五诊　圊后带红，色虽不鲜，而甚觉黏腻。还是湿热所化。前年曾患休息痢，脾气藏阴已虚。拟升脾养脏清腑。

奎党参（二钱）　炒于术（一钱五分）　升麻（醋炙三分）　驻车丸（三钱，开水

送，分二服） 炙绵芪（二钱） 生熟草（各二分） 柴胡（醋炙三分） 广皮（一钱） 砂仁（五分）

【赏析】

此案列为张聿青先生治疗休息痢急性期。休息痢虽愈，肠胃仍有留邪，夏季暑湿之气旺盛，助邪发作。休息痢急性发作型常因进食生冷食物、劳累或受凉等诱因引起急性发作，出现腹痛腹泻及脓血便，但发热及全身毒血症症状多不明显。治疗上一方面重在清热化湿，兼以补养气血、健运脾胃。

案7 湿热困脾案

蒋（左） 痰湿盛极趋入大肠，肠澼不止。舌红苔黄。宜运脾理湿泄热。

制半夏（二钱） 生熟薏仁（各二钱） 枳壳（一钱） 丹皮炭（二钱） 台白术（二钱） 白茯苓（三钱） 桔梗（一钱） 防风根（一钱） 香连丸（五分，开水送下）

二诊 湿热旁流，势稍减轻。药既应手，宜扩充之。

制半夏（一钱五分） 煨葛根（一钱） 桔梗（一钱） 戊已丸（一钱五分，开水先送下） 防风根（一钱，炒） 陈广皮（一钱） 枳壳（一钱） 泽泻（一钱五分） 茯苓（三钱） 薏仁（四钱）

三诊 湿热旁流不止，肠红色如猪肝。还是湿热熏蒸之象。再于培土之中，兼清湿热。

炒于术（二钱） 黄柏炭（二钱） 生薏仁（四钱） 川连炭（四分） 制茅术（八分） 炒槐花（二钱） 丹皮炭（二钱） 白茯苓（三钱） 防风炭（一钱） 泽泻（一钱五分） 炙黑大红鸡冠花（三钱）

四诊 肠澼不止，肛门下坠。脉象滑大。此湿热不化，大肠腑气压坠。拟和营兼清湿热。

当归炭（二钱） 炒槐花（二钱） 杭白芍（一钱五分） 驻车丸（三钱，开水先送下） 丹皮炭（二钱） 白茯苓（三钱） 宋半夏（一钱五分） 淡黄芩（一钱五

分） 广橘白（一钱）

【赏析】

此案列为张聿青先生治疗湿热痢。张聿青先生初诊时运用健脾理湿泄热法，并充分根据疾病转归适当调整方剂，加强培土合营，养阴固本治疗。初诊时患者湿热痰盛，治宜运脾理湿泄热，方中重用茯苓、泽泻、薏苡仁健脾燥湿止泻；丹皮炭、防风、桔梗清热解毒；半夏温胃止泻，枳壳行气消胀除满。当湿热仍熏蒸大肠，顽固不化时，则加强清热凉血止痢之功，兼以健胃培土之力，固本而驱邪，方中加用黄柏、黄连、黄芩、炒槐花等清热解毒之品，最终达到清热合营，凉血止痢的功效。

五、便闭

案1 阴液亏虚案

左 大便闭阻，时辄少寐。脏阴亏损，则腑阳转燥矣。

鲜苁蓉（七钱，洗） 瓜蒌仁（二钱） 火麻仁（二钱） 杏仁泥（三钱） 白芍（一钱五分） 茯神（三钱） 风化硝（一钱五分） 炒枣仁（二钱） 油当归（三钱） 白蜜（二钱，冲）

【赏析】

此案列为张聿青先生治疗阴虚便闭。症见大便干结，粪块形如羊粪，排便艰难，努挣不下，常伴有肛裂，头晕耳鸣，心烦少寐，形体消瘦，腰膝酸软，舌红少苔，六脉细数，此乃血液亏虚不能濡荣肠道所致。治宜滋阴增液行舟，方中鲜苁蓉、火麻仁、杏仁润下通便；配入补血之当归，就能达到“增水行舟”，润下通便的作用。大便秘结、不外热结，阴液亏虚两种因素。

案2 气血亏虚案

某 年近古稀，腿股软弱，兹则大便不解。六脉细涩。血液枯燥。宜养血润肠。

鲜苁蓉（一两，洗） 火麻仁（三钱） 甜杏仁（三钱） 松子仁（三钱） 当归（二钱） 柏子仁（去油，三钱） 炒牛膝（三钱） 鲜首乌（六钱） 生山药（二钱）

二诊 便虽畅行，而肠液枯燥，但食而不便者，又三日矣。再滋润咸降。

火麻仁（三钱） 杭白芍（一钱五分） 生熟草（各一分五厘） 当归（二钱） 生山药（三钱） 炒麦冬（一钱五分） 鲜苁蓉（六钱，洗） 炒杞子（三钱） 黑元参（二钱） 炒牛膝（三钱） 枇杷叶（去毛，四片）

三诊 大便渐调。再润肠养血，参以补气。

西党参 当归 生山药 火麻仁 生熟谷芽 野于术 白芍 柏子仁 炒杞子 炒牛膝

【赏析】

此案列为张聿青先生治疗便闭气血亏虚之证。气血亏虚之便秘患者通常形体消瘦，神疲懒言，倦怠乏力，脘腹胀满，大便少而不快，或形细如筷，或数日一行，或便意甚颇，排便乏力，屡至圊不下，终至脱肛不收，痛苦异常，面色晦暗，舌苔薄白，舌体胖暗等，其本属气虚血亏，运化无力，肠失所需，腑气不通。若单纯用木香顺气丸、八消丸、番泻叶代茶饮，则收效甚微，久之必犯“虚之之戒”。证治之法当以益气助之，养血通便为要。药用火麻仁、松子仁、柏子仁为君，重在润肠通便；当归、白芍、肉苁蓉养血润燥；配合党参补中益气。方虽小而配合周到，效在其中。

案3 肠胃积热案

邱（右） 形寒里热，腹膨不舒，腰酸气坠，大便坚硬，欲解不解。木旺肠枯。拟养营润肠。

鲜苁蓉（七钱） 瓜蒌仁（四钱） 甘杞子（三钱） 怀牛膝（三钱） 白蜜（二钱，冲） 火麻仁（三钱） 光杏仁（三钱） 金铃子（一钱五分） 杭白芍（一钱五分）

二诊 大便渐通，腹膨较舒，而少腹偏左仍觉板滞。的是木旺气化为火，脏阴日亏，则腑阳日燥。再养血润肠，以清气火。

细生地（四钱） 大麦冬（三钱） 生白芍（二钱） 郁李仁（三钱） 白蜜（二钱，冲） 大元参（四钱） 火麻仁（三钱） 柏子仁（三钱） 甘杞子（三钱） 更衣丸（先服，二钱）

三诊 大便通行，腹胀板滞已化。肝木纵横之气，化而为火，暗铄阴津，频带口渴。宜甘凉清养。

杭白芍（一钱五分） 川石斛（四钱） 生甘草（三分） 白茯苓（三钱） 青果（二枚） 川楝子（一钱五分） 大天冬（二钱） 干橘叶（二钱） 白蒺藜（二钱） 左金丸（五分）

四诊 口渴稍定，大便仍然艰燥。还是气火有余。

川石斛（四钱） 甜杏仁（三钱） 川楝子（一钱五分） 茯苓（三钱） 南花粉（二钱） 大天冬（三钱） 干橘叶（一钱五分） 白芍（酒炒，一钱五分） 更衣丸（三钱，先服）

五诊 大便已经畅行，胀满已退，口渴大减。然舌苔仍然花糙。气化为火，劫烁阴津，不能遽复。再降气火而育阴津。

阿胶珠（二钱） 细生地（四钱） 生甘草（三分） 大天冬（三钱） 橘叶（一钱五分） 川雅连（三分） 天花粉（二钱） 川楝子（一钱五分） 杭白芍（一钱五分）

【赏析】

此案列为张聿青先生治疗热结便闭。肠胃积热型便秘，通常可见大便干结，腹胀腹痛，面红身热，口干口臭，心烦不安，小便短赤，舌红苔黄燥，脉滑数。治益泻热导滞；润畅通便。方中火麻仁、杏仁、白蜜润肠通便，芍药养阴和营；生地、天冬、麦冬以滋阴生津；白蒺藜、川楝子疏肝行气；天花粉清热生津。

卷十一

一、肿胀

案1　产后血虚案

冯（右）　面浮足肿，朝则面甚，晚则足甚。产后营虚，阳气挟湿上行也。先治其标。

炒苏子（三钱）　杏仁泥（三钱）　炒枳壳（一钱）　粉归身（二钱）　羌活（一钱）　磨沉香（三分，冲）　云茯苓（三钱）　炒于潜术（二钱）　青防风（一钱）　越鞠丸（三钱，开水先服）

【赏析】

此案列为张聿青先生治疗产后血虚水肿。产后四肢、颜面浮肿者多因产后劳伤血气，血虚无以制阳，阳气挟湿上行。治益补气养血，利湿渗水。方中当归补血活血；茯苓利水渗湿；越鞠丸行气解郁。

案2　脾阳亏虚案

左　至暮不能纳食，食即胀满，至天明其满始退。脉象沉弦。此由脾阳不振，所以至暮则阳无以化，而胀满辄甚。鼓胀根源，未可忽视。

上川朴　连皮苓　建泽泻　大腹皮　炒于潜术　草果仁　炒枳实　熟附片　木猪苓　炙鸡内金　老姜衣

【赏析】

此案列为张聿青先生治疗腹胀脾阳亏虚之证。脾阳不振，不能温化水湿，水谷精微物质不能输布，壅积于中焦而成腹胀。治益健脾消食，行气除满。方中熟附子温补阳气；上川朴、枳实、大腹皮宽中行气除胀，鸡内金健脾消食。

案3　湿热壅盛案

周（左）　足肿稍退，面部仍浮，腹笥膨急，而不自觉胀，其湿热横溢于皮肤肌肉可知。上则痰多，下则便闭。运脾利湿泄浊，再望应手。

大腹皮（二钱）　茯苓皮（三钱）　建泽泻（一钱五分）　五加皮（二钱）　猪苓（二钱）　范志曲（一钱五分）　上广皮（一钱）　炙内金（一钱五分）　老姜衣（三分）　小温中丸（三钱，先服）

二诊　体半以下，肿势渐消，而体半以上，仍肿不退。脉沉细，舌苔黄滑。湿热溢于皮肤肌肉，用金匮越婢汤，以发越脾土之湿邪。

生甘草（三分）　茯苓皮（四钱）　炙内金（一钱）　煨石膏（二钱）　大腹皮（二钱）　生麻黄（五分，另煎去沫后入）　陈橘皮（一钱）　老姜（三片）

三诊　太阳膀胱为六经之首，主皮肤而统卫，所以开太阳之经气，而膀胱之腑气自通。小溲较畅，面浮肤肿略退。再风以胜湿，淡以渗湿，温脾土以燥湿。

青防风（一钱）　川芎（一钱）　木猪苓（二钱）　泽泻（一钱五分）　川羌活（一钱）　大腹皮（二钱）　连皮苓（三钱）　川朴（一钱）　广皮（一钱）　姜衣（四分）

【赏析】

此案列为张聿青先生治疗水肿湿热壅盛之证。水湿之邪，郁而化热，或湿热之邪壅于肌肤经隧之间，故遍身浮肿而皮肤绷急光亮；由于湿热壅滞三焦，气机升降失常，故见胸脘痞闷；若热邪偏重者，津液被耗，故见烦渴，小便短赤，大便干结；苔黄腻，脉沉数或濡数。初诊时，治当以清热健脾祛湿为主。当湿热溢于皮肤肌肉而出现上半身水肿之时，治益解表祛风，宣肺行水。《医方集解》：此足太阳药也，风水在肌肤之间，用麻黄之辛热以泻肺；石膏之甘寒以清胃；甘草佐之，使风水从毛孔中出；又以姜枣为使，调和营卫，不使其太发散耗津液也。方中以麻黄为君药，发汗解表，宣肺行水；佐以生姜、大枣则增强发越水气之功，不仅使风邪水气从汗而解，尤可藉宣肺通调水道之力，使水邪从小便而去。因肺胃有热，故加石膏以清其热。使以甘草，调和药性，与大枣相伍，则和脾胃而运化水湿之邪。综合五药，乃为发越水气，清泄里热之剂。

案4　风水泛滥案

范（左）　目窠先肿，渐至腿足俱胀，脘腹不舒。脉细沉迟。此湿寒泛滥，水气重症，方兴未艾之际也。

川朴　泽泻　广皮　大腹皮　防风　羌活　川芎　猪苓　防已　五加皮　桂枝　姜衣　炙内金（一钱五分，研先调服）

经云：水之始起也，目窠上微肿，如新卧起之状。观于此益信。（清儒志）

二诊　脘腹胀舒，足肿未退。

苍术　川朴　五加皮　连皮茯苓　炒冬瓜皮　广皮　薏仁　大腹皮　建泽泻　木猪苓　姜衣　鸡内金（炙研调服）

三诊　肿势已退，偏右头痛。湿渐解而风未解也。

炒冬瓜皮　青防风　连皮茯苓　川芎　白术　生熟薏仁　川羌活　白僵蚕　猪苓　泽泻

以上三方初剂腹肿退，三剂全愈矣。（清儒志）

【赏析】

此案列为张聿青先生治疗水肿风水泛滥之证。风邪袭表，肺失宣降，不能通调水道，下输膀胱，故见恶风发热，肢节酸楚，小便不利，全身浮肿等症；风为阳邪，其性轻扬，风水相搏，推波助澜，故水肿起于面目，迅及全身；若风邪兼热则咽喉红肿热痛，舌红，脉浮滑数；若风邪兼寒，邪在肌表，卫阳被遏，肺气不宣，故见恶寒发热，咳喘；若肿势较甚，阳气内遏，则见沉脉，或沉滑数，或沉紧。治益祛风散寒，宣肺行水。方用桂枝散寒解表，温化水饮；防风，羌活祛风散寒；川芎行气开郁，法风燥湿；鸡内金、姜衣健脾化湿，有崇土制水之意。茯苓、泽泻有宣肺利小便消肿之功。

案5　脾阳亏虚案

荣（右）　胎前作肿，产后未消，兹将三月有余，反觉面浮腹满。此脾阳虚而不能旋运，水湿泛滥莫制也。势在正盛。

土炒于术（一钱五分）　大腹皮（二钱）　炙黑草（二分）　炮姜（五分）　广皮（一钱）　炒冬瓜皮（四钱）　连皮苓（四钱）　生熟薏仁（各二钱）　建泽泻（一钱五分）　官桂（五分后入）　炙内金（一钱半，研末调服）

二诊　腹胀消，肤仍肿，微带呛咳。产后脾虚，湿不旋运。再运湿温中，以参调气。

土炒于术　猪苓　茯苓皮　泽泻　葶苈子　生熟薏仁　炮姜　广皮　光杏仁　五加皮　官桂　炙内金（研末调服）　炒冬瓜皮

【赏析】

此案列为张聿青先生治疗水肿脾阳亏虚之证。中阳不振，健运失司，气不化水，以致下焦水邪泛滥，故身肿，腰以下尤甚，按之凹陷不起；脾虚运化无力，故脘门纳减，腹胀便溏；脾虚生化无权，阳不温煦，故面色萎黄，神疲肢冷；阳不化气，则水湿不行，而见小便短少；舌淡，苔白腻或白滑，脉沉缓或沉弱是脾阳虚衰，水湿内聚之征。

案6　湿热蕴结案

汤（左）　冬温之后，继以便血，旋即大腹胀大，二便涩少。此湿热内滞，流行不宣。鼓胀重证也，未可轻视。

上川朴（二钱） 木猪苓（二钱） 大腹皮（二钱） 西茵陈（二钱） 方通草（一钱） 陈皮（一钱） 杏仁（三钱） 范志曲（二钱） 桃仁（三钱） 建泽泻（二钱） 鸡内金（四个，炙，研细末调服）

二诊 胀势大减，溲亦稍利，然大腹仍然胀大。虽见转机，尚不足恃也。

杏仁 范志曲 茯苓皮 连皮槟 瞿麦 猪苓 桃仁 西茵陈 新会皮 川椒目 通草 小温中丸

三诊 胀势大退，脐突稍收，按之亦渐觉软。既得叠见转机，当仿效方进退。

制川朴（一钱） 木香（五分） 广藿香（一钱） 大腹皮（一钱五分） 上广皮（一钱） 木猪苓（一钱五分） 泽泻（二钱） 杏桃仁（各二钱） 范志曲（三钱） 瞿麦（三钱） 白茯苓（三钱） 砂仁（七分，后下） 西茵陈（一钱） 小温中丸（开水送下）

【赏析】

此案列为张聿青先生治疗鼓胀湿热蕴结之证。鼓胀是以腹部胀大如鼓，皮色萎黄、脉络暴露为特征的病证。致病原因有：因于情志郁结，气失调达，肝脾受伤者；有因于饮食不节，嗜酒过度，脾胃受伤，运化失职者；有因虫积或其他传染病损仍肝脾，阻碍气血者。湿热蕴结型表现为腹大胀满疼痛，烦热口苦，渴而不欲饮，尿赤涩，便秘或垢溏，或见面目皮肤发黄。舌苔黄腻，脉弦数。治益清热利湿，攻下逐水。患者腹胀如故，二便不利皆为水热互结腹内，气滞湿阻之象。正如《金匮要略·痰饮咳嗽病篇》第29条："腹满，口舌干燥，此肠间有水气，已椒苈黄丸主之。"当然，用此方并不必拘泥于条文中的主症，而应"有其证，用其方"。同时以方测证当有水肿、小便不利、大便干结等肠间饮热成实、腑气壅塞不通之证。方中取茵陈、通草清热利湿退黄；猪苓、泽泻利水消肿散结以祛腹中水湿瘀热之邪；配伍大腹皮、砂仁、木香、藿香、半夏则助上药行气利水化湿。全方辛温与苦寒并用，辛能行能散、化湿行气，苦能燥湿泄热，诸药相合共奏利水除湿，行气泄热之功。

案7 脾阳虚衰案

宣（左） 脉象弦大，久按濡滑腹满不舒，而并无胀大情形，足跗带肿。此气虚脾不运旋，湿寒内阻。中满之症，图治非易。

西潞党（二钱，木香四分，煎汁收入） 杭白芍（二钱，炙甘草三分拌炒） 连皮茯苓（五钱） 野于术（一钱，枳壳六分，煎汁收入） 上徭桂（四分，去粗皮后入） 泽泻（二钱） 猪苓（二钱） 制香附（三钱） 淡吴萸（五分） 姜衣（三分） 鸡内金（一具，炙，研细末调服）

二诊 投剂之后，脉症尚属和平，未便遽事更张。

野于术（二钱） 砂仁（四粒） 制香附（三钱） 生熟薏仁（各二钱） 木香（三分） 土炒广皮（一钱） 炒白芍（一钱五分） 茯苓皮（五钱） 上徭桂（四分） 瞿麦（二钱） 生姜衣（三分） 陈米蛀屑（三钱，包）

三诊 胀满较松，欲嗳不爽。右关脉尚带弦搏。木旺土衰，木旺则其气冲突，土衰则运化无权。再疏肝之用，柔肝之体。

制香附（二钱，小青皮一钱，同炒） 焦秫米（三钱，包） 炒白归身（二钱） 炙乌梅肉（一枚） 炒木瓜皮（一钱五分） 酒炒杭白芍（二钱） 金铃子（切，一钱五分） 干橘叶（一钱五分） 陈米蛀屑（绢包，三钱）

四诊 脉象柔软，左关部久按才见弦象。两日内胸腹舒泰，并不胀满，起病以来，未有之境。药既应手，踵效方消息之。

川连（三分,吴萸五分,同炒） 酒炒白芍（一钱五分） 金铃子（一钱五分） 乌梅（一个） 醋炒青皮（一钱五分） 焦秫米（三钱，包） 炒木瓜皮（一钱五分） 酒炒归身（二钱） 醋炒香附（二钱） 陈米蛀屑（绢包，三钱）

【赏析】

此案列为张聿青先生治疗水肿脾阳虚衰之证。中阳不振，健运失司，气不化水，以致下焦水邪泛滥，故身肿，腰以下尤甚，按之凹陷不起；脾虚运化无力，故脘门纳减，腹胀便溏；脾虚生化无权，阳不温煦，故面色萎黄，神疲肢冷；阳不化气，则水湿不行，而见小便短少；舌淡，苔白腻或白滑，脉沉缓或沉弱是脾阳虚衰，水湿内聚之征。治益温运脾阳，以利水湿。方中砂仁、薏苡仁化湿开胃，温脾止泻；茯苓、泽泻、猪苓助膀胱化气行水。

案8　气滞湿阻案

孙（右）　向有痰喘，经月以来，腿足肿胀，渐至腹亦坚，满喘更加甚。肺气不能下输，水湿因而泛溢，深入重地，有喘脱之虞。勉从先胀于下而复满于上者，亦必先治其上而后治其下之意立方。

桂枝　炙麻黄　光杏仁　大腹皮　制半夏　广皮　煨石膏　连皮苓　炒苏子　炒枳壳

二诊　开经气以通膀胱，犹然不减。鼓胀重证，为势正盛，有喘厥之虞。

葶苈子　汉防己　磨槟榔　磨沉香　香附　光杏仁　防风　茯苓皮　广皮　炒苏子　大腹皮　莱菔子　炙内金

改方加黑锡丹一钱，先服。

【赏析】

此案列为张聿青先生治疗鼓胀气滞湿阻之证。鼓胀是以腹胀大，皮色苍黄，脉络暴露，四肢瘦削为特征的一种病证。由于患者腹部膨胀如鼓，故名为鼓胀。本病案主要由于酒食不节，情志不舒，劳欲过度，感染血吸虫以及黄疸、积聚失治等因素，导致肝脾两脏功能障碍，气、血、水积聚腹内而成。治益疏肝理气，软坚散结，活血利水，佐益气健脾。方中大量运用沉香、香附、大腹皮等行气解郁，消胀除满；茯苓皮、制半夏燥湿化痰；莱菔子、炙内金健脾消食，固本培元。

案9　水肿之风邪袭肺案

江（左）　痰饮咳逆多年，气血逆乱，痰每带红。日来兼感风邪，风与湿合，溢入肌肤，面浮肤肿，喘咳不平，腹胀脘痞，小便不利。脉数浮滑，舌苔白腻。有喘胀之虞。

前胡（一钱五分） 荆芥（一钱） 光杏仁（三钱） 橘红（一钱） 茯苓皮（四钱） 葶苈（五分） 防风（一钱） 制半夏（一钱五分） 白前（一钱五分） 大腹皮（二钱） 生姜衣（四分） 川朴（一钱）

二诊 痰喘稍平，浮肿亦减，然中脘仍然作胀。肺胃之气，升多降少，致风与湿横溢肌肤。效方再望应手。

大腹皮（二钱） 川朴（一钱） 杏仁（三钱） 生薏仁（四钱） 煨石膏（三钱） 制半夏（一钱五分） 炙麻黄（四分） 陈皮（一钱） 枳壳（一钱） 茯苓皮（三钱，炒） 生姜（二片） 冬瓜皮（三钱，炒）

三诊 开上疏中，适交节令，痰气郁阻不开，痰出不爽，腹胀面浮足肿，小溲不利。脉形细沉。夫痰饮而致随风四溢，都缘脾肾阳虚，不能旋运，所以泛滥横行。有喘胀之虞。拟千缗汤出入以开痰，真武以温肾而行水。

制半夏（一钱五分） 橘红（一钱） 大腹皮（二钱） 生姜衣（四分） 真武丸（三钱） 皂荚子（蜜炙，二粒） 枳实（一钱） 连皮苓（三钱） 炒于术（一钱五分）

改方去皂荚子加葶苈。

四诊 开肺之气，温肾之阳，肺合皮毛，遍身自汗，水气因而外越，面浮肤肿大退，胸闷较舒，胀满大退，痰亦爽利。然大便不行，足肿未消。还是水气内阻，不得不暂为攻逐之。

大腹皮（二钱） 姜衣（四分） 白茯苓（三钱） 冬瓜皮（四钱，炒） 泽泻（一钱五分） 上广皮（一钱） 于术（二钱） 生熟薏仁（各二钱） 制半夏（一钱五分） 禹功散（先调服，一钱）

五诊 痰化为水，泛溢肌肤，先得畅汗，水湿之气，从汗外溢，继以缓攻，水湿之气，从而下达，故得腹胀面浮俱减。拟运土分化。再望转机。

葶苈（五分） 橘红（一钱） 冬术（二钱） 大腹皮（二钱） 炒范志曲（二

钱） 光杏仁（三钱） 茯苓皮（三钱） 猪苓（二钱） 泽泻（一钱五分） 生熟薏仁（各二钱） 枳壳（七分） 生姜衣（四分）

【赏析】

此案列为张聿青先生治疗水肿风邪袭肺之证。水肿是指体内水液潴留，泛滥肌肤，引起眼睑、头面、四肢、腹背甚或全身浮肿而言。《素问·水热穴论》："故肺为喘呼，肾为水肿，肺为逆不得卧，分为相输，俱受者水气之所留也。"水肿是全身气化功能障碍的表现，主要病变在肺、脾、肾三脏功能失调，膀胱气化不利，发生水肿。风邪袭肺：发病急，初起面目浮肿，继则遍及全身，小便不利。痰湿互结，阻碍全身水液输布。治益疏风解表，利水渗湿。

二、黄瘅

案1 湿热蕴蒸案

华（左） 遍体面目俱黄，中脘痞满。湿热蕴遏。恐其由标及本。

茵陈 制川朴 赤白苓 泽泻 青蒿 山栀 广橘皮 制半夏 木猪苓 上湘军（二钱，好酒浸透后下）

二诊 脘痞稍减，黄瘅略退。药既应手，守前法再望转机。

茵陈（二钱） 冬术（炒炭，二钱） 泽泻（二钱） 砂仁（七分） 黑山栀（二钱） 上湘军（二钱） 橘皮（一钱） 猪苓（一钱五分） 川朴（一钱） 官桂（五分） 制半夏（一钱五分） 焦麦芽（三钱）

三诊 面目色黄稍退，而热退不清。还是湿热壅遏熏蒸之所致也。再淡以渗之，苦以泄之。

官桂（五分，后入） 豆豉（三钱） 黑山栀（三钱） 制半夏（一钱五分） 猪苓（二钱） 郁金（一钱五分） 茵陈（三钱） 冬术炭（二钱） 赤白苓（各二钱） 杏仁（二钱） 泽泻（一钱五分）

四诊 黄瘅已退。然形色瘦夺，脾土无不虚之理。当为兼顾。

野于术（二钱，炒） 广皮（一钱） 猪苓（二钱） 云苓（四钱） 茵陈（二钱） 泽泻（二钱） 焦麦仁（四钱） 官桂（五分后入） 制半夏（一钱五分） 枳实（一钱） 竹茹（一钱）

五诊 黄瘅大势虽退，而湿热未能尽澈，小溲未清，足跗带肿。还是湿热坠下，再培土而分利湿邪。

于术（一钱五分） 大腹皮（二钱） 川通草（一钱） 茯苓（三钱） 炒冬瓜皮（一两） 泽泻（一钱五分） 木猪苓（二钱） 焦苍术（一钱） 生熟米仁（各三钱） 茵陈（一钱五分）

六诊 诸病向安，惟气色尚滞。宜鼓舞脾土，土旺自能胜湿也。

人参须（五分） 茵陈（二钱） 云茯苓（四钱） 猪苓（一钱五分） 制半夏（一钱五分） 野于术（二钱） 炮姜（三分） 焦苍术（一钱） 泽泻（一钱五分） 广皮（一钱）

七诊 补气运脾渗湿，证情又见起色。再为扩充。

人参须（五分） 苍术（一钱） 于术（二钱） 茵陈（二钱） 猪苓（一钱五分） 云茯苓（三钱） 炒冬瓜皮（五钱） 炮姜炭（四分） 泽泻（一钱五分） 生熟薏仁（各三钱） 谷芽（三钱）

【赏析】

此案列为张聿青先生治疗黄瘅湿热蕴蒸之证。《金匮要略》说："黄家所得，从湿得之"，又说"诸病黄家，但利其小便"。湿热交蒸，胆汁外溢于肌肤，因热为阳邪，黄色鲜明。心中懊恼，恶心欲吐，乃湿热熏蒸、胃浊上逆所致。发热口渴，小便短少黄赤，是湿热之邪方盛，膀胱为邪热所扰，气化不利所致。阳明热盛，则大便秘结；腑气不通，故腹部胀满；湿热蕴结，故舌苔黄腻。脉象弦数，为肝胆热盛之征。若湿邪偏盛者，热为湿伏，故发热不高，黄疸不如热重者之鲜明；湿困清阳，邪郁不达，故有头重身困，胸脘痞满，口淡不渴等症。苔厚腻，脉濡缓是湿重之象。首诊治益清热利湿退黄。重用茵陈、栀子清热利湿退黄；茯苓、猪苓、泽泻利水渗湿，辅以半夏、厚朴燥湿消痞散结。当黄疸消退时，则益加强补益脾土，加用陈皮，薏苡仁，炮姜炭健脾补中。

案2 脾阳不振案

吴 黄瘅大势虽退，气仍未开，缠绵两月，兹则便泄不爽。良以湿困已久，脾阳损伤。拟培土温脾分化。

于术　生熟薏仁　干姜　陈皮　范志曲　茯苓　绵茵陈　砂仁　泽泻

二诊 气分稍开，时仍便泄。的是湿热困乏，脾阳因而损伤。药向效边求。

西茵陈（二钱）　茯苓（三钱）　上广皮（一钱）　泽泻（一钱五分）　生熟薏仁（各二钱）　炒干姜（四分）　猪苓（二钱）　煨木香（三分）　理中丸（一钱五分，开水先服）

【赏析】

此案列为张聿青先生治疗黄疸脾阳不振之证。本症是湿盛阳微或中阳不振，寒湿阻遏所致。黄色晦暗，由于阳气不振，胆液不循常道而外泄。纳少、脘闷、腹胀，大便不实等症，都是脾阳不振，运化功能失常的表现。畏寒神疲，是阳气已虚，气血不足所致。舌质淡苔腻，脉濡缓，为阳虚而湿浊不化之象。治益健脾和胃，温化脾土。方中除运用茵陈、茯苓、泽泻等清热燥湿退黄之品，同时大量运用理中丸、干姜等温补脾阳，固本培元之药，共达标本兼治之效。

三、积聚（附癥瘕）

案1 痰气互结案

左 中脘聚形，形如覆碗，按之作酸，至卧则气从上逆。此痰气结聚，阳明太阴之滞，阻而难降，不易图治也。

制半夏　连皮苓　瓦楞子　橘红　九香虫　大腹皮　淡干姜　薤白头　枳壳　砂仁

【赏析】

此案列为张聿青先生治疗积聚痰气互结之证。积聚，积累聚集，蕴积；积聚是腹内结块，或痛或胀的病证。积属有形，结块固定不移，痛有定处，病在血分，是为脏病；聚属无形，包块聚散无常，痛无定处，病在气分，是为腑病。在《诸病源候论·癥瘕候》中说："癥瘕者，皆由寒湿不调，饮食不化，与脏气相搏结所生也。其病不动者，直名为癥。若并虽有结瘕而可移者，名为癥瘕。瘕者假也，为虚假可动也。"酒肉无度，食物偏废，饮食不节，损伤脾胃，使得脾失健运，输布水谷精微的功能减弱，就会导致湿浊凝聚生成痰，痰气阻滞，就会导致血行不畅，脉络瘀郁壅塞，痰浊与气血搏结，形成痰积瘀块就会越来越大，生成积聚本病。治益行气消积化痰。方中重用半夏燥湿化痰；瓦楞子消痰化瘀，软坚散结；砂仁、枳壳、大腹皮行气和胃。

案2 肝气郁结案

马（左） 少腹偏左聚形，食入胀满，色夺形衰。脉迟苔白。此情志抑郁，木不条达也。致气湿瘀滞，酒积不行，名曰积聚。恐元气耗损而入损门。

上官桂 制香附 金铃子 楂炭 延胡索 砂仁末 广陈皮 连皮苓 泽泻 猪苓

【赏析】

此案列为张聿青先生治疗积聚肝气郁结之证。平时情志不遂，肝气郁结，肝气不和，或因食滞痰阻，气机不畅，或因为寒气所聚，气结不畅行，均使气聚有形，发生于胃脘或者腹部其他部位。偶因悲怒气结再加上饮食一块儿，触动肝脾瘀聚气，气阻则发，气通则止，故时发时止，时聚时散，攻走作痛。苔白脉弦，为气盛有余之证。张子和说过："积之成也，或因暴怒喜悲思恐之气。"所以尤在泾也说："凡忧思郁怒，久不得解者，多成此病。"这样七情六欲瘀积过久，再加上外邪，每每就会导致积聚的发生。治益疏肝解郁，行气消聚。方中重用香附、金铃子疏肝解郁，行气消癖；泽泻、猪苓渗湿止泻。

案3　正虚瘀结案

郁（左）

时病之后，左胁下癖块胀大，腹满不舒。脉弦滑，苔白。脾土不运，胃络阻滞。拟宣通气血，参以运土。

川桂木（六分）　焦麦芽（四钱）　猪苓（二钱）　范志曲（二钱，炒）　南楂炭（三钱）　广陈皮（一钱）　茯苓（三钱）　当归炭（一钱五分）　台白术（二钱）　延胡索（一钱五分）

【赏析】

此案列为张聿青先生治疗积聚正虚瘀结之证。积块日久，血络瘀阻，所以就会积块坚硬，这时候疼痛加剧难忍。由于中气大伤，脾胃运化的功能减弱，由于免疫力低下，抵抗力弱，胃肠吸收功能不全，胃纳饮食减少，形成身体消瘦。血瘀日久，阻滞新血不生，畅通有阻，也就是说血循环发生障碍，这样造成中气大伤，免疫功能低下，故面黄肌瘦，甚则黧黑。心开窍于舌，这时舌苔就会成紫色，属血瘀证。苔灰糙光剥，脉弦细，均有津液枯竭、气血耗伤的现象。治益大补气血，活血化瘀。方中重用麦芽、范志曲、南楂炭、陈皮等健脾消食之品固土培元；川桂木温补脾阳，助阳运化；茯苓、猪苓健脾渗湿化痰；当归、白术养血活血，消癖除瘀。

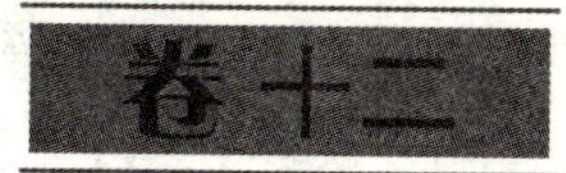

卷十二

一、痿

案1　治痿独取阳明案

潘（左）　两足软弱，步履不便，肌肤作麻，中脘痞满，恶心欲呕。脉象糊滑，苔白微腻。湿郁胃中，胃为十二经之总司，胃病则不能束筋骨而利机关，所以足膝软弱，痿症之情形也。当取阳明。

制半夏（一钱五分）　生熟薏仁（各二钱）　云茯苓（三钱）　川萆薢（二钱）　汉防己（一钱五分）　台白术（一钱五分）　焦苍术（一钱五分）　上广皮（一钱）

二诊　寒湿停阻胃中，呕吐恶心，频渴欲饮，咳嗽则少腹两旁牵痛，四肢脉络不舒。盖寒湿内阻，则清津不升，故口渴。阳明病则脉络不和。再温运湿邪，而降阳明。

制半夏（二钱）　木猪苓（二钱）　台白术（一钱五分）　川桂枝（五分）　白茯苓（四钱）　建泽泻（二钱）　炒竹茹（一钱）　老生姜（一钱，先切）　王枢丹（五分，研末，先调服）

三诊　脉络稍和，略能安卧，恶心呕吐口渴俱觉减轻，胸中如有物阻。脉象沉弦。寒湿停饮，阻于阳明，大便不行，不得不暂为控逐也。

制半夏（二钱）　台白术（一钱五分）　上官桂（五分）　泽泻（一钱五分）　云茯苓（四钱）　大腹皮（一钱五分）　陈皮（一钱）　老生姜（一钱）　木猪苓（二

钱） 控涎丹（八分，先服五分，不行再服三分，姜汤下）

四诊 脉沉弦稍起，呕吐大减，施化得行，口渴较定。然胃病则土难御木，风木大动，机关脉络失和，四肢痿软。急为柔养脉络，而和营液。

土炒杭白芍（三钱） 炒宣木瓜（一钱五分） 酒炒当归身（二钱） 鲜苁蓉（酒洗淡，六钱） 炙黑甘草（五分） 天冬（三钱） 肥玉竹（三钱） 阿胶珠（三钱） 火麻仁（三钱）

【赏析】

《素问·痿论》曰："治痿独取阳明"。因为阳明为气血津液生化之源，主润宗筋，合冲脉，属带络督。故益胃养阴，为治疗本证的常法，对于肺胃津伤者，尤为重要。然肝主筋膜，脾主肌肉，肾主骨髓，对于肝、脾、肾三脏之调治，亦属不可忽视。故患者见腰背无力；肾精不足可累及肝阴之虚，肝肾阴亏，不能濡润筋脉而出现肢体、肌肉无力；脾乃后天之本，气血生化之源，主四肢及肌肉，若脾气虚弱，脾失健运，不能运化水湿，化生气血，则酿生痰浊，从而导致各种肌无力症状。多种肌无力症状形成恶性循环，久病不愈，日渐气血衰败，五脏俱亡，最后阴阳衰败导致死亡。故主要治则：益气健脾、补肾养肝。该患者为湿郁胃中，全方健脾化湿为主。二诊发现患者为寒湿之邪阻与胃中，故健脾化湿同时温运脾阳，方中桂枝温阳化饮，泽泻利小便祛湿以通阳。三诊继续温阳健脾。四诊发现脉弦，为肝木犯胃土，故柔养脉络，而和营液。治疗改为养阴柔肝为主。同时，肝木乘脾土，可能与前面三证过于祛湿而伤肝阴有关，故在祛湿利小便时可加养阴药防止损伤阴液。

案2 阳虚湿盛案

左 呕吐痰涎，泄泻甚多，腑中郁阻之湿，得以开通，水气一层，今可幸免。而两足仍然肿胀，足膝痿软诚恐在下之湿，延成痿症。再取阳明。

生薏仁 赤白苓 陈皮 制半夏 猪苓 炒黄柏 汉防己 泽泻 川桂枝

【赏析】

人体运化水湿主要在三个脏器：肺脾肾。现患者主要为脾肾阳虚，水湿内停，治疗当从脾肾两脏入手。古人云：治湿不利小便非其治也。患者脾阳亏虚，水湿内停，不能输布津液化为水湿。患者脾阳亏虚，水湿中阻则呕吐痰涎，水湿不从小便出则从大便出，故泄泻甚多。阳气亏虚，不能蒸腾水湿，则水湿聚于下，故两足肿胀。治疗以健脾利水化湿为主。方中生薏仁、赤白苓健脾化湿，祛中焦之水，泽泻、猪苓利小便祛湿，汉防己去表皮之水。陈皮、制半夏健脾化湿祛痰止呕，加强祛中焦水湿。黄柏燥湿，祛下焦之水湿。该方高明之处在于桂枝使用。湿为阴邪，必定遮挡阳气，故方中加桂枝温阳利水，既能温脾肾之阳又能利水。

案3　肝火下炎案

某　腿股烙热不能步履，手指作麻。此肝火陷下，阳乘阴位，痿症情形也。

全当归　黑豆衣　泽泻　生薏仁　虎潜丸　汉防己　女贞子　白芍　粉丹皮

【赏析】

何谓肝火炎下，概为肝肾阴虚，虚火损伤经络，故患者感觉腿股烙热不能步履，虚火灼伤经络，则手指作麻。全方治疗上滋阴降火，平肝潜阳。虎潜丸滋阴降火，白芍养阴柔肝，丹皮清肝泄热，女贞子、黑豆、当归滋阴养血补肾，薏苡仁健脾化湿以滋生化，使养阴不缺生化之源，防己、泽泻泄热，使肝肾之湿热从下而去。该病案审查要点在于发现腿股烙热，大腿内侧为肝经通过之处，烙热为虚火，故考虑应该为肝火。

二、风痹

案1　风湿相博案

曾（左）　由面肿而发赤瘰作痒，渐致腿股带肿，恶心呕吐，手臂筋脉抽掣。此风湿相搏，阳明脉络失和。拟祛风理湿。

炒白僵蚕（三钱，打） 川朴（七分） 酒炒木防己（一钱五分） 制半夏（一钱五分） 煨天麻（一钱五分） 青防风（一钱） 茯苓（三钱） 茅术（一钱） 酒炒桑枝（五钱） 橘红（一钱）

二诊 脉象糊滑，苔白心黄。恶心呕吐，频渴欲饮，随饮随吐，手臂筋脉抽掣。湿痰蕴阻胃中，致清津不升，浊液不降。拟苦辛通降法。

制半夏（二钱） 川连（五分） 旋覆花（二钱） 茯苓（三钱） 竹茹（一钱五分） 橘皮（一钱） 干姜（五分） 代赭石（三钱） 太乙丹（六分，研，先服）

三诊 呕恶大减，未能尽止。形体恶寒，头巅觉冷，自汗淋漓，筋脉抽掣。脉形沉细。湿寒郁阻阳明，阳气不能敷布，而从外卫。再温化湿寒。

桂枝（五分） 公丁香（三分） 茯苓（三钱） 橘皮（一钱） 竹茹（一钱五分） 熟附片（四分） 制半夏（一钱五分） 蔻仁（五分） 老姜（一钱）

四诊 温化湿痰，呕吐复盛，中脘胀满，痞阻不舒。恶风自汗，筋脉抽掣。沉细之脉，两关转大，颇带弦象。良由胃病则土难御木风阳从而扰胃。再从肝胃主治。

土炒白芍（一钱五分） 制半夏（二钱） 川连（五分） 橘皮（一钱） 桂枝（五分） 干姜（四分） 旋覆花（二钱，包） 枳实（一钱） 白蒺藜（三钱） 炒竹茹（一钱五分） 代赭石（四钱）开方后，再问饮食所喜，因换后方。

又 温化湿痰，呕吐不定，频吐频渴，想吃甘甜，自汗恶风。右脉转大而觉濡软。良由频吐损伤胃阴，湿寒成燥。再甘凉以和胃阴。

大有耆（一钱五分，防风七分，同炒） 盐水炒半夏曲（二钱） 甜杏仁（三钱） 金石斛（四钱） 甘杞子（三钱） 土炒白芍（一钱五分） 白蒺藜（三钱） 钩藤（三钱） 淮小麦（一钱五分） 黑大枣（四枚）

五诊 气冲呕吐大减，口渴较定，四肢肌肤作麻大退。的是频吐之后，胃液损伤，阳明络空，风阳从而阻络。前法扩充之。

白蒺藜（三钱） 大生地（四钱） 金石斛（四钱） 酒炒杭白芍（一钱五分） 大天冬（三钱） 甘杞子（三钱） 淮小麦（五分） 茯神（二钱） 钩藤（三

钱） **黑枣**（四枚）

六诊 呕吐口渴已定，筋掣肌麻亦轻。的是阳明络空，肝风乘袭。效方扩充。

阿胶珠（三钱） **大天冬**（三钱） **酒炒杭白芍**（一钱五分） **厚杜仲**（三钱） **淮牛膝**（盐水炒，三钱） **大生地**（四钱） **甘杞子**（三钱） **金毛脊**（三钱） **淮小麦**（五钱） **大枣**（二枚）

【赏析】

风湿相搏指风邪与湿邪侵入人体肌表筋骨后，互相搏击所出现的病变。临床表现如风湿留于肌表，则见身体疼痛不能转侧；风湿滞留关节，则四肢关节有牵引性疼痛，不能活动自如。患者风湿阻于阳明，故面肿而发赤瘰作痒。胃与大肠为阳明经，风湿阻于阳明故恶心呕吐，风湿滞留关节，故手臂筋脉抽掣。风湿滞留肌肉，故腿股带肿。治疗上驱风祛湿。方中茯苓、白术健脾化湿，防己利水消肿、祛风止痛，半夏、橘红理气化痰祛湿。桑枝归肝经，祛风湿，利关节，祛除肩臂、关节酸痛麻木。厚朴燥湿消痰、下气除满，与半夏、陈皮合用祛脾胃湿邪。天麻、僵蚕、防风驱风，天麻祛脏腑之风、僵蚕祛经络之风、防风祛皮表之风，三药合用则一切风邪尽可祛除。风邪祛除之后则湿邪为重，二诊痰湿蕴阻脾胃中，致清阳不升，浊阴不降，故用旋覆代赭汤辛通苦降，旋覆花、代赭石降浊止呕，半夏、干姜、橘皮辛温通阳健脾而升清，黄连、茯苓祛湿化浊，竹茹清热（舌苔心黄），太乙丹祛风。湿邪阻滞气机，阳气不能通运周身，故患者形体恶寒，头巅觉冷，自汗淋漓，脉形沉细。 三诊中健脾祛湿同时配合温阳，桂枝温通心阳、附子补火助阳，散寒止痛，公丁香入肺、脾、胃、肾四经，能温中、暖肾、降逆，助附子、桂枝温阳。经附子、桂枝、丁香温阳之后，患者阳气飙升，肝肾阴液受损，肝阳上升，故患者表现为两关转大，脉象弦。频繁呕吐，胃阴受损，故觉右脉转大而觉濡软。由此见患者两关转大是为阴虚阳亢。阴虚为胃阴虚、肝肾阴虚，阳亢为肝阳亢。故治疗上应养肝肾胃阴而潜肝阳。杜老在拟前方后发现不妥，改用养阴柔肝方。方中白芍平肝柔肝，枸杞平补肝肾，配合养阴健脾益气中药。患者症状好转，继续前方病情方定。

案2　湿热阻络案

洪（左）　湿热淋浊之后，髀关不时作痛，遍身作痒。脉象滑数。湿热流入络隧，恐成痿痹。

酒炒桑寄生（三钱）　白蒺藜（去刺炒，三钱）　独活（一钱）　川萆薢（二钱）　汉防己（一钱五分）　仙灵脾（一钱五分）　左秦艽（一钱五分）　生薏仁（四钱）　建泽泻（一钱五分）

二诊　髀关仍然作痛，步履不健，肌肤作痒。肝肾虚而湿热阻络。不能欲速图功。

酒炒汉防己（一钱五分）　川萆薢（二钱）　酒炒淮牛膝（三钱）　川桂枝（三分）　防风（一钱）　当归（三钱）　白蒺藜（去刺炒，三钱）　生薏仁（三钱）　羌活（一钱）　独活（一钱）　二妙丸（二钱，开水先下）

三诊　脉症相安，然屈伸行动，髀关仍痛。风寒湿阻络未宣。

汉防己（一钱五分）　川萆薢（二钱）　酒炒淮牛膝（三钱）　独活（一钱）　左秦艽（一钱五分）　生蒺藜（三钱）　酒炒全当归（二钱）　木瓜（一钱）　酒炒红花（一钱）　仙灵脾（一钱五分）　桑寄生（三钱）　生薏仁（三钱）　陈松节（一两，劈）

【赏析】

湿热阻络证是湿热之邪阻滞经脉，以发热口不甚渴，肢体重痛、麻木，患处糜烂、瘙痒，苔黄腻，脉滑数等为常见症的证候。该患者在患湿热淋浊之后湿热之邪未去流入经络，阻滞经络则肌肉不能正常工作，终将发为痿痹。湿热入皮内则发痒。治疗上以清热化湿为主，佐以健脾肾疏肝通络。方中汉防己利水消肿，祛风止痛，秦艽祛下焦湿热，泽泻祛湿热，薏苡仁健脾化湿。白蒺藜疏肝解郁、通络止痛。川萆薢使湿浊从下焦祛除。仙灵脾、桑寄生、独活补肾祛湿。全方祛湿热补肝肾。二诊较一诊比较加牛膝为引药下行去下肢湿热。湿热之邪祛除后仍然疼痛，则可理解为痛痹，治疗按照痛痹处理给与驱风散寒，祛湿通络治疗。

案3 痛痹案

钱（左） 风湿痰阻络，营卫之气，滞而不行。右半不遂，遍身作痛。宜温通经络。

川桂枝（五分） 左秦艽（一钱五分） 木防己（一钱五分） 炙绵芪（二钱） 酒炒桑寄生（三钱） 制半夏（一钱五分） 酒炒粉归身（一钱五分） 独活（一钱） 防风（一钱） 络石藤（三钱） 酒炒丝瓜络（二钱）

二诊 遍身作痛渐平，而右腿骱仍然酸痛。脉象沉细。风寒湿三气内袭，遂致经络阻痹，营卫气不宣通，不通则痛，势必然也。

酒炒桑寄生（三钱） 左秦艽（一钱五分） 川萆薢（二钱） 川桂枝（五分） 酒炒淮牛膝（三钱） 炒仙灵脾（二钱） 厚杜仲（三钱） 川独活（一钱） 当归（二钱） 活络丸（一粒，酒化服）

【赏析】

痛痹指以关节疼痛为主证的痹证。《素问·痹论》："风寒湿三气杂至，合而痹也。其风气胜者为行痹，寒气胜者为痛痹，湿气胜者为着痹也。"故痛痹又称寒痹。《金匮翼·痹证统论》："痛痹者，寒气偏胜，阳气少、阴气多也。夫宜通而塞则为痛，痹之有痛，以寒气入经而稽迟，注而不行也。"痛痹是由于正气不足，风、寒、湿邪合邪而以寒邪为主侵袭人体，闭阻经络，气血运行不畅，而引起肌肉、筋骨、关节发生疼痛，痛有定处，疼痛较剧，得热痛减，遇寒痛增等为主要临床表现的病证。患者风湿痰阻络，营卫之气，滞而不行。右半不遂，遍身作痛。故治疗上驱风祛湿通阳化痰补肾通络。二诊中以寒邪为主，故加强温阳作用。

案4 着痹案

席（左） 每至寅卯之交，辄腹中胀满，蔓及腰膂，髀关亦觉重着作痛，脉沉而滑，苔白腻浊。此肝气夹痰内阻。用太无神术散法。

苍术 陈皮 藿香 香附 赤白苓 川朴 甘草 菖蒲 薏仁 炒枳壳

二诊 胀满大退，然髀关仍然作痛。湿滞渐开，络痹未宣。再宣络而理湿邪。

萆薢 茯苓 独活 防己 菖蒲 薏仁 秦艽 桂枝 藿香 桑寄生 平胃丸

三诊 胀满已舒，髀关作痛亦减，然身重力乏气短。病渐退，气渐虚，调理之品，恐助邪势，且缓补救。

桂枝 汉防己 生薏仁 郁金 橘皮络 川萆薢 秦艽 白茯苓 杜仲

四诊 髀关尾闾作痛稍减，其痛尾闾为甚。还是湿痰所阻。

苍术 制半夏 陈皮 薏仁 泽泻 黄柏 川桂枝 茯苓 猪苓 萆薢

五诊 尾闾作痛，而腰膂髀关经脉牵掣，步履不便。脉象沉郁，重按带滑。湿痰留络，恐成痹症。

制半夏（二钱） 左秦艽（一钱五分） 建泽泻（一钱五分） 生薏仁（四钱） 川萆薢（二钱） 白茯苓（三钱） 橘皮络（各一钱） 丝瓜络（酒炒一钱） 指迷茯苓丸（三钱，先服）

六诊 腰膂髀关牵掣已舒，腹中又复胀满。络气已宣，而气湿究未得出。再理湿化痰，开郁行滞。

制半夏 茯苓 生薏仁 橘皮络 制香附 川萆薢 泽泻 木猪苓 左秦艽 越鞠丸

七诊 气滞已宣，胀满已退，而腰府仍觉不舒。还是湿阻络隧。再和中理湿。

制半夏（一钱五分） 薏仁（四钱） 旋覆花（二钱） 风化硝（八分） 建泽泻（一钱五分） 川萆薢（二钱） 真猩绛（五分） 青葱管（二茎） 左秦艽（一钱五分） 乌药（二钱） 白茯苓（三钱）

八诊 尾闾作痛递减，左腰膂气觉滞坠。再流化湿滞，以宣络气。

制香附 半夏 茯苓 枳壳 焦苍术 广皮 川萆薢 薏仁 泽泻 二妙丸

【赏析】

着痹，又名湿痹，是由人体正气不足，感受湿邪，或夹风、夹寒、夹热，侵袭肌肤、筋骨、关节，导致气血痹阻而引起的以肢体关节酸痛、重着、肿胀、屈伸不利为主要特征的一种病证。着痹的病因不外内因和外因两方面。外因以感受湿邪为主，常夹风、夹寒、夹热。湿为阴邪，易伤阳气，阳虚则难以驱散，脾虚则难以运化，故内因以阳气虚弱、脾胃不足为主。具体有营卫失调、气血不足、脾虚湿阻、脾肾阳虚等。此外，着痹在病变过程中可以产生病理产物痰瘀，而痰瘀又可成为继发病因。由于脏腑功能失调，营卫气血不足，则易招致湿邪内侵，外邪痰瘀痹阻经脉日久，又损伤脏腑阴阳气血，故内外之因互为因果。着痹病机总属湿邪等侵犯人体皮肉、经脉、流注关节，气血不和，经络痹阻不通，发为着痹。治疗当祛湿化痰理气。苍术、陈皮、藿香、赤白苓、甘草、菖蒲、薏仁祛湿化痰，炒枳壳、川朴、香附理气。

案5　腰痹案

孙（右）　腰膂髀关腿股俱觉作痛，肩臂难以举动。脉象弦滑。血虚肝风入络，络热则机关为之不利。不易图治也。

酒炒桑寄生（三钱）　左秦艽（一钱五分）　川桂枝（五分）　木防己（二钱）　光杏仁（三钱）　煨石膏（四钱）　生甘草（五分）　生薏仁（四钱）　萆薢（二钱）　酒炒桑枝（五钱）

二诊　宣络以清蕴热，仍难步履，腰膂髀关，酸多痛少。病从血崩之后，由渐而来。的属血虚奇脉纲维失护。再通补奇脉，而益肝肾。

酒炒白归身（二钱）　盐水炒菟丝子（三钱）　干苁蓉（二钱）　酒炒淮牛膝（三钱）　盐水炒潼沙苑（三钱）　金毛脊（四钱）　甘杞子（三钱）　厚杜仲（三钱）　仙灵脾（二钱）

三诊　症属相安。的是肝肾空虚，纲维失护。效方进退。

干苁蓉（二钱）　杜仲（三钱）　生蒺藜（三钱）　甘杞子（三钱）　炒萸肉（一

钱五分） 盐水炒菟丝子（三钱） 酒炒怀牛膝（三钱） 酒炒白归身（二钱） 酒炒桑寄生（三钱） 海风藤（三钱）

四诊 来函云舌苔光剥已润，腰膂髀关，酸多痛少，胸背作痛。从调摄肝肾之中，参以祛风宣络。

干苁蓉（二钱） 厚杜仲（三钱） 酒炒桑寄生（三钱） 白茯苓（三钱） 酥炙虎胫骨（四钱） 酒炒怀牛膝（三钱） 粉萆薢（一钱五分） 甘杞子（三钱） 木防己（二钱） 左秦艽（一钱五分） 川独活（一钱） 海风藤（三钱）

【赏析】

腰膂为肾之府，髀关为脾经通过之处。肝脾肾亏虚，风邪乘虚而入，夹杂湿邪阻滞经络则机关不利。脉弦为正气亏虚，正邪相争，脉滑为脾虚湿盛。故治疗应补肝脾肾祛湿补气养血。湿邪蕴于经络过久则化热，故可少许清热。首诊给与薏苡仁健脾化湿，萆薢祛风湿、利湿浊，防已祛湿，桑枝祛湿通络，秦艽清热祛湿，加石膏清里热，桑寄生补肝肾，桂枝通阳祛湿。全方补肝脾肾而去湿热。二诊询问病史，患者是由于血崩之后发病，故当改为补为主。故通补奇脉，补肝肾。加用当归补血，其余则补肝肾。三诊，四诊继续补益肝肾，同时祛风通络，病患痊愈而收工。

三、麻木

营卫不和案

费（左） 人之一身，营卫气血而已。血所以丽气，气所以统血。非血之足以丽气也，营血所到之处，则气无不丽焉。非气之足以统血也，卫气所到之处，则血无不统焉，气为血帅故也。经云卫气昼日行于阳，夜行于阴，行于阳二十五度，行于阴亦二十五度，其所以能二十五度者，为其营能行，卫亦能行也。今年逾大衍，气血暗衰，风寒湿久伏，乘瑕蹈隙，袭入经络，遂令营卫之气滞而不行，四肢酸麻，厥逆恶寒。营不行则营不足用，有营若无营矣。卫不行则卫不足用，有卫若无卫矣。譬之久坐倚着，则麻木不得行动，此理甚明。脉细沉濡，舌胖质腻，尤为风寒湿之明证。为今之计，欲治酸麻，必先行其营卫之滞而后可。欲行营卫之滞，必先祛其所以阻我营卫者而后可。谁阻之。风寒与湿是也。拟理湿祛风法。风湿既去，营卫自行，则厥热恶寒，不治自愈。但邪湿既久，其来也渐，其退也必迟。知者以为然否。

制半夏　左秦艽　炒于术　川羌活　甜广皮　川桂枝　焦苍术　酒炒桑枝（煎汤代水）

【赏析】

麻木一证属气血的病变，临床上常见正虚邪实、虚实夹杂的复杂变化。多因气虚失运，血虚不荣，风湿痹阻、痰瘀阻滞所致。麻木一证，以气血亏虚为本，风寒湿邪及痰，瘀为标。麻木病因虽有多端，而其病机皆为气血不能正常运行流通，以至皮肉经脉失养所致。气血不足、寒气阻滞、血脉不通、气血不能濡养经络是麻木病证的基础病因。故张老医案里面，麻木章节全部离不开风与痰湿，要么夹杂寒，要么夹杂热，或者袭脏腑，或者袭经络。临床以风寒湿外邪袭为标，气血肝肾亏虚为本，治疗上当图标本兼治。该患者脉细沉濡，舌胖质腻，尤为风寒湿之明证。方中半夏、白术、陈皮健脾化痰祛湿，羌活、苍术去在表之湿，桑枝祛风通络，秦艽利尿祛湿，桂枝温阳祛寒。全方共用祛湿通阳，达到去风寒湿外邪作用。

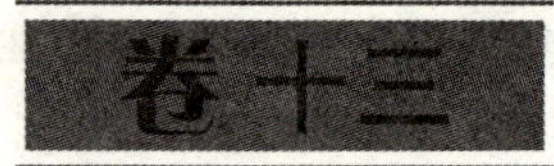

卷十三

一、遗精

案1　肾虚冲阳上逆之精浊案

陈（左）　败精失道，精浊久而不止。兹则旧咳复发，每至寅卯，气辄上升，不能着卧，痰色有时灰黑，脉形濡细。肾水不足于下，痰热凭凌于上。尚可抵御，难望霍全。

玉竹（三钱）　阿胶（二钱）　川贝母（二钱）　云茯苓（三钱）　菟丝子（盐水炒，三钱）　潼沙苑（三钱）　海蛤粉（三钱）　白果（三枚，打）　都气丸（三钱，开水送下）

二诊　每至寅卯，气辄上升，不能着卧。脉象细弦。肾虚冲阳挟痰上逆，并有精浊。法宜兼顾。

细生地（四钱）　女贞子（盐水炒，三钱）　炒萸肉（三钱）　青蛤散（三钱，包）　川贝母（二钱）　潼沙苑（盐水炒，三钱）　厚杜仲（三钱）　白芍（一钱五分）　白果（三枚，打）　都气丸（三钱，先服）

三诊　咳嗽气逆，寅卯为甚，痰多盈盂，精浊绵下。肾虚不能固摄。前法进一步治。

大生地（四钱）　玉竹（三钱）　菟丝子（盐水炒，三钱）　萸肉（二钱）　补骨脂（三钱）　奎党参（三钱）　川贝（二钱）　潼沙苑（盐水炒，三钱）　山药（三

钱） 厚杜仲（三钱）

四诊 精浊稍减，咳嗽稍松。的属肾虚不能收摄。效方扩充。

大生地（四钱） 炒山药（三钱） 菟丝子（盐水炒，三钱） 潼沙苑（盐水炒，三钱） 炒萸肉（三钱） 巴戟肉（三钱） 补骨脂（盐水炒，三钱） 厚杜仲（三钱） 胡桃（一枚，蜜炙，打烂入煎）

【赏析】

《证治要诀》曰："有用心过度，心肾不摄而遗。"《折肱漫录》云："梦遗之证，非必尽因色欲过度，大半起于心肾不交，凡人用心太过则火亢，火亢则水不升而心肾不交。士子读书过劳，每有此病"。尤在泾谓："动于心者，神摇于上，则精遗于下也。"《医贯》曰："肾之阴虚则精不藏，肝之阳强则火不秘，以不秘之火，加临不藏之精，有不梦，梦即泄矣。"《证治要诀》："色欲过度，下元虚惫泄滑无禁"。表明恣情纵欲，肾精不藏。肾阴虚则相火偏盛，干扰精室，致封藏失职；肾阳虚则精不固而自遗。

本案肾水不足于下，痰热凭凌于上。本案先生用玉竹、川贝母、白果、潼沙苑等润肺止咳化痰，用阿胶、云茯苓、菟丝子、海蛤粉等滋养肾水，切中病机。

案2 补脾益肾之固精止遗案

周（左） 无梦泄精，腰府作酸。脉象虚濡。精道滑而不固。宜固精益肾。

熟地炭（三钱） 补骨脂（盐水炒，三钱） 煅牡蛎（五钱） 潼沙苑（盐水炒，三钱） 淮山药（三钱） 菟丝子（盐水炒，三钱） 煅龙骨（三钱） 厚杜仲（三钱） 淡苁蓉（二钱） 新莲须（一钱）

【赏析】

本案周姓患者无梦泄精，腰府作酸，脉象虚濡，四诊合参，当属肾气虚不能固涩之故。先生用熟地炭、莲须、淮山药、补骨脂、杜仲、淡苁蓉、潼沙苑、菟丝子（盐水炒）健脾补肾，用煅牡蛎、煅龙骨收涩止遗，可获良效。

陈（左） 肾气不能收摄，临圊辄带精浊。宜补气固肾。

党参（三钱） 杞子（三钱） 潼沙苑（盐水炒，三钱） 淮山药（三钱） 茯神（三钱） 杜仲（三钱） 菟丝子（盐水炒，三钱） 制首乌（四钱） 建莲（三钱） 金樱子（三钱）

二诊 神情稍振，每至临圊，辄有精浊带出。肾气虚而不振也。

党参（二钱） 云茯苓（三钱） 淮山药（三钱） 金樱子（二钱） 建莲（三钱） 于术（二钱） 潼沙苑（三钱） 煅牡蛎（四钱） 菟丝子（三钱）

三诊 固肾气而益脾胃，脉证相安。前法扩充之。

炙上芪（三钱） 制首乌（三钱） 西潞党（三钱） 土炒于术（三钱） 炙黑草（三分） 厚杜仲（三钱） 炒山药（三钱） 潼沙苑（三钱） 金樱子（三钱） 肥玉竹（三钱）

膏方 每至小便，辄有精浊遗出。此精病，非浊也。肾虚不摄可知。脾胃多湿，气虚不运可知。拟补气以健脾胃，益肾以摄阴精。

炙绵芪（四两） 山药（三两，炒） 制首乌（六两） 炙黑草（五钱） 厚杜仲（三两） 奎党参（六两） 扁豆子（三两） 于术（二两，炒） 剪芡实（三两） 肥玉竹（三两） 白茯苓（三两） 炒萸肉（二两） 大生地（姜汁炒，八两） 潼沙苑（盐水炒，四两） 甘杞子（三两） 巴戟肉（二两） 大熟地（砂仁炙，六两） 补骨脂（盐水炒，三两） 干苁蓉（三两） 西洋参（二两） 白归身（酒炒，二两） 杭白芍（酒炒，二两） 金樱子（去核，四两） 菟丝子（盐水炒，三两） 天麦冬（各二两） 清阿胶（三两） 龟板胶（三两） 鹿角胶（二两） 线鱼胶（二两） 以上四味酒化收膏

【赏析】

遗精是指因脾肾亏虚，精关不固，或火旺湿热，扰动精室所致的以不因性生活而精液频繁遗泄为临床特征的病证。本病发病因素比较复杂，主要有

房室不节，先天不足，用心过度，思欲不遂，饮食不节，湿热侵袭等。关于遗精症的治疗，前人以“有梦为实，无梦为虚”“有梦治心，无梦治肾”。何梦瑶曾说：“以涩治脱未止，不如泻心；泻心不止，不如升阳。”又说：“肾气独沉者宜升，脾湿下留者宜并，肝郁者宜升，不止一途也。”初期应固涩精关为主以治标，强壮为治本；标症缓解，进行固本治疗。

案3　先天遗精之固肾补虚案

王（幼）　先天不充，肾气失固，精浊时渗，形体渐瘦。正在童年起发之时，何堪经此漏泄。急宜固肾。

炒于术（二钱）　补骨脂（盐水炒，三钱）　菟丝子（盐水炒，三钱）　生山药（三钱）　潼沙苑（盐水炒，三钱）　杞子（三钱）　剪芡实（三钱）　煅牡蛎（四钱）　莲子（三钱）

【赏析】

本案王姓小儿先天不充，肾气失固，致精浊时渗，形体渐瘦，先生用补骨脂（盐水炒）、菟丝子（盐水炒）、潼沙苑（盐水炒）、杞子培补先天，用炒于术、生山药、莲子培补后天，用剪芡实、煅牡蛎收涩止遗，值得后世学习。

柴（幼）　童年而精关不固。暂用固精而分利水湿。

萆薢　广皮　制半夏　煅龙骨　潼沙苑（盐水炒）　泽泻　山药　赤白苓　煅牡蛎　剪芡实

【赏析】

因先天禀赋薄弱而致肾虚不藏的，在临证上亦所常见。《景岳全书·遗精》说：“有素禀不足，而精易滑者，此先天元气之单薄也。”治宜补肾益精，固涩止遗。

案4　肾虚脾弱之遗精滑精案

陈（左）　精滑一感即泄，心肾并虚，遗泄不痒。前药再为扩充。

党参　茯神　炙草　杭白芍　炒枣仁　远志　于术　菟丝子（盐水炒）　潼沙苑（盐水炒）　补骨脂（盐水炒）　莲子（十二粒）

【赏析】

本案患者精滑一感即泄，且失眠，属心肾两虚之证，故先生用党参、茯神、炙草、杭白芍、炒枣仁、远志、于术、莲子健脾安神，用菟丝子（盐水炒）、潼沙苑（盐水炒）、补骨脂（盐水炒）　滋补肾水。

左　遗精头昏，痰黑不寐。此水亏也。

煅龙骨　炙龟板　炒枳实　珍珠母　竹茹　煅牡蛎　潼沙苑　孔圣枕中丹

王（左）　肾为阴主藏精，肝为阳主疏泄，肾之阴虚则精不藏，肝之阳强则气不固。久病气阴皆虚，精不能藏，不时滑泄。少阴为开阖之枢，枢病则开阖失度，往来寒热。肾主骨，骨髓空虚，腰酸足软。大便艰难，以脏阴愈亏，则腑阳愈燥也。脉虚形虚，虚损之证，何易言治。且先固摄其下，以节其流。

熟地（三钱）　煅牡蛎（四钱）　菟丝子（盐水炒，三钱）　潼沙苑（三钱）　厚杜仲（三钱）　煅龙骨（三钱）　补骨脂（盐水炒，三钱）　生山药（三钱）　奎党参（三钱）　剪芡实（三钱）　甘杞子（三钱）　莲子肉（三钱）

二诊　摄肾固精，精气稍固，饮食略为馨旺。但精髓空虚，开阖失度，脏阴不足以济燥金，倏寒倏热，大便旬日不行，阳升筋掣。脉形虚大。前法参滋润养脏。

生地（姜汁炒，三钱）　杞子（三钱）　炙熟地（二钱）　龙骨（五钱，煅）　补骨脂（三钱）　鲜苁蓉（八钱）　潼沙苑（盐水炒，三钱）　天麦冬（各一钱五分）　金樱子（去核，三钱）　萸肉（三钱）　火麻仁（三钱）　莲须（一钱）

三诊　滋肾固精养脏，大便颇通，滑泄之期稍远，胃纳略觉馨旺。脉神较振。药既应手，无用更章。

生熟地（各二钱）　龙骨（三钱，煅）　萸肉（二钱）　牡蛎（五钱，煅）　归身（一钱五分）　台参须（另煎冲，一钱）　苁蓉（二钱）　杜仲（三钱）　杞子（三

钱） 山药（四钱） 潼沙苑（盐水炒，三钱） 莲须（一钱）

四诊 遗泄渐疏，大便艰难较润，往来寒热亦定。从效方再展一筹。

大熟地（五钱） 人参须（另煎冲，一钱） 酒炒归身（二钱） 干苁蓉（三钱） 生于术（二钱） 沙苑子（盐水炒，三钱） 炒枣仁（二钱打） 朱茯神（三钱） 甘杞子（三钱） 山萸肉（二钱） 煅龙骨（三钱） 煅牡蛎（五钱）

五诊 脉虽细弱，渐觉有神，形色亦渐华泽。然遗泄有时仍作。还是肾气不固。再为固补。

大兼条参（另煎冲，一钱） 茯神（三钱） 潼沙苑（盐水炒，三钱） 大熟地（五钱） 生于术（一钱） 干苁蓉（三钱） 补骨脂（三钱） 煅牡蛎（五钱） 煅龙骨（三钱） 菟丝子（盐水炒，三钱） 湘莲肉（三钱） 淮山药（三钱）

六诊 饭食坚硬，损伤脾土，食入时觉胀满。虚损之证，全凭上药温养，脾土不运，安能峻补。从此宜慎食物。

于术（土炒，二钱） 真建曲（二钱） 奎党参（二钱） 砂仁（四分，后入） 陈皮（一钱） 连皮苓（三钱） 南楂炭（三钱） 焦枳实（四分） 焦麦芽（二钱）

七诊 胀满已舒，舒则嗳噫。阳明既虚，客气上逆也。

奎党参（三钱） 旋覆花（包，一钱五分） 橘皮（一钱） 茯苓（三钱） 姜渣（六分） 代赭石（三钱） 制半夏（一钱五分） 炒竹茹（一钱） 黑大枣（二枚）

八诊 脾胃气弱，旬日之后，健运不复。拟六君出入。

小兼条参（另煎冲，一钱） 半夏曲（炒，一钱五分） 茯苓（三钱） 砂仁壳（五分） 土炒于术（一钱） 广陈皮（一钱） 广木香（二分） 生熟甘草（各二分） 生熟谷芽（各一钱五分）

九诊 脾胃稍得健运。脾土以阳为用，前法再参温补下焦。

奎党参（二钱） 白茯苓（三钱） 菟丝子（三钱） 炒山药（三钱） 甘杞子（三钱） 生于术（一钱五分） 补骨脂（三钱） 砂仁末（四分，后入） 生熟谷芽（各一钱）

十诊 中焦受气，受谷气也。少火生气，以蒸变于下，气生于上也。中州运化呆钝。良由蒸变无力，谷难化气。再益阴中之阳，以助少火之蒸化。

台参须（另煎冲，一钱） 生于术（二钱） 破故纸（盐水炒，三钱） 甘杞子（三钱） 菟丝子（盐水炒，三钱） 煨益智（八分） 潼沙苑（盐水炒，三钱） 湘莲肉（三钱） 茯神（三钱）

【赏析】

肾气虚或肾阳虚，则下元虚惫，精关不固，而致遗精滑精。若肾阴亏虚，则阴虚而火旺，相火偏盛，扰动精室，精液自出。《医贯·梦遗并滑精论》说："肾之阴虚则精不藏，肝之阳强则火不秘，以不秘之火，加临不藏之精，有不梦，梦即泄矣。"《证治要诀·遗精》谓："有色欲太过，而滑泄不禁者。"均以调补肾之阴阳，并照顾兼证，共凑固摄止遗之功。

案5 心肾阴虚之遗精案

陈（左） 咯血以来，不时遗泄，腰府作酸。心肾俱病也。

茯神（三钱） 潼沙苑（三钱） 炒山药（三钱） 煅龙骨（三钱） 煅牡蛎（五钱） 炒枣仁（三钱） 厚杜仲（三钱） 菟丝子（盐水炒，三钱） 金色莲须（八分）

【赏析】

本案患者咯血、不时遗泄、腰府作酸，属心肾阴虚之象，以茯神、炒山药、炒枣仁、金色莲须健脾养心，潼沙苑、厚杜仲、菟丝子（盐水炒）滋补肾水，并用煅龙骨、煅牡蛎收涩止遗，效如桴鼓。

严 摄纳肾阴，脉证相安。然无梦泄精，亦属肾阴不固。前法参以固摄。

生熟地 淮山药 海蛤壳 牡蛎 白芍 炒萸肉 潼沙苑 茯神 五味子（四分，先服）

案6 湿热下注之遗精案

华（左） 梦遗而苔白腻，此湿热混淆也。

焦白术（一钱五分） 神曲（一钱五分） 川萆薢（二钱） 川朴（一钱） 生薏仁（四钱） 白茯苓（三钱） 泽泻（一钱五分） 木猪苓（二钱） 广皮（一钱） 滑石块（三钱）

左 溲痛递减，溲黄赤较退。然屡次遗泄，还是湿热扰攘也。

细生地（四钱） 车前子 甘草梢 淡芩 知母 赤白苓 龙胆草（五分） 川萆薢 泽泻

左 遗泄频来，溲热而赤，湿热盛极可知。

广皮 泽泻 制半夏 川黄柏（盐水炒） 淡芩 萆薢 猪苓 生薏仁 猪肚丸

左 肾藏精而主纳，膀胱藏水而主出。肾虚湿热内扰，湿不得泄，精不得藏。欲固其肾藏之精，当祛其膀胱之湿。

生于术 川萆薢 煅牡蛎 猪苓 泽泻 生米仁 川黄柏 茯苓神 大淡菜

【赏析】

《明医杂著》说："梦遗精滑，饮酒厚味，痰火湿热之人多有之。"《医学入门》也说："饮酒厚味，乃湿热内郁，故遗而滑也。"表明醇酒厚味，损伤脾胃，湿热下注，扰动精室，可发生精液自遗。以上诸案以焦白术、神曲、川朴、生薏仁、白茯苓、广皮等健脾，以川萆薢、泽泻、木猪苓、车前子、甘草梢利湿，细生地、知母养阴生津，龙胆草、川黄柏（盐水炒）、淡芩、滑石块清热，均遵循该病机。

案7 肾虚兼夹气滞之梦遗案

左 不时遗泄，眩晕耳鸣腹痛。肾虚则木旺，木旺则气滞，气滞则风生。其病虽殊其源则一。

制香附 新会皮 煅牡蛎 砂仁末 金色莲须 白蒺藜 煅龙骨 炒山药 稆豆衣 大淡菜

案8　肾虚夹湿之梦遗案

左　遗浊相兼。昨投分利湿邪，脉仍濡滑。若水湿不克分清，其精窍何从扃固。但湿为黏腻之邪，非一蹴所能几耳。拟汤丸并进，上下分治。

制半夏（三钱）　广皮（一钱）　生米仁（四钱）　猪苓（二钱）　茯苓（三钱）　泽泻（一钱五分）　川萆薢（二钱）　野于术（一钱五分）　制香附（一钱五分）　威喜丸（二钱，药前先服）　五日后服猪苓丸

【赏析】

以上二案，前者肾虚兼夹气滞，后者肾虚夹湿，前者补肾兼理气，后者补肾兼健脾利湿。

案9　阴阳两亏之梦遗案

郁（左）　梦遗频来。脉象濡细，左尺涩弱，左寸浮大。心肾两亏，水火不能相济。从心肾主治。

朱茯神（三钱）　潼沙苑（盐水炒，三钱）　生山药（三钱）　杭白芍（酒炒，一钱五分）　炒枣仁（二钱）　菟丝子（盐水炒，三钱）　奎党参（三钱）　柏子仁（去油，三钱）　远志肉（五分）　湘莲肉（三钱）

俞（左）　有梦而遗，渐至咳嗽，往来寒热，汗出方解。脉细数少力。此由气血并亏，阴阳不护，恐损而不复。用仲圣二加桂枝龙牡汤，以觇动静如何。

桂枝　牡蛎（盐水煅）　炒地骨皮　白芍　白薇　煅龙骨　远志　茯神　淮小麦　南枣

【赏析】

遗精的病因病机，多由肾虚不能固摄，君相火旺，或湿热下注，扰动精室，而致遗精。不论火旺、湿热、劳伤、酒色等不同病因引起，日久无不耗精伤肾。病变以阴虚火旺、心肾不交发展为肾虚不固者多见。滋阴降火，佐以固摄之品为本病重要之法。

另外遗精之病多因心驰神摇、所欲不遂而致。因此，注意精神调养、排除杂念、清心寡欲等，是治疗本病的关键。

二、淋浊

案1　气虚淋浊证案

钱（左）　浊经两月，小溲甚畅，而马口不净，时有渗溢。脉大不耐重按。此气虚矣。

别直参（另煎冲，一钱）　野于术（二钱）　炙柴胡（四分）　沙苑子（三钱）　泽泻（一钱五分）　炙绵芪（三钱）　炙升麻（四分）　广皮（一钱）　煅牡蛎（四钱）　威喜丸（二钱，药汁送服）

【赏析】

淋证多因外感湿热、饮食不节，使湿热蕴结下焦、膀胱气化不利所致。以小便频数短涩、滴沥刺痛、欲出未尽、小腹拘急，或痛引腰腹为主要临床表现。病位在膀胱、肾。临床最多见的是湿热蕴结证、肝气郁滞证、脾肾两虚证。临床根据症状不同又分为热淋、血淋、气淋、石淋、膏淋及劳淋。

《素问·痿论篇》云：“思想无穷，所愿不得，意淫于外，入房太甚，宗筋弛纵，发为筋痿，及为白淫。王肯堂《证治准绳·淋浊·遗精门》云：“淋病之因，大纲有二：曰湿，曰热。淋病必由热甚生湿，湿生则水液混浊，凝结而为淋。不独此也，更有人吸金石药者，入房太甚，败精流入胞中，及饮食痰积渗入者，则皆成淋。”表明淋浊多与房事不节或忍精不泄等有关。本案先生以补虚为主，以收涩为辅，可获良效。

案2　阴虚湿热下注之淋浊案

施（左）　淋浊而于溲毕作痛，阴虚湿热下袭也。

秋石（四分）　牛膝梢（三钱）　生薏仁（四钱）　官桂（四分）　磨沉香（四分

冲） 萆薢（二钱） 甘草梢（五分） 车前子（三钱） 藕汁（一酒杯，冲）

二诊 淋痛稍退。再清下焦湿热。

制半夏（一钱五分） 云茯苓（三钱） 牛膝梢（三钱） 泽泻（一钱五分） 广皮（一钱） 甘草梢（五分） 车前子（三钱） 龟甲心（炙，先煎，五钱） 二妙丸（开水先服）

李（左） 血淋四载有余，尿管作痛。湿热留恋膀胱血分，不易图治。

海金砂（三钱） 细木通（一钱） 炒小蓟（一钱五分） 甘草梢（五分） 山栀（三钱） 丹皮炭（二钱） 滑石块（三钱） 当归炭（二钱） 牛膝梢（三钱） 细生地（四钱） 上沉香（五分） 西血珀（五分，二味，研细先调服）

左 病后湿热未清，袭入下焦为浊。当为分清。

炒于术（二钱） 益智仁（七分） 制半夏（二钱） 沙苑子（盐水炒，三钱） 川萆薢（二钱） 泽泻（一钱五分） 赤白苓（各二钱） 橘皮（一钱） 二妙丸（一钱五分） 威喜丸（一钱五分，二丸开水先服）

【赏析】

《素问·至真要大论》："诸转反戾，水液浑浊，皆属于热。"指出本病的发生与湿热有关。《医宗金鉴·杂病心法要诀》谓：浊病精窍溺自清，秽物如脓阴内疼，赤热精浊不易化，白寒湿热败精成。"可见，本病的基本病机为湿浊热毒郁阻，败精阻窍。先生以上二案以遵此病机治之。

案3 脾肾虚弱、湿热下注之淋浊案

赵（左） 持重远行，气虚湿陷。小便了而不了，足跗带肿。叠经分利，气虚未复，所以沦陷者自若也。拟分利湿邪参入补气。

西潞党 茯苓 白术炭 生薏仁 炒枳壳 炙绵芪 猪苓 茅术炭 制半夏 泽泻

周（左） 小溲浑浊如膏。肾虚而湿热内袭，膏淋重证也。

海金砂（三钱） 建泽泻（一钱五分） 白茯苓（三钱） 淡秋石（三分） 滑石

块（三钱） 磨沉香（三分） 潼沙苑（三钱） 大淡菜（二只）

左 血淋不退，尿管涩痛。湿瘀内阻，不得不为宣通。

海金砂 滑石块 黑山栀 当归须 粉丹皮 车前子 泽泻 淡竹叶 当门子（一分，用杜牛膝汁半杯先调服）

左 小溲结块如脂，膏淋重证也。

海金砂（三钱） 块滑石（三钱） 木猪苓（二钱） 泽泻（一钱五分） 淡秋石（六分） 赤白苓（各三钱） 黑山栀（一钱五分） 磨沉香（四分，冲） 大淡菜（二只）

又 结块已退，而溲带血。

车前子（三钱） 炒丹皮（二钱） 甘草梢（五分） 海金砂（三钱） 泽泻（一钱五分） 牛膝炭（三钱） 赤白苓（各二钱） 块滑石（三钱） 淡竹叶（一钱）

【赏析】

以上诸案系虚淋之象。脾肾亏虚久淋不愈，湿热耗伤正气，或年老、久病体弱，以及劳累过度，房室不节，均可导致脾肾亏虚。脾虚则中气下陷，肾虚则下元不固，因而小便淋沥不已。如遇劳即发者，则为劳淋；中气不足，气虚下陷者，则为气淋；肾气亏虚，下元不固，不能制约脂液，脂液下泄，尿液浑浊，则为膏淋；肾阴亏虚，虚火扰络，尿中夹血，则为血淋。治宜补中益气的基础上分清泄浊。

案4 湿热内蕴之淋浊案

徐（左） 向有淋证，兹则马口不净，临溲作痛。湿热并阻膀胱，势难欲速图功。

车前子（三钱） 茯苓（三钱） 泽泻（一钱） 甘草梢（八分） 细木通（八分） 制半夏（一钱五分） 橘皮（一钱） 瞿麦（三钱） 牛膝炭（四钱） 淡竹叶（一钱五分） 朴硝（一钱）

又 阴柔苦泄，胃纳如常，然大便带红。脏阴虽亏，而腑中之湿热未清。以退为进。

侧柏炭（二钱） 炒槐花（二钱） 茯苓（三钱） 丹皮炭（一钱五分） 生牛膝（四钱） 橘白（一钱） 泽泻（二钱） 当归炭（一钱五分） 大补阴丸（三钱，分两次开水下）

徐（左） 淋浊之证，痛者为火，不痛者为湿。小溲之后，马口不净，其为湿流于下，显然可见。

萆薢 橘皮 生薏仁 猪茯苓 制半夏 块滑石 建泽泻 二妙丸

二诊 小溲虽不甚痛，而马口不净。还是湿热混淆，驾轻走熟。再利水而固精宫。

制半夏 焦苍术 川萆薢 川黄柏 猪苓 生熟薏 车前子 上广皮 赤白苓

王（左） 由发热而致溲结不爽，甚至带出血块。此热结膀胱高年之所忌也。

细木通 滑石块 牛膝梢 赤猪苓 丹皮 车前叶 甘草梢 泽泻 瞿麦 淡竹叶 上沉香（三分） 西血珀（四分） 二味，研细先调服。

左 小溲淋浊，阴茎作痒。肝火湿热蕴遏。宜淡渗苦泄。

细木通（七分） 龙胆草（五分） 滑石块（三钱） 柴胡（四分） 瞿麦（二钱） 车前子（三钱） 甘草梢（五分） 泽泻（一钱五分） 淡竹叶（一钱五分）

左 小溲淋痛，痛甚则闭结不宣，欲解难解。脉数洪滑。此湿热蕴结膀胱，膀胱不能化气，所谓气淋者是也。

秋石 磨沉香 滑石块 瞿麦 牛膝梢 官桂 细木通 黑山栀 木香 甘草梢

左 淋痛已止，少腹坠闷亦减，但溲仍频数。膀胱湿热不能遽清。再为分清。

炒麦冬（三钱） 牛膝梢（三钱） 黑山栀（二钱） 木通（五分） 赤白苓（各二钱） 滑石块（三钱） 广木香（五分） 炙紫菀（二钱） 川柏片（盐水炒，二钱） 泽泻（一钱五分）

左 淋痛虽减于前，而脘腹作痛，小溲频数。肾虚湿热逗留，肝气不和。驾轻走熟，图治非易。

细木通（七分） 块滑石（三钱） 黑山栀（二钱） 甘草梢（五分） 车前子（三钱） 牛膝梢（三钱） 制香附（二钱，研） 磨沉香（四分，冲） 整砂仁（四粒，入煎）

左 淋痛已止，溲仍频数，脘下结块仍痛。下焦之湿热稍清，肝胃之气，不相和协。再为调气。

制香附（二钱） 砂仁（七分，后入） 广皮（一钱） 川萆薢（一钱） 沉香片（四分） 广木香（五分） 泽泻（一钱五分） 白芍（一钱五分，吴萸三分拌炒） 香橼皮（一钱五分） 金铃子（打，一钱五分）

陈（左） 小溲淋痛，甚至带血。膀胱不司化气。其病也久，其愈必难。

官桂 磨沉香 甘草梢 赤苓 泽泻 秋石 生薏仁 牛膝炭 藕汁

徐（左） 下坠之气，仍不见松，气一下注，直入尿管，辄痛不能忍，有时由尿管而抵及肛门，亦然作痛小溲滴沥不爽。右脉濡滑，左部细弱无力。良以肾气亏损，不能收摄。再咸润摄下。

干苁蓉（三钱） 大茴香（盐水炒，八分） 厚杜仲（三钱） 炒黑当归（一钱五分） 炒杞子（三钱） 菟丝子（盐水炒，三钱） 川断肉（三钱） 炒青盐（一分五厘）

二诊 盐润摄下，注痛稍退，而小溲仍涩不爽。肾气既虚，病根愈难澈也。

两头尖（炒包） 生蒲黄 当归尾 赤白苓 泽泻 柏子仁 生牛膝 川萆薢 韭菜根

三诊 小溲尚觉塞滞。水道之中，必有凝瘀内阻。再排湿化瘀，分清精水。

川萆薢 滑石 冬葵子（三钱，研） 细木通 牛膝梢 泽泻 石菖蒲（盐水炒） 甘草梢 西血珀（三分） 酒炒湘军（五分，二味先调服）

四诊 小溲已能约束，惟水道尚在窒塞，理宜逐步进逼。然天暑脉虚，不若暂为退守，乘机进治。

川萆薢 泽泻 生米仁 细木通 车前子 南楂炭 制半夏 黑山栀 牛膝梢 淡竹叶

五诊 湿浊瘀腐不化，小溲仍然窒滞，漩脚浊腻。再利水而排湿化瘀。

川萆薢（二钱） 白茯苓（三钱） 益智仁（八分） 瞿麦（二钱） 车前子（二钱） 萹蓄（五分） 牛膝梢（三钱） 泽泻（一钱五分，盐水炒） 石菖蒲（盐水炒，三分） 木通（五分） 两头尖（一钱五分，炒包）

改方加单桃仁一钱五分，酒炒大黄二钱。

六诊 溲后每有牵腻之物渍于马口，为湿浊未楚之征。然小溲数而难固，心火陷入于肾，肾阴不摄。从心肾主治。

台参须（八分） 云茯神（三钱） 生山药（三钱） 潼沙苑（盐水炒，三钱） 细生地（四钱） 柏子霜（三钱） 远志肉（七分） 带心莲子（三钱，打）

【赏析】

《扫叶庄一瓢老人医案·遗精淋浊尿血》曰“浊病乃湿热下注，久而失治，变为精浊，不易速愈”。《得心集医案·淋浊门》云“其离位之精，出而不出，日久必聚为腐秽胶浊，且牵引新精妄动，故溺欲出，而败精先阻于外，是以管痛艰涩也。若不急驱精管腐浊，徒然渗利溺管，岂非南辕北辙乎！”临证之时，多须清热利湿与祛痰活血并用。虚实夹杂者，往往需通补兼施，益脏通腑，方获良效。以上诸案清楚表明先生深谙此道。

案5 清利湿热法治热淋案

左 小溲淋痛，脉形弦滑。此肝火湿热，郁阻膀胱。先为疏泄。

柴胡 黑山栀 淡苓 萆薢 甘草梢 龙胆草 泽泻 车前子 淡竹叶

（附注） 小溲热赤，泻青丸。淋溲痛甚，用麝、珀、军应手。

王（左） 浊虽减少，而尿管有时作痛。还是湿热未清。再拟分利之中，参以苦泄。

川萆薢　福泽泻　赤白苓　焦白术　甘草梢　滑石　陈皮　车前子　制半夏　三妙丸（盐汤下，三钱）

陈（左）　湿热蕴遏膀胱，淋痛日久不愈，有时带红，痛于溲毕为甚。此气化不及州都。驾轻走熟，不易图治也。

薄官桂（四分）　盐秋石（七分）　生米仁（四钱）　川萆薢（二钱）　甘草梢（五分）　上沉香（二分）　滑石块（三钱）　白茯苓（三钱）　泽泻（一钱五分）　淡竹叶（一钱五分）

【赏析】

以上诸病属热淋之象，治当清热泻火，利水通淋。其中车前子、萆薢、滑石等通淋利湿，山栀、甘草梢、泽泻等清热泻火。若大便秘结，腹胀者，可重用生大黄，并加枳实以通腑泄热；若伴见寒热、口苦、呕恶者，可合用小柴胡汤以和解少阳；若热毒弥漫三焦，入营入血，又当急则治标，用黄连解毒汤合五味消毒饮，以清热泻火解毒。

案6　湿热内郁之膏淋案

李（左）　脉证相安，惟小便仍有牵腻之物。良以瘀腐未清。宜重药轻投。

制半夏　赤白苓　生薏仁　川萆薢　泽泻　猪苓　当门子（七厘，杜牛膝汁半小酒杯调温服）

此病已用通利数次矣。乃入房忍精，注于夹膜，故用此法祛之（清儒附志）

二诊　服药后果有白物牵腻纠纠，离马口而下，惟隔日仍然。前方出入。

麝改五厘，牛膝汁一调羹入调。

张（左）　淋浊之后，瘀腐湿热未清，腐蓄于中，每至夏令，湿热蒸动，与腐相合，精之与水，混淆不清，以致白物时下，小溲作痛，欲固其精，当利其水。

川萆薢　车前子　云茯苓　苍术（麻油炒）　滑石块　泽泻　制半夏　广皮　湘军（三分）　沉香（一分）　血珀（三分三味）　研细开水送下

【赏析】

以上诸案属中医“膏淋”实证之范畴，表现为小便浑浊如米泔水，置之沉淀如絮状，上有浮油如脂，或夹有凝块，或混有血液，尿道热涩疼痛，舌红，苔黄腻，脉虚数。治宜清热利湿，分清泄浊。以上两案用生薏仁、赤白苓、广皮健脾利湿，以车前子、泽泻、猪苓、当门子等淡渗利湿，以湘军、滑石块清热利湿，以川萆薢等分清别浊诸药使清浊分、湿热去、络脉通、脂液重归其道。

案7　清热渗湿法治热淋案

某　小肠有气则小便胀，有热则小便痛，有血则小便涩，此定理也。今淋浊大势虽退，而水道仍有梗阻之状。良以肝火湿热有余，瘀浊不能悉化。再理湿热参以化瘀。

细木通　滑石块　瞿麦　黄柏片　车前子　黑山栀　泽泻　知母　上沉香　西血珀　二味先服

某（左）　小溲尚觉涩赤，马口不净，腿股足心俱痛。无非湿热逗留于下。

制半夏　陈皮　泽泻　于术　猪苓　黄柏（盐水炒）　川萆薢　赤白苓　生薏仁　车前子　清宁丸

左　肛门迸逼稍松，小溲滞而不爽，欲溲不溲，欲便不便。无非湿热郁坠，腑气为之所抑。再苦辛开通，仍以分利。

桔梗　生薏仁　木猪苓　福泽泻　制半夏　广皮　赤白苓　川萆薢　磨沉香　滋肾丸

吴（左）　淋减而浊未定。下焦湿热未清。

苍术（麻油炒）　萆薢　广皮　制半夏　车前子　黄柏（盐水炒）　泽泻　赤

白苓（生） 米仁 龙胆草（五分） 淡竹叶

左 溺有余沥。

制半夏 白术 萆薢 上广皮 赤白苓 生薏仁 泽泻 猪苓 二妙丸

金（左） 体丰多湿，湿郁生热，热与湿合，注于下焦，致阴茎皮碎，并不腐溃，其非，毒可知。湿热熏蒸，咽辄作痛，目赤遍身瘰疬，由热生风，耳鸣头晕。急宜清其湿热下行。

制半夏 广皮 泽泻 羌活 淡芩 赤白苓 苦参 肥知母 丹皮 防风 山栀 二妙丸

曹（左） 腰背作痛稍退，而口腻痰多，马口包皮渗湿，时发时止。其为痰湿热有余，确然可见。再理湿和中。

制半夏 赤白苓 广皮 萆薢 泽泻 竹茹 炒枳实 生熟薏仁 酒炒桑枝（一两） 酒炒丝瓜络（煎汤代水）

【赏析】

以上诸病均属热淋之象，临床多表现为小便短数，灼热刺痛，溺色黄赤，少腹拘急胀痛，或有寒热，口苦，呕恶，或有腰痛拒按，或有大便秘结，苔黄腻，脉滑数，治当清热利湿通淋。

案8 肾虚湿热内蕴之淋证案

丁（左） 脉象濡弱，腰府作酸，久而不止，每晨咽喉作痛。夫腰为肾府，少阴之脉循喉咙，参合病情，是肾气虚、肾阴衰、阴阳交亏之象，理宜填补下元。然而淋浊之后，必有湿热，当于补药中仍带流利可耳。

炙生地（四钱） 元参肉（三钱） 潼沙苑（盐水炒，三钱） 金石斛（四钱） 炒牛膝（三钱） 川断肉（三钱） 菟丝子（盐水炒，三钱） 杜仲（三钱） 青蛾丸（三钱，盐汤先送下）

钱（右） 淋痛之后，肾虚湿热内恋，以致稍涉劳顿，其淋辄发，所谓劳淋是也。姑补肾而泻膀胱。

大生地（姜汁炙四钱） 萸肉炭（二钱） 山药（三钱） 炙紫菀（三钱） 麦冬（三钱） 丹皮（二钱） 茯苓神（各二钱） 泽泻（一钱五分） 五味子（四粒） 车前（一钱五分）

【赏析】

以上两个病案均属肾虚湿热内恋之淋证，先生用炙生地、元参肉、潼沙苑、金石斛、萸肉炭滋肾养阴，炒牛膝、川断肉、菟丝子（盐水炒）、杜仲、青蛾丸补肝肾、强筋骨，山药、茯苓、泽泻、车前健脾利湿，方证相应，其效必佳。

案9 湿热蕴结之血淋案

某 小溲作痛，甚至见血。湿热蕴结，渗于膀胱血分，血淋重证也。

生地炭 海金砂 龙胆草 萆薢 瞿麦 泽泻 丹皮炭 草梢 上沉香 西血珀 二味研细末，蜜水先调服

某 高年溲赤旋脚，有黏腻血点。大非所宜。

萆薢分清饮去乌药，加淡菜四苓之类。后用六味丸、生于术作汤及大补阴丸、蜜炙紫菀汤下。

左 溲数而结滞不爽，并有黏腻红赤之物随溲而下。此肾虚而热结于下，膏淋之象。拟石顽法。

都气丸改汤加紫菀 麦冬 半夏淡菜，惟熟地改生地，茯苓加茯神。

【赏析】

以上病案属湿热蕴结，渗于膀胱血分之血淋，治当清热利湿，活血养阴。

案10 湿热蕴结肝经之痛淋案

毛（左） 淋痛溲浊。下焦湿热郁遏。从泻肝法。

细生地（姜汁炒，四钱） 龙胆草（四分） 车前子（三钱） 细木通（一

钱） 川柏片（姜汁炒，四分） 甘草梢（八分） 泽泻片（二钱） 炒当归（二钱） 海金砂（一钱五分，包） 牛膝梢（三钱） 川萆薢（二钱）

应（左） 尿血之后，转成白浊。辛以化痰，苦以泄热，浊遂止住。今起居如常。

调理之计，宜益肾而调脾胃，参以补气和中。

吉林参（一两） 肥玉竹（二两） 炒于术（二两） 陈广皮（一两） 大生地（五两） 甘杞子（三两） 白茯苓（二两） 炒山药（一两） 炒扁豆（三两） 制首乌（五两） 制半夏（一两五钱） 女贞子（三两，酒蒸） 杜仲（盐水炒，三两） 白归身（一两，酒炒） 杭白芍（一两，五钱） 生熟草（各三钱） 怀牛膝（三两，酒炒） 车前子（一两五钱） 丹皮（二两） 泽泻（一两五钱） 潼沙苑（盐水炒，三两） 建莲肉（二两）共研末，以阿胶四两，溶化为丸，每服三钱。

廖（左） 久浊色带黄稠，茎中有时作痛，每晨目带红赤，腿股酸楚，步履维艰。

脉细弦微滑。肾虚湿热伏留未楚，精水混淆不分，精关遂难扃固。拟理湿泄热，而化败浊。

制半夏 生薏仁 益智仁 石菖蒲 川萆薢 上广皮 白术 茯苓 白果肉（打） 二妙丸（二钱，先服）

秦（左） 温化湿寒，淋痛逐渐减轻。然稍涉劳顿，辄复作痛。再兼劳淋法治。

熟地炭（四钱） 大麦冬（三钱） 丹皮（二钱） 茯苓（一钱五分） 泽泻（一钱五分） 生山药（三钱） 五味子（五粒） 萸肉（三钱） 生熟谷芽（各一钱五分）

戴（左） 向有精浊旧恙，湿热内盛，湿注于肠，致大便泄浊，小溲黄赤，精浊泛而更盛，内热胃钝。恐湿热熏蒸，致有身热之类。

制半夏（三钱） 川萆薢（二钱） 川朴（一钱） 腹皮（二钱） 猪赤苓（各二钱） 泽泻（一钱五分） 广皮（一钱） 生熟薏仁（各二钱） 滑石（四钱） 二妙丸（二钱，先服）

戴（左） 脉濡不滑，右尺鼓指。小溲虽不作痛，而马口仍带干结。下焦湿热逗留，驾轻就熟，不能霍全者为此。

黑山栀（三钱） 车前子（二钱） 肥知母（二钱） 泽泻（一钱五分） 龙胆草（四分） 滑石（四钱） 瞿麦（二钱） 木通（六分） 猪苓（二钱） 淡竹叶（一钱五分） 猪肚丸（盐汤下，二钱）

秦（左） 肾虚逗留湿热，小溲淋痛，时作时止。前贤谓小肠有血则小便涩，小肠有气则小便胀，小肠有火则小便痛。分清火府，以图徐退。

大生地 甘草梢 黑山栀 赤白苓 建泽泻 细木通 车前子 滑石 淡竹叶 知柏八味丸

左 高年气虚，湿热下注为浊。宜从补气之中，参以分利。

人参须 野于术 广皮 赤白苓 生熟米仁 制半夏 川萆薢 猪苓 杜仲 生熟谷芽

左 小溲旋脚起沫，有时作痛。脉象左大。此肾虚而湿热留恋。拟苦以泄之，咸以化之。

秋石（三钱） 煅牡蛎（三钱） 车前子（二钱） 茯苓神（各二钱） 大贡菜（二只） 大补阴丸（四钱分二次服）

左 淋痛甚剧，此湿热蕴结也。

木通（一钱） 滑石（四钱） 瞿麦（二钱） 炒丹皮（二钱） 黄柏（一钱五分） 草梢（六分） 川萆薢（二钱） 车前子（三钱） 龙胆草（五分） 黑山栀（三钱） 清宁丸（三钱，另服）

左 由白浊而转溲血，尿管作痛。此肾虚湿热，未可轻视。

生地炭 蒲黄炭 丹皮炭 海金砂 甘草梢 滑石块 黑山栀 当归炭 淡竹叶 藕汁 西血珀（四分，研末，藕汁调服）

左 溲涩作痛，咳嗽痰多。湿热蕴阻膀胱。当疏风利湿。

前胡 木通 橘红 瞿麦 车前子 牛蒡子 杏仁 枳壳 萹蓄 萆薢 石菖蒲清宁丸（三钱）

左 血淋痛剧，湿热蕴结膀胱。

海金砂　丹皮炭　黑山栀　淡苓　甘草梢　车前子　生地炭　炒小蓟　赤苓　淡竹叶　上沉　香西血珀　二味研细先调服

【赏析】

淋浊病机复杂，用药当利湿而不伤阴，祛瘀浊、败精而不伤正。据不同病理分期，初起以清化湿热，中病即止，虚实夹杂，湿、热、瘀、虚并见者，往往可兼杂脏腑的虚损。久病从肺、肝、脾、肾分析病机，可兼顾而治之。上述痛淋系因湿热蕴结肝经所致，故多用瞿麦、川萆薢、龙胆草、黄柏、草梢、淡竹叶、木通、滑石、黑山栀等清热利湿之品。

三、癃闭

清利湿热法治癃闭案

唐（左）　小溲淋痛，闭癃不爽，甚至涓滴不通。脉细而沉候弦硬。此湿热蕴结膀胱。恐至癃闭。

滑石块　甘草梢　泽泻　瞿麦　磨湘军（三分）　黑山栀　车前子　萹蓄　滋肾通关丸（盐汤送下）

二诊　涩痛大退，而尿管气坠难忍，无形之热稍化，而有形之湿压滞腑气。再标本并顾。

炙黄芪（三钱）　于术（一钱五分）　党参（三钱）　炙升麻（七分）　炙柴胡（七分）　甘草（三分）

西血珀五分，上沉香二分，生湘军一钱五分，三味研细末，用茯苓五钱，煎浓汁作丸，微烘令干，药汁送下。

师云：此湿与气并坠，又以身之火与热与湿与气交注膀胱，药难突围而入，未有不为气湿火热恋住者。用三味外，复以升柴提之，如滴水器开其上而下自注也。（清儒附志）

三诊　呕吐以提其气，泄泻以泄其湿，滞坠顿退，而仍闭癃不爽。膀胱之气不化，还难许治。

桔梗　赤白苓　猪苓　冬葵子　车前子　木通　甘草梢　泽泻　滋肾通关丸

四诊　闭癃已通，而尿管时仍作痛，小溲亦时通时阻。膀胱湿热未清。再为疏利。

木通　萹蓄　甘草梢　车前子　磨湘军（三分）　瞿麦　滑石　黑山栀　牛膝梢　泽泻

五诊　小便时通时阻，总由膀胱蕴结未清。再为分利，而参苦辛开通。

黑山栀　木猪苓　甘草梢　车前子　牛膝梢　福泽泻　茯苓　萹蓄　冬葵子　滋肾通关丸

六诊　癃淋之证，本由湿热蕴结而来，不为清利，而以针导，湿热依然蕴结，元气陡伤，辗转而致成损，奈何。

上安桂（后入）　川黄柏（盐水炒）　肥知母　滑石　泽泻　车前子　细木通　萹蓄　甘草梢黑山栀

西人用银针针进尺许，尿血俱出，随后复闭，邪不得楚，元气转伤矣。（正蒙志）

【赏析】

《素问·五常政大论》言："癃闭，邪伤肾也"；《素问·标本病传论》亦云："肾病……小便闭"，肾主水，肾不化气，则水道不通而为癃闭。因此临床上治疗癃闭要重视助膀胱气化。清代谢映庐在《谢映庐医案·癃闭门》曰"小便之通与不通，全在气之化与不化，然而气化二字难言之矣。有因湿热郁闭而气不化者，用五苓、八正、禹功、舟车之剂，清热导湿而化之；有因上窍闭而下窍之气不化者，用搐鼻法，探吐法，是求北风开南牖之义，通其上窍而化之；有因阴无阳而阴不生者，用八味丸、肾气汤，引入肾命，熏蒸而化之……有因脾虚而九窍不和者，理中汤、七味白术散之类，扶土利水而化之。古法森立，难以枚举，总之，治病必求其本"。《灵枢·本输》提出"实则闭癃，虚则遗溺，遗溺则补之，闭癃则泻之"的治疗原则。先生之案重视"通法"的应用，亦重视清热利湿祛邪等治本之法。

四、溲数

案1 脾肾亏虚之溲数案

朱（左） 肾气不足，暮夜溲多，脾胃气虚，纳少胃钝。脉濡，苔白少华。宜补气益肾。

台参须（一钱） 炒于术（二钱） 煨益智仁（八分） 菟丝子（盐水炒，三钱） 白茯苓（三钱） 炒山药（三钱） 土炒广皮（一钱） 潼沙苑（盐水炒，三钱） 生熟米仁（各二钱） 玫瑰花（二朵）

【赏析】

《内经》云："中气不足，溲便为之变"。《医学心悟》有"中气虚则不能统摄，以致遗溺"之说，均说明尿频的产生与中气不足，升举无力，气虚下陷，膀胱被下陷之气所迫，约束无力有关。明·张景岳《类经附翼》曰："阳不化气，则水精不布，水不得火，则有降无升，所以直入膀胱而饮一溲二，以致泉源不滋，至今天壤枯涸者，皆真阳不足，气化失司所致。"明确指出肾脏气化异常、水液升降乖戾可引起尿频。本案先生运用"因其衰而彰之"之治疗原则，运用补脾益肾法调治，故获良效。

案2 分利湿热法治湿热蕴结之溲数案

邱（左） 小溲频数而不作痛。脉滑，苔黄质腻。此痰湿有余，膀胱之气，为湿所压。证已年余，驾轻走熟，恐难一蹴而几。

川萆薢 益智仁（盐水炒） 赤白苓 广皮 猪苓 石菖蒲（盐水炒） 制半夏 白蒺藜 泽泻 天麻 大淡菜

某 大便仅下坚黑一粒，小便多而不爽，是名频数。皆由湿热蕴阻。宜用分利。

木猪苓 萹蓄 制半夏 木通 泽泻 生米仁 广皮 甘草梢 滋肾通关丸

【赏析】

《诸病源候论·小便数候》云“小便频者，膀胱与肾具有客热乘之故也”。表明湿热蕴结下焦亦为溲数之重要病机，先生之案用清热利湿法，能使膀胱气化正常，故尿频可愈。

五、阳痿

案1　湿郁气滞之阳痿案

庄（左）　命门相火，为生身之本，真阳亏损则火衰，湿痰郁遏，火不用事，则火亦衰。脉滑而大。痰多阳痿，火之式微，湿之有余也。取舍之间，自有明辨。

冬术炭（二钱）　制半夏（一钱五分）　生米仁（四钱）　炒蒌皮（三钱）　广皮（一钱）　泽泻（一钱五分）　赤白苓（各二钱）　川萆薢（二钱）　杏仁泥（三钱）　姜汁炒竹茹（一钱）

二诊　流化湿邪，相火得展，而腹笥膨满。还是湿郁气滞。再调气泄湿。

冬术炭　大腹皮　生薏仁　枳实炭　制香附　赤猪苓　泽泻　广皮　木香　砂仁　焦麦芽

【赏析】

《诸病源候论·虚劳阴痿候》：曰“劳伤于肾，肾虚不能荣于阴器，故萎弱也”；《外台秘要·虚劳阴痿候》曰：“病源肾开窍于阴，若劳伤于肾，肾虚不能荣于阴器，故痿弱也”，表明临床上所见阳痿患者，多考虑虚劳伤肾。

《素问·痿论篇》：“思想无穷，所愿不得，宗筋驰纵，发为筋痿”。《景岳全书·阳痿》曰“凡思虑焦劳忧郁太过者，多致阳痿。再如《杂病源流犀烛·前阴后阴源流》曰”又有失志之人，抑郁伤肝，肝木不能疏达亦致阴痿不起”。因此，临床上情志抑郁患者，多属于此。

《内经》曰："热则筋驰纵不收"，又如《明医杂著·卷三》："阴茎属肝之经络。盖肝者木也， 如木得湛露则森立， 遇酷暑则萎悴"，指明肝经湿热下注可致宗筋驰纵而阳痿。另外，痰湿体质阳痿患者， 亦可见此证。

本案之阳萎即由湿郁气滞所致，故以行气祛湿为治疗大法。

案2 湿热内蕴、肾阳亏虚之阳痿案

左 体丰多湿，加以大病之后，余蕴未清，以致湿邪流行入络，髀关及左腿膝作酸，麻木不仁，艰于步履，腰背作痛，卧着尤甚。湿邪久困，则相火为之郁遏，阳道不举。脉象濡滑，苔白微黄，质腻。皆由络隧之中，为湿所阻，则无形之气，有形之血，不能宣畅流布。而历来所服之药，皆是补滞之品，未免为敌树帜，名曰中湿，非久药不为功。

川萆薢（三钱） 汉防己（一钱五分，酒炒） 左秦艽（一钱五分） 上广皮（一钱） 制半夏（二钱） 威灵仙（一钱五分，酒炒） 焦苍术（一钱五分） 川桂枝（五分） 生米仁（五钱） 川独活（一钱五分） 泽泻（一钱五分） 桑枝（酒炒，一两五钱煎汤代水）

二诊 祛湿和络，脉象稍觉流畅，相火有燃动之机，足见湿邪抑遏，虽有真阳，无从发露。药既应手，再扩充以进。

焦苍术（一钱五分） 川萆薢（二钱） 汉防己（一钱五分，酒炒） 威灵仙（一钱五分） 赤白苓（各二钱） 制半夏（二钱） 泽泻（一钱五分） 独活（一钱） 木猪苓（二钱） 新会皮（一钱） 川桂枝（五分） 白僵蚕（一钱五分） 生薏仁（四钱） 红花（三分，酒炒）

潘（左） 前年二次眩晕，几至发厥。兹则腿股作酸，阳道痿顿。脉形濡滑，舌苔白腻。湿酸郁遏，致命火不能用事。欲助命阳，当先去其遏我命阳者。

姜半夏 猪赤白苓 广皮 炒枳实 制南星 生熟薏仁 泽泻 炒竹茹

【赏析】

本二案患者阴筋萎软由湿邪困顿所致，故用姜半夏、猪赤白苓、广皮、制南星、生熟薏仁、泽泻、炒竹茹等祛痰除湿，方中姜半夏、猪赤白苓、广皮有二陈汤之意。

六、疝气

案1　疏肝益气法治疝气案

某（左）　子和论七疝都隶于肝，以少腹前阴，皆厥阴经部位故也。盖筋者肝之合，睾丸者筋之所聚也，偏左者肝生于左也。劳倦奔走，则元气下陷，所以肾囊之间，筋肿甚大，每觉上冲心胸，非攻心也，夫中脘季胁，乃肝脉游行之地也。大凡治法，不越辛温苦泄。然劳碌气陷者，苦泄则气益陷。今先举其陷下之气，稍佐辛温，是亦标本兼治之意。另案即请方家正之。

台参须（另煎冲，八分）　炙绵芪（二钱）　蜜炙升麻（四分）　炙甘草（二分）　野于术（一钱五分，土炒）　净柴胡（四分）　酒炒当归（二钱）　广木香（三分）　炒小茴（五分）　陈皮（二钱）　延胡索（二钱）　白茯苓（四钱）

左　湿寒内阻为狐疝。

盐水炒香附　台乌药　南楂炭　木猪苓　木香　小青皮　炒小茴　赤白苓　炒橘核

【赏析】

疝气，是指体腔内容物向外突出的病症，多伴有气痛症状。中医认为，疝的发病多与肝经有关，凡肝郁气滞，或寒滞肝脉，皆可致疝；亦有先天脏气薄弱，不能收摄而致疝者。本案用补中益气、辛温散寒是治疗疝气之基本方法。

案2　湿热下注之疝气案

左　大病之后，脉象时常带数，右三部微滑，左三部并无数象。此气分湿热逗留，湿热润下，压坠腑气，所以有疝气情形。拟理气泄湿。

盐水炒香附　制半夏　生米仁　金铃子　泽泻　黑山栀　川萆薢　炒枳壳　木猪苓

【赏析】

本案所述之疝气，四诊合参，有湿热下注之象，故以制半夏、生米仁、泽泻、茯苓、萆薢、木猪苓祛湿，以盐水炒香附、金铃子、炒枳壳行气止痛，共奏良效。

案3　寒湿凝滞之疝气案

徐（左）　右脉濡细，左脉细弦。少腹偏右筋突痛胀，必得平卧，痛胀方平。考少腹两旁属肝，居中为冲脉，冲任虚寒，湿压气坠，所以为痛为胀。至平卧则压坠之势稍衰，所以其痛略减。拟导湿外泄，湿得泄则不坠，水窍常开，则精窍常闭，而遗泄亦可以免矣。

萆薢（二钱）　吴萸（盐水炒，四分）　乌药（一钱五分）　黑山栀（二钱）　磨木香（五分）　米仁（四钱）　猪茯苓（各二钱）　泽泻（一钱五分）　炒小茴（五分）　炒橘核（三钱）　荔枝核（三钱，炙）

李（左）　寒痰内阻，络气不宣，胸胁肋游行作痛，睾丸痛胀。经云：冲脉为病，男子内结七疝。又云：冲脉者，起于气街，并少阴之经，挟脐上行，至胸中而散。所以上则胸痛，下则疝痛，病虽悬殊，其源则一。

生香附　小青皮　归须　橘络　枳壳　乌药　旋覆花　金铃子　磨郁金（五分）　真猩绛（六分）　青葱管

【赏析】

以上两案所述之疝气，“冲任虚寒，湿压气坠，所以为痛为胀”，先生用吴萸（盐水炒）、乌药等温经散寒，以萆薢、米仁、猪茯苓、泽泻祛湿，以磨木香、炒小茴、炒橘核、荔枝核、生香附、小青皮、橘络行气止痛，可获良效。

案4　湿热内蕴之疝气案

荣（左）　由睾丸痛胀，而致从上攻冲，直抵中脘，痛不可忍。恶心呕吐，倏寒倏热，大便不行，小溲浑赤。舌红苔白。湿热流入厥阴，而冲隶于肝，又属阳明，起于气街，而布散胸中，所以肝病不退，冲脉之气，挟湿热之气，上冲犯胃，的属冲疝重症。拟苦辛酸合方。

川雅连（五分，炒）　淡干姜（三分）　川楝子（三钱）　制香附（二钱）　延胡索（二钱）　盐水炒陈皮（一钱）　淡芩（酒炒，一钱五分）　杭白芍（酒炒，三钱）　白茯苓（三钱）　生薏仁（三钱）　姜汁炒黑山栀（三钱）　泽泻（一钱五分）

二诊　苦辛酸合方，呕吐稍减，痛势略缓。然腹中时觉攻撑，愈撑愈痛，痛处以热物摩熨，其势即缓，而热汤入口，其痛即甚，吐出均系痰涎。脉左部细弦，右部沉郁。肝经之气，横扰充斥，标热本寒。与甘仁先生同议温脏而泄气火之郁，化痰而降胃腑之气。逸山先生意见相同。录方以备商用。

川雅连（五分）　淡吴萸（三分，川连同炒）　制香附（二钱）　黑山栀（三钱）　金铃子（三钱）　广皮（二钱）　熟附片（三分）　制半夏（一钱五分）　延胡索（一钱五分）　白茯苓（三钱）　白蛳螺壳（二钱）　粉丹皮（二钱）　上沉香（二分）　黑丑（三分）　二味研细末先调服

三诊　苦降辛通，痛势渐轻，大便虽行未畅，呕恶不止，吐出之物，气甚酸秽。右脉沉郁稍起，渐见滑象。肝木之纵横肆扰，虽得略平，而厥气逆冲，胃土不降，气即为火，痰即为浊，酿成酸秽之味，逆从上出。与逸山甘仁两兄同议清泄郁结，降浊镇逆。

黑山栀（三钱）　制半夏（三钱）　块辰砂（三钱）　鲜竹茹（三钱）　炙紫菀肉（二钱）　香豆豉（二钱）　茯苓（五钱）　柿蒂（四个）　郁金（一钱五分）　旋覆花（二钱，绢包）　金铃子（二钱）　鲜枇杷叶（一两，去毛绢包，煎汤代水）

四诊　痛势大减，略能安寐，大便不行，仍然恶心呕吐，吐出不堪秽臭，胃中窒闷异常，面色晦浊，目有红光。脉左弦右滑。良由疝气上冲，胃

之下口，即小肠上口，火府之气，不克下行，转从上逆，令糟粕从胃底翻出，胃浊不降，痰聚胸中，胆阳上逆，面晦目红不寐，宜有种种现象矣。夫大肠居小肠之下，与肺相表里。兹与逸山甘仁两先生同议，控逐胸中之结聚，使肺气下通于大肠，肠痹得开，则火府之气，或从下行，冀糟粕亦转旋顺下。未识能如愿否。

制半夏（三钱） 块辰砂（四钱） 细木通（一钱五分） 炙紫菀肉（四钱） 旋覆花（二钱） 白茯苓（五钱） 姜汁炒山栀（三钱） 鲜竹茹（三钱） 柿蒂（五个） 控涎丹（八分，开水先调服）

五诊 攻逐胸中结聚之痰，使肺气下通于大肠，大肠居然开通，屡次畅下，糟粕之逆出于胃者，亦从下行，呕吐臭秽已定，胸中窒闷亦开，疝气痛胀大减，渐能安谷，脉数转缓。出险履夷，诚为幸事。再拟调和中气，疏泄肝木，分化湿热，以善其后。同逸山甘仁两兄商用。

制半夏（一钱五分） 鲜竹茹（一钱） 干橘叶（一钱五分） 泽泻（二钱） 生薏仁（三钱） 白茯苓（三钱） 金铃子（一钱五分） 荔枝核（三钱） 猪苓（二钱） 炒谷芽（三钱）

顾（左） 囊肿较退，睾丸仍然肿硬。还是湿压气坠，气湿不行。再运脾渗湿，而温元藏。

连皮苓（五钱） 吴萸（盐水炒，四分） 木猪苓（二钱） 大腹皮（二钱） 楂炭（二钱） 广木香（五分） 炒橘核（三钱，研） 炒小茴（五分） 炒枳壳（一钱） 冬瓜子（五钱） 炙干蟾（四钱）

二诊 睾丸作痛殊甚，又复身热。湿热内阻，营卫不宣，恐变外证。

青陈皮 萆薢 延胡索 枳壳 大腹皮 炒橘核 香附 金铃子 泽泻 猪苓

【赏析】

以上二案基本病机为湿热内蕴之疝气，先生以疏泄肝木，分化湿热，调和中气为基本治疗大法，法随证立，必获良效。

徐 疝气而觉气上冲，心中热辣作呕吐象，此冲心也。

天台乌药散加盐水炒香附，猪胆汁二匙冲（急不可得以川连代之）

钱（左） 睾丸偏左作痛，牵引腰府，中脘不舒。脉濡而滑。此肝肾湿热内伏。先调气利湿。

制香附（二钱，打） 川萆薢（二钱） 泽泻（二钱） 青皮（一钱） 台乌药（一钱五分） 金铃子（一钱五分） 炒橘核（三钱） 猪苓（二钱） 楂炭（三钱） 炒小茴（五分） 延胡索（一钱五分，酒炒）

支（左） 少腹偏右作胀，大便艰涩，时常紫黑，卧难成寐，气冲嗳噫。脉细弦数。

此湿热内郁，致气血结滞不宣，癥疝情形也。极难图治。

川楝子（一钱五分） 单桃仁（三钱） 制半夏（二钱） 延胡索（一钱五分，酒炒） 炒橘核（三钱，研） 海藻（一钱五分） 淡昆布（一钱） 赤白茯苓（各二钱） 炙荔核（三钱，研） 楂炭（三钱） 木香（四分） 焦秫米（三钱）

朱（左） 少腹有气上冲，支脘作痛。脉沉而弦。肝肾湿寒。治宜温化。

淡吴萸（盐水炒，四分） 台乌药（一钱五分） 赤白苓（各二钱） 泽泻（一钱五分） 盐水炒青皮（一钱） 金铃子（一钱五分） 苏子梗（各二钱） 前胡（一钱五分） 制香附（三钱） 光杏仁（三钱） 楂炭（三钱）

【赏析】

《类经》曰："疝者前阴少腹之病男女五脏皆有之"。《医宗金鉴·卷五十四·疝证门》曰"诸疝厥阴任脉病，胎症多因禀赋病"，指明疝气主要是先天禀赋不足，后天脾失健运，中气虚弱，气虚下陷，提举无力所致。《医学入门·疝气》曰："气疝上连肾腧，下及阴囊，得于嚎哭忿怒之郁而胀，或劳役坐马，致核肿胀。"指出本病的发生与气机不畅及劳累有关。王冰在《素问·大奇论》注中曰："疝者寒气凝结之所为也"指明寒邪凝滞，阴阳失和，气滞不行，经脉阻塞，牵引睾丸为疝气的重要病机。先生多用补中益气、理气止痛、温中提升、疏通气机、利湿化痰诸法治疗疝气，切中病机。

七、痔

案1　湿热下注之痔疮案

左　每至大便，辄痔随便出，甚则带红必睡卧良久，方得渐收。湿热压坠大肠。宜清府理湿，以望轻减。

秦艽（一钱五分）　粉丹皮（二钱）　炙猬皮（一钱）　防风炭（六分）　当归炭（二钱）　炒槐花（二钱）　白茯苓（三钱）　侧柏炭（三钱）　鲜首乌（五钱）　槐角丸（三钱，开水先服）

【赏析】

《内经》中指出："因而饱食，筋脉横解，肠澼为痔。"，经历代医家对痔的病因病机不断发展和完善，认为主要与风、湿、燥、热、气虚、血虚等因素有关。本案以湿热下注为主要病机，故清利湿热方可获良效。

案2　清利湿热兼以益气治痔疮案

尹（左）　肛门痔坠，脘痞不舒，食入腹满。此痰湿有余，湿压腑气。不易图治也。

焦白术　赤白苓　防风根　猪苓　泽泻　砂仁　制半夏　上广皮　煨葛根　制香附　生熟米仁

二诊　肠痔下坠，肛门作痛。苟非湿热有余，则气坠何致作痛。然卧着之后，肛仍不收，中气亦未必实。拟汤丸并进，上下分治。

野于术　川黄柏（姜汁炒）　泽泻　赤白苓　生米仁　制半夏　苍术（麻油炒黄）　猪苓　补中益气丸（三钱，晚服）

师曰：肛坠有二，一则气虚，一则湿坠，气虚不痛，此则作痛，故曰湿热也。（清儒志）

【赏析】

《外科正宗·下部痈毒门》曰："夫痔者，乃素积湿热，过食炙煿，或因久坐而血脉不行，又因七情而过伤生冷，以及担轻负重，竭力远行，气血纵横，经络交错；又或酒色过度，肠胃受伤，以致浊气瘀血流注肛门，俱能发痔。

本案肛门痔坠乃因脾胃亏虚，中气下陷，湿邪下注日久化热所致，先生以补脾利湿或补中益气为主辨治，切中病机。

案3　湿热内灼大肠之痔疮案

某　阳络伤则血外溢，血外溢则衄血，阴络伤则血内溢，血内溢则后血，此主便血而言其来于脏腑者也。便血频年累月，安有复能支持之理。此盖由湿热内郁，结成肠痔，血即由此而来，与所谓远血者有间。

炒於苍术（各一钱五分）　炒防风（一钱）　川连炭（五分）　丹皮炭（二钱）　炒荆芥（一钱五分）　川柏炭（一钱五分）　赤猪苓（各二钱）　炒槐花（二钱）　泽泻（一钱五分）　大红鸡冠花（三钱）

左　痔坠便血身热。风邪在表，湿热在府。

冬桑叶（一钱）　炒槐花（二钱）　川连炭（五分）　秦艽（一钱五分）　防风（一钱）　丹皮炭（二钱）　川柏炭（三钱）　荆芥炭（一钱）　炒枳壳（一钱）　皂荚子（一钱五分，蜜炙）

二诊　便血已止，肛门灼热湿热不楚也。

川柏　炒槐角　秦艽　泽泻　地榆炭　黄芩炭　蜜炙皂角子

李（左）　咳嗽渐定，肛门痛胀，虚火郁于大肠也。

炒槐花　淡芩　象贝母　冬瓜子　粉丹皮　炒杏仁　甘草　天花粉　枇杷叶膏（三钱）

二诊　肛门痛胀大减，每至清晨，气冲欲咳，日间则干呛无痰，阴分日亏还恐传损。

生地炭（四钱）　粉丹皮（二钱）　象贝母（二钱）　甜杏仁（三钱）　甘草（三分）　炒槐花（二钱）　青蛤散（三钱）　瓜子（三钱）　枇杷叶（三钱，蜜炙）　都气丸（三钱，先服）

郑（左） 肛门胀硬作痛，海底穴筋掣，肾囊牵引，髀关疼痛，大便不畅，肉色不变。此由痰湿结聚，势成。

炒小茴（五分） 川萆薢（三钱） 制半夏（一钱五分） 泽泻（二钱） 没药（四分，去油） 鹿角霜（三钱） 广橘红（一钱） 左秦艽（一钱五分） 云苓（三钱） 桑枝（七钱，酒炒）

迟（左） 便血仍然不止，其血滴沥而下。风湿热郁于大肠，肠痔情形。前法再进一筹。

荆芥炭（一钱） 黄柏炭（三钱） 丹皮炭（二钱） 防风炭（一钱） 细生地（四钱） 柏叶炭（三钱） 地榆炭（三钱） 木耳炭（二钱） 炒槐花（二钱） 泽泻（一钱五分） 当归炭（一钱五分） 赤白苓（各二钱）

二诊 加川连炭、血余炭、二妙丸。

郑（左） 大便之后，血遂注下。湿热结于大肠，肠痔情形也。

苍术（一钱，麻油炒黄） 荆芥炭（一钱） 茯苓（三钱） 当归炭（二钱） 炒防风（一钱） 泽泻（一钱五分） 川连炭（五分） 黄芩（一钱五分） 黄柏炭（三钱） 白术（一钱） 陈大红鸡冠花（三钱，炙）

二诊 血下稍止。再大苦泄热，使直透肠中。

黄柏炭 秦艽 炒槐花 炒丹皮 台白术 川连炭 泽泻 猪茯苓 防风炭 炒荆芥

右 痔坠便血。肝火湿热下注于肠。不宜急切图功。

黄柏炭（二钱） 炒槐米（二钱） 炒丹皮（二钱） 地榆炭（二钱） 川连炭（三分） 火麻仁（一钱五分） 龟甲心（七钱，先煎） 荆芥炭（一钱五分） 润肠丸（一钱五分）

二诊 痔坠下血大减。再凉血宽肠。

白术炭 煨天麻 白蒺藜 钩藤 煅石决明 茯苓神 丹皮炭 火麻仁 泽泻

【赏析】

以上诸案，或因肠风下泄，或因湿热下注，治以疏风清热利湿。湿热下注所致便血多表现为便血色红、大便不畅或稀溏，口苦，舌质红，苔黄腻，脉濡数。若便血日久，湿热未尽而营阴已亏，应清热除湿与补益阴血双管齐下，以虚实兼顾，扶正祛邪。

案4 湿热下注致痔疮出血证案

邵（左） 肺痈之后，湿热下趋大肠，每至大便，痔坠下血。日来胃钝少纳，中脘不舒。脉象微滑，舌苔黏腻。似不在阴虚之极、阴络损伤之例。良以湿热伤营，营络不固。非苦温不足以胜湿，非大苦不足以泄热而入肠中也。

泽泻（一钱五分） 丹皮炭（二钱） 炒槐花（二钱） 防风炭（一钱） 于术（土炒，钱半） 苍术（八分，麻油炒黄） 黄柏炭（三钱） 白茯苓（三钱） 红鸡冠花（三钱）

二诊 培土燥湿泄热，下血稍减。若是阴虚而阴络不固，断不能如此和平也。前法再进一步。

苍术（一钱二分） 防风炭（一钱） 黄柏炭（三钱） 丹皮炭（二钱） 荆芥炭（一钱） 当归炭（一钱五分） 土炒于术（二钱） 大红鸡冠花（三钱） 脏连丸（二钱）

三诊 血色渐淡，大肠湿热稍清，而脾阳不能固摄之象也。再温脏清腑。

苍于术（各一钱五分） 丹皮炭（一钱五分） 川连炭（四分） 黄柏炭（三钱） 炮姜炭（六分） 云苓（三钱） 防风炭（一钱） 生薏仁（四钱） 泽泻（一钱五分） 大红鸡冠花（三钱）

四诊 温脏清腑，肠红大退。的是大肠湿热有余，而脾土真阳不足。非大苦不足以泄肠中之湿，非大温不足以复脾藏之阳气也。

川连炭（三分） 黄柏炭（二钱） 焦茅术（一钱五分） 丹皮炭（二钱） 茯苓（三钱） 炮姜炭（五分） 泽泻（一钱五分） 炒于术（一钱五分） 大红鸡冠花（三钱） 黑地黄丸（三钱）

五诊 血已止住。然血去阴伤，诸虚杂出。既节其流，再开其源。

朱茯神（三钱） 女贞子（三钱） 柏子仁（三钱） 当归炭（二钱） 白芍（一钱五分） 旱莲草（二钱） 池菊花（二钱） 黑稆豆衣（三钱） 黑地黄丸（三钱）

六诊 肠红之后，气觉上逆。再导湿热下行，而引入膀胱。

冬瓜子 光杏仁 生米仁 通草 滑石 云茯苓 白蒺藜 池菊花 青芦尖

七诊 阳气上逆不平，面色浮黄，筋脉跳跃。此由血去阴伤，不能涵养。再培土养肝。

生于术 白茯苓 白蒺藜 黑豆衣 冬瓜子 生米仁 晚蚕砂 海蛤壳 炒竹茹

八诊 神情稍振，面色浮黄稍退。再培土养肝，仍参理湿。

于术 黑豆衣 女贞子 茯苓 生薏仁 泽泻 蚕砂 海蛤壳 炒竹茹 白蒺藜 生山药

【赏析】

“肺与大肠相表里”是中医脏腑表里学说代表之一。祖国医学认为：肺与大肠是通过经脉的络属而构成表里关系，肺气的肃降，有助于大肠传导功能的发挥；大肠传导功能正常，则有助于肺的肃降。清末名医唐宗海在《医经精义·脏腑之官》中论述大肠传导作用时说：“大肠之所以能传导者。以其为肺之腑。肺气下达，故能传导。”在人体十二经脉和脏腑的相互联系中，肺与大肠像一对“配偶”，一阴一阳，一表一里互相交合，联系极为密切。本案体现出肺与大肠之间的生理病理联系，也再次提示我们肺病治肠，肠病治肺，培土生金的巧妙。

卷十四

一、惊悸

案1　肝阳上亢案

杨（媪）　心悸跳荡，时为不寐，偏左头痛，腰股作酸。脉弦尺涩。阳升不熄。拟熄肝宁神。

朱茯神（三钱）　煅龙齿（三钱）　酒炒杭白芍（一钱五分）　黑豆衣（三钱）　炒枣仁（二钱）　夜交藤（三钱）　柏子霜（三钱）　滁菊花（三钱）　天王补心丹（三钱先服，另五钱包煎）。

【赏析】

《素问·灵兰秘典论》“心者，君主之官也，神明出焉”，《灵枢·邪客》“心者，五脏六腑之大主也，精神之所舍也”。心主神志，肝主疏泄，肝阳上亢，阳气升腾而上，上扰心神，神魂不安故心悸跳荡，时为不寐。肝肾阴阳，息息相通，相互制约，相互平衡，肝火太盛下劫肾阴，肾阴不足可引起肝阴不足，阴不制阳而导致肝阳上亢形成“水不涵木”，腰为肾之府，故患者腰股作酸，偏左头痛，脉弦尺涩为肝阳上亢之症。张聿青在熄肝宁神之时用天王补心丹滋阴清热，养血安神。方中朱茯神宁心安神；煅龙齿平肝潜阳；杭白芍入肝脾经，黑豆衣入肝肾经，合龙齿滋阴养血柔肝，合茯神滋阴养心，使方中清热而不伤阴；枣仁，夜交藤，柏子仁养心安神。合而用之，标本兼治，清中有养，使肝火得清，阴血得充，心、肝、肾三脏同治，则神志安定。

案2　温胆汤加减案

某　胸中如阻，时或恐怖。此痰阻胃中。温胆汤加炒瓜蒌、白蒺藜、蛤壳、石决明、姜汁、竹沥。不愈加濂珠、辰砂、血珀三味，研末调服。

【赏析】

此案为胆郁痰扰，胆胃失和致惊悸不安。《素问·灵兰秘典论》曰“胆者，中正之官，决断出焉”，《三因极一病证方论·卷七》“惊伤胆者，神无所归，虑无所定”，都说明胆与情志有密切关系；脾主升清，胃主通降，脾胃为气机升降之枢，痰阻于胃，阻碍脾胃升降，气机不畅则感胸中如阻；痰邪内扰，胆气不宁，决断不行，则时感恐怖，惊悸胆怯。此案痰为实邪，故张聿青以化痰理气，和胃利胆为主，以温胆汤加减可谓妙哉。半夏，辛温，燥湿化痰；竹茹，甘、微寒，清热化痰，半夏配竹茹，一温一凉，增强化痰和胃之功效；陈皮，辛温，理气行滞化痰；枳实，辛、微寒，降气导滞消痰；陈皮配枳实，一温一凉，一行一降，辅半夏行气化痰，取“气行则津行”之意；茯苓、生姜、大枣，健脾化湿，调和脾胃；甘草，调和诸药；加用瓜蒌、白蒺藜、蛤壳清热化痰，软坚散结，姜汁、竹沥化痰和胃止呕。全方不温不燥，理气化痰和胃，胃气和降则胆郁得舒，痰浊得去则胆无邪扰。若不愈则邪扰心神，心火亢盛，神无所依，可用濂珠、辰砂、血珀以奏重镇安神之功。方中配伍精妙，标本兼顾，成为后世之经典方。

二、不寐

案1　心肾不交案

翁（左）　心肾两虚，神不守舍，多梦纷纭。每至暮夜，溲数且多。宜从心肾并调。

炙龟板（五钱） 茯苓神（各二钱） 石菖蒲（二分） 党参（三钱） 煅龙骨（三钱） 炙螵蛸（三钱） 白归身（酒炒，二钱） 远志肉（五分） 炒枣仁（二钱） 柏子霜（三钱） 龙眼肉（四枚）。

【赏析】

《景岳全书·不寐》描述了不寐病因“盖寐本乎阴，神其主也。神安则寐，神不安则不寐；其所以不安者，一由邪气之扰，一由营气之不足耳。有邪者多实，无邪者皆虚。”《素问·六结脏象论》“肾者主蛰，封藏之本，精之处也”。精之藏制在肾，神之主持在心，肾阴亏虚，肾之精气不足不能上奉于心，心气不足，神失所养，心肾不交，因而神志不宁，不寐，故《景岳全书·不寐》曰“真阴精血不足，阴阳不交，而神有不安其室耳”“肾水不足，真阴不升，而心阳独亢者，亦不得眠”，因此，患者出现神不守舍，多梦纷纭。肾为封藏之本，肾气有固摄下元之功，肾气亏虚，膀胱失约，则见溲数且多。张聿青辨证论治，以桑螵蛸散加减调补心肾，固涩止遗佐以宁心安神。方中重用龟板，补肾益精；桑螵蛸，补肾固精；龙骨，收敛固涩，镇心安神，增强桑螵蛸固涩之功；党参大补元气；合茯神而益心气、宁心神；当归补心血；石菖蒲、远志安定神志；枣仁、柏子仁、龙眼宁心安神。此案虚证为其根本，故全方重在补心肾，茯神能通心气于肾，远志能通肾气于心，从而交通心肾，肾精上承于心，心气下交于肾，则神志安宁。

案2　湿热内蕴，痰浊扰心案

左　身发疹，竟夜不能交睫。此痰湿热蕴于胃中，胃不和则卧不安。

煅龙齿　山栀　竹茹　制半夏　僵蚕　赤白苓　地骨皮　丹皮　知母　炒枣仁　广皮。

【赏析】

《素问·逆调论篇》云“阳明者胃脉也，胃者，六腑之海，其气亦下行，阳明逆，不得从其道，故不得卧也。下经曰‘胃不和则卧不安’，此之谓也”，《张氏医通·不得卧》进一步阐明了胃不和则卧不安病机“脉滑数有力不眠者，中有宿食痰火，此为胃不和则卧不安也”。《景岳全书·不寐》亦云“痰火扰乱，心神不宁，思虑过伤，火炽痰郁而致不眠者多矣”。此案中痰湿热内蕴脾胃，痰热上扰心营，神无所依则心烦不寐；热入血分，伤及血络，血不循经，溢出脉外则见皮肤斑疹隐隐。方中煅龙骨，镇静安神；制半夏，燥湿化痰；竹茹，清热化痰；广皮，理气行滞化痰，使气行则津行；僵蚕，化痰散结；赤芍药，味苦性寒而入血分，清热凉血之中兼能活血，以解血络热毒；栀子，清热降火；地骨皮，凉血退热；丹皮，泻血中伏火，又可助赤芍活血；知母滋阴清热，凉血清热降火，使清热而不伤阴，滋阴而不恋邪；炒枣仁，养血宁心安神，一则可增强龙骨镇静宁心安神之功，二则与赤芍、丹皮相伍，补血与活血结合，具有养血安神之功。以方测证，湿热内蕴，热邪入血分，耗伤阴精，故全方以清热化痰，宁心安神为主，辅以滋阴生津清热。虽叙症寥寥，但临症化裁，虚实兼顾，使诸症自愈。

案3　桂枝汤加减案

王（右）　隔宿之事，尚能记忆，神不昏也。神既不昏，而终日酣眠，呼之不应，断无如此睡状也。面青，脉左大，舌无华。此中气无权，阳气尽从上冒，则肾阴不能上交，阳气浮而少阴病矣。金匮惟少阴有但欲寐之条，兹用桂枝汤以和阳，参介类潜伏，但阴不与阳交，阳不与阴接，再进一层，即是阴阳脱离之局，可忧者在此。

桂枝（七分）　杭白芍（三钱，炙甘草三分，煎汁拌炒）　煅龙齿（三钱）　左牡蛎（七钱）　制半夏（二钱）　老生姜（二片）　大枣（二枚）

二诊　蒙昧稍清，面青较退，左脉稍敛，而仍神迷如睡，时带错语。阳气上冒未平，炼液成痰，神机愈蔽。拟潜阳之中，参开郁化痰，必得绩效，方能许治。

桂枝（三分，白芍一钱五分，同炒）　左牡蛎（一两）　郁金（五分，磨冲）　香附

（研，一钱五分） 炒范志曲（一钱五分） 茯苓（五钱） 煅龙骨（三钱） 炒枳实（一钱） 橘红（一钱） 淮小麦（七钱）

三诊 阳气稍潜，上则耳鸣大减，下则大便通行，坎离稍济，蒙昧略清，面色青晦稍退，舌稍华泽。惟中脘尚觉作痛，右关脉稍觉沉实。中虚宿垢未清，阴阳稍通，坎离仍未互抱。拟从阳引阴，从阴引阳，仍参磨滞之品，合于胃府以通为降之旨。

人参须（另煎，冲，四分） 橘红（一钱） 郁金（五分，磨冲） 炒范志曲（一钱五分） 枳实（五分，磨冲） 生香附（一钱五分，研） 牡蛎（一两） 茯苓（三钱） 制半夏（二钱） 煅龙骨（三钱） 孔圣枕中丹（三钱，先服）

四诊 蒙混迷睡大退，目光渐觉灵动，面色青晦亦渐转华。其为阳气上冒，不能下交于阴，致少阴之气不能上承，确然可见。中脘拒按已化，虽属积滞下行，未始非土中之木得泄而然也。惟遍身作痛，良由营血失于涵养，肝风入于筋络。再用参归桂枝汤出入，仍参介类潜阳。

人参须（另煎，冲，八分） 川桂枝（三分） 橘络（红花汤拌炒，一钱） 煅龙齿（三钱） 左秦艽（一钱五分） 白芍（一钱五分） 煅牡蛎（八钱） 桑寄生（三钱，炒） 当归（二钱炒） 孔圣枕中丹（三钱，开水送下先服）

五诊 蒙昧已退，胃亦略起。然言语间有错杂，心中懊烦。当属阳气撼扰，再参宁神。

云茯神（三钱） 辰砂（三钱，包） 白蒺藜（去刺，炒，三钱） 枣仁（炒，打，二钱） 制香附（二钱） 缩砂仁（研后入七分） 石决明（四钱） 龙骨（炒打三钱） 白芍（一钱五分，与桂枝三分同炒） 人参须（五分） 龙眼肉（四个） 左牡蛎（五钱）

六诊 神气渐得如常，胃亦渐醒，浮冒之阳既得下潜，所以大便不攻自下者屡矣。但遍体作痛，是血虚风行入络。宜养血和络，所谓治风先治血也。

川桂枝（四分） 白芍（一钱五分，炙甘草三分，煎汁拌炒） 白蒺藜（去刺，炒，三钱） 人参须（另煎，冲，七分） 桑寄生（三钱，酒炒） 川断肉（三钱） 炒秦艽（一钱五分） 橘红（一钱，红花汤炒） 全当归（三钱酒炒） 桑枝（七钱，酒炒） 丝

瓜络（二钱，酒炒）

七诊 大便甚艰，究之不攻而能畅解，肝火得以下行，面色已转，神渐灵慧。惟腹中作痛，遍体酸疼。络中为风所阻，肝气亦未疏和。再养其体，勿疏其用。

白归身（三钱） 炒杞子（三钱） 香附（二钱，醋炒） 潼沙苑（三钱） 火麻仁（二钱） 金铃子（一钱五分） 整砂仁（七分后入） 杭白芍（二钱，酒炒） 青皮（一钱，醋炒） 桑寄生（三钱）

服二帖后去青皮归身，加枣仁二钱，辰茯神三钱，煅龙齿四钱，夜交藤四钱。

【赏析】

《类证治裁·不寐》篇“阳气自动而之静，则寐；阴气自静而之动，则寤”，《灵枢·寒热篇》“阳气盛则嗔目，阴气盛则瞑目”。“阴平阳秘”“阴阳调和”则机体健康。此案中，肾阴盛于下而不能上交，阳气浮于上，阴盛格阳于外故见多寐。阴不与阳交，阳不与阴接。即可出现阴阳决离之危症，故张聿青遵仲景之法予桂枝汤交通阴阳并加以龙骨牡蛎潜阳和阴。阳气浮于上，虚火上炎，炼液为痰，随虚阳上浮，蒙蔽清窍，则仍昏睡不醒，在调和阴阳之时加以开郁化痰后“蒙昧略清”，可见绩效也。机体阴阳失调，中气亏虚，气机不畅，食谷不化，则中脘作痛，中虚宿垢未清，当予和胃通降为治疗大法。中气、营血亏虚，气机不畅，肝郁化风入于筋络，故“遍身作痛”也。此为血虚风行入络，所谓治风先治血，宜养血和络，则其症可自缓解也。当归、白芍、金铃子养血活血；香附、砂仁、桑寄生行气活络，服二贴后枣仁、茯神、龙齿及夜交藤宁心安神则不寐自愈也。

三、汗

案1 湿热内蕴案

曹子藩 六脉濡细，而模糊不爽，舌苔薄白，中心带黄，而颇觉黏腻，稍一动作，辄易汗出。若果阳虚，何得酬应纷繁，不存畏葸。岂卫外之阳，与运用之阳，一而二耶。无此理也。所以然者，汗为心液，液贵收藏。今体中之湿有余，兼复嗜饮，酒性升热，遂致胃中之湿热熏蒸，迫液外泄，汗出过多，实不在自汗盗汗之例。如护卫其阳，固表益气，则湿不能泄。若敛摄其阴，壮水益肾，则湿滞不行。两者皆足以生他变也。治汗之法，惟祛其热不使熏蒸，兼引导其湿热下行，使熏蒸于胃者，从膀胱而渗泄，则不止其汗而汗自止矣。

地骨皮（三钱，桂枝三分，煎汁收入） **滑石**（四钱） **茯苓**（四钱） **泽泻**（一钱五分） **猪苓**（二钱） **枇杷叶**（四片，去毛） **浮小麦**（一两，煎汤代水）

【赏析】

此案患者素体湿热偏盛，加之嗜饮酒，加重体内湿热内盛，邪热郁蒸，津液外泄而致汗多，故稍一动易汗出，《素问·至真要大论》云“湿滞中焦，则脘腹胀满，食欲不振，口腻或口甜，舌苔厚腻”，脉濡数，舌苔黄而黏腻为湿热内蕴之现象。动则汗出易误为自汗，予固表益气，则湿不能泻，亦或误为盗汗，予敛摄其阴，壮水益甚，则湿滞不行，以上两治法皆不可行。张聿青辨其病机为湿热内蕴，迫津外出为汗，行清热利水渗湿治法，使湿邪从小便而去汗自止。方中滑石甘寒，清热利水；茯苓，健脾利水渗湿；猪苓益茯苓利水渗湿之功；泽泻，甘淡性寒，清热利湿；汗液外出伤津，湿热内蕴可加重津液耗损致阴虚内热，佐地骨皮，清虚热，退骨蒸，使利水而不伤阴；小量桂枝温阳化气利水；枇杷叶宣肺利水；浮小麦，固表敛汗治标。全方重在治湿，体现了治病求本原则，集宣肺、健脾、渗下于一方，气畅湿行，从小便而去，则汗证自止，亦即《金匮要略》“夫短气有微饮者，当从小便去之”。

案2　中气亏虚，湿邪内蕴案

某（左）　口腻舌浊苔白，而中心光剥。中气不足，水谷之气，化津者少，化湿者多，有诸内则形诸外矣。湿蒸为汗，与阳虚表不固者有殊。

人参须（四分） 制半夏（一钱五分） 枳实（一钱五分） 橘皮（一钱） 茯苓（三钱） 广藿香（二钱） 野于术（一钱五分） 泽泻（一钱五分） 白蔻仁（七分后入） 川桂枝（四分） 地骨皮（二钱，桂枝同炒）

【赏析】

《素问·经脉别论》“饮入于胃，游溢精气，上输于脾，脾气散精，上归于肺，通调水道，下输膀胱，水精四布，五经并行”，这是对津液的生成、输布和排泄过程简明扼要的概括。此案患者脾胃气虚，胃的“游溢精气”及脾的运化水谷精气功能减弱，影响津液的生成，而致津液不足。津液的输布全赖于气的升降出入运动，而脾主升清，胃主降浊，脾升胃降为机体气机之枢纽，脾胃之气虚弱，气的升降出入运动不利，津液的输布和排泄受阻而发生停聚，津聚集体内为湿，而湿邪停聚亦可致气机不利。气不摄津，湿邪内蕴迫津外泻则为汗。此案中之汗与阳虚不固表之汗本质上是不同的。张聿青据中气虚，湿邪内停之病机，用益气健脾，行气化湿利水之法，正是恰到好处。方中重用人参，益气，健脾养胃；茯苓，健脾渗湿；野于术，健脾燥湿，加强益气助运之功，茯、术相配，健脾去湿之功益著；白豆蔻，藿香，芳香化湿，行气宽中，畅中焦之气机；制半夏，枳实，行气燥湿；陈皮，理气燥湿，助豆蔻、藿香行气化湿，使气行则湿化；泽泻，利水渗湿；桂枝，温阳化气利水；佐地骨皮，利水。其在六君子汤基础上加芳香化湿之品，诸药合用，益气健脾，行气利水化湿，其治重在调理中焦，升降气机而使湿去，汗自止。

四、嘈杂

肝胃不和案

许（右） 中脘作痛，两胁胀满，嘈杂而不能食。两关脉弦。肝胃不和。拟平肝调气和胃。

制香附（二钱） 延胡索（一钱五分） 川雅连（三分，淡吴萸四分，同炒） 橘皮（一钱） 炒枳壳（一钱） 川楝子（一钱五分） 白芍（一钱五分，土炒） 砂仁（五分） 香橼皮（一钱）

【赏析】

此案为肝胃不和之嘈杂。肝主疏泄功能，调节脾升胃降间的平衡协调。所以，《素问·宝命全形论》云“土得木而达”。肝疏泄失职，肝郁化火，横逆犯胃，胃失和降，逆而上冲，则嘈杂而不能食，中脘作痛。肝之经脉布于胁肋，肝郁气滞，则见两胁胀满。两关脉弦乃肝气郁滞之候。肝郁犯胃为病机之根本，因此，解肝郁，调气机为治疗之关键。制香附，疏肝解郁，行气宽中；延胡索，川楝子，理气止痛；川雅连（三分，淡吴萸四分，同炒），清泻肝胃火；白芍，补养肝血，调达肝气，缓急止痛；橘皮，枳壳，砂仁，共奏理气宽中之功；内热最易伤阴，故用香橼皮理气而不伤阴，解郁止痛。木郁不达致胃失和降，诸药合用，重在疏肝理气，肝郁得舒，则胃和降得复，诸症得消，肝胃同调，立法严谨，组方周全，故为平肝调气和胃之名方。

五、癫痫（附悲苦喜笑）

案1 风痰入络案

某 眩晕跌仆，涌涎肢搐，发则不及备，过则如常人。此风痰入络，痫厥情形，势难杜截。

制半夏 茯苓 僵蚕 白蒺藜 钩藤 远志 橘红 陈胆星 天麻 九节菖蒲

【赏析】

“百病多由痰作祟”，《丹溪心法·痫》指出痫证之发生“非无痰涎壅塞，迷闷窍也”，《医学纲目·癫痫》“癫痫者，痰邪逆上也”，表明痰邪是此证重要致病因素。肝风内动，痰随风动，风痰闭阻，心神被蒙，则眩晕跌仆，四肢抽搐，肝郁则脾不健运，痰浊内生，风痰上涌而吐涎沫。其症状与《古今医鉴·五痫》中“发则卒然倒仆，口眼相引，手足搐搦，背脊强直，口吐涎沫，声类畜叫，食顷乃苏”描述相同。此案为风痰内阻引发癫痫矣。用定痫丸为主方，临证加减，涤痰熄风，开窍定痫，不可谓不高明矣。制半夏，橘红，燥湿化痰，理气和中；茯苓，健脾运湿，培土以绝生痰之源，与半夏，陈皮相配，是取二陈汤之义；陈胆星，清热化痰，熄风解痉；钩藤，天麻，僵蚕，白蒺藜，平肝熄风，通络止痉；菖蒲，远志，豁痰开窍，宁心安神。张聿青治疗此案标本兼治，发作之时，以治标为主，着重豁痰顺气，熄风开窍定痫，同时又兼顾治本，健脾化痰，宁心安神。《古今医鉴·五痫》“夫痫者有五等，而类五畜，以应五脏。治之不须分五，俱宜豁痰顺气，清火平肝”，该案正是体现了此治法。

案2　肝气挟痰犯肺案

左　气从上升，则辄哭泣而痰如涌。此肝气挟痰犯肺，非旷怀不能为功也。

代赭石（四钱）　钩藤（二钱）　煅牡蛎（四钱）　旋覆花（二钱）　东白芍（一钱五分）　生香附（二钱）　橘叶（一钱）　煅龙骨（三钱）　白蒺藜（三钱）　炒竹茹（一钱）

此证甚奇，证发则悲泣，泣甚则渐愈。盖木火犯肺，肺主悲，悲甚木气泄，故愈。

【赏析】

此案肝疏泄功能失常，肝气上逆犯肺。肝气郁结，气郁则津停聚而为痰，肝气挟痰上逆犯肺，肺失宣发肃降，可见“气从上升，辄哭泣”。“肺为水之上源”“肺为生痰之源”，肺通调水道功能失常，亦可发生水液停聚为痰，而“肺为储痰之器”，故见痰如涌。《素问·举痛论》“悲则气消…悲则心系急，肺布叶举，而上焦不通，营卫不散，热气在中，故气消矣”。

肺主悲，悲则气消，悲甚木气泄，故见奇症“泣甚则渐愈矣”。张聿青据此断为“肝气挟痰犯肺”，标本同治，平肝熄风，行气化痰。代赭石，质重而沉降，善镇冲逆；钩藤、煅牡蛎、煅龙骨，平肝熄风；旋覆花，下气化痰；生香附、橘叶，理气化痰，气行则痰消；白芍，敛阴柔肝；白蒺藜、炒竹茹，清热化痰，全方平肝、行气、化痰同用，使肝气得平，痰湿得化，气机得调。此案肝肺同病，气机失调与痰邪互为因果，辨证论治，治病求本，实在妙哉。

案3　厥少二阴之火有余案

左　寐中辄作喜笑而不自知，一言不合，辄作忿怒。此厥少二阴之火有余。

辰麦冬　朱茯神　炒蒌皮　青蛤散　光杏仁　粉丹皮　广郁金　风化硝　枇杷叶

【赏析】

《素问·调经论》云“神有余则笑不休，神不足则悲”，《素问·阴阳应象大论》云“在脏为心……在志为喜……在脏为肝……在志为怒”。寐中辄作喜笑而不自知，是心火有余之征兆，一言不合，辄作忿怒，是肝火盛之为根本，故张聿青认为“此厥少二阴之火有余”。辨证论治，应以清泻厥少二阴之火为治疗大法。麦冬，滋阴清心火；朱茯神，宁心安神，与麦冬合用，使神有所依；粉丹皮、广郁金，清泻肝火，疏肝解郁；风化硝，清热泻火，引火下行。《灵枢·经脉》篇“心手少阴之脉，起于心中……其直者，复从心系却上肺”“肝足厥阴之脉…其支者，复从肝别，贯膈，上注肺”。以证测方，厥少二阴之火有余，必犯太阴，热在三阴。故治以宣肺清肺。青蛤散，清肝泻肺；枇杷叶，清泻肺火；炒蒌皮、光杏仁，宣肺理气，一升一降，调畅气机。心肝肺三脏同治，同泻三阴之热邪，独具匠心。肝火得泻，心火得清，则必心神安宁，神有所依，“寐中辄作喜笑而不自知”自愈也。

六、呃忒

案1 湿热内阻，胃气上逆案

顾（左） 病后湿留阳明，郁蒸凛热，耳鸣目黄神倦，逆气上冲，呃忒旬日不止，凌晨盗汗。此皆湿热见证，医用镇摄温化，其呃愈甚，殊不知清化湿热，热平呃自止耳。

橘皮（一钱） 茯苓（三钱） 白蔻仁（五分） 枳实（一钱） 佛手（一钱） 竹茹（一钱） 杏仁（三钱） 制半夏（一钱五分） 通草（一钱） 柿蒂（三枚）

【赏析】

《景岳全书·呃逆》“然致呃之由，总由气逆。气逆于下，则直冲于上，无气则无呃，无阳亦无呃，此病呃之源，所以必由气也”“皆其胃中有火，所以上冲为呃”。因手太阴肺经之脉，还循胃口，上膈，属肺，肺胃之气又同主于降，且膈居肺胃之间，病邪乘袭肺胃之时，使膈间之气不畅，故胃气上逆时，断续冲出喉间，引起呃逆之证。此案患者湿邪留于阳明，郁久化热，胃热上冲，故呃忒旬日不止，湿热熏蒸肝胆，疏泄失职，致胆汁不能循常道，外溢肌肤，故目黄；病程日久，湿热之邪内蕴，耗气伤阴，见耳鸣神倦，盗汗。湿热内蕴为病机之关键，若误用镇摄温化，反其道而行之，“其呃愈甚”也。张聿青遵循“急则治其标”原则，行清化湿热之法。茯苓，健脾化湿；橘皮、白蔻仁、佛手，行气化湿；半夏、枳实、竹茹，清热化湿；杏仁，开宣肺气，与枳实相伍，一升一降，平调气机；通草，清热利湿，使湿邪从小便而去；柿蒂，降逆止呃。《张氏医通·呃逆》“呃逆在辨寒热，寒热不辨，用药立毙”，明确提出呃逆之治疗原则，此案清化湿热后“热平呃自止耳”。

案2 胃气亏虚，痰浊中阻案

郭（左） 呃忒时发，胃虚而冲气逆行。七年之病，三年之艾，不易得也。

旋覆花 橘皮 制半夏 淡干姜 炒枳壳 代赭石 竹茹 云茯苓 大枣 磨刀豆子（三分）

【赏析】

《景岳全书·呃逆》篇“凡杂症之呃，虽由气逆…有因中气虚而逆”。久病之后，耗伤中气，使胃失和降，胃气上逆而发生呃逆。患者七年之病，呃忒时发，病程日久，脾胃阳气亏虚，胃失和降，胃气不降反而上逆，虚气上逆动膈则呃忒时发。脾胃职司受纳运化，能升清降浊，脾胃虚弱，运化无权，水湿停聚为痰阻于中焦，阻碍中焦气机，亦可使胃失和降，则冲气逆行加重。因此，此案为胃虚痰阻气逆之证。胃虚当补，痰浊当化，气逆当降，所以拟化痰降逆，益气健脾。旋覆花，下气消痰，降逆止呃；代赭石，助旋覆花降逆止呃；半夏、竹茹，化痰止呃；橘皮，炒枳壳，行气化痰；云茯苓、大枣，益气健脾化湿；淡干姜，磨刀豆子，温中止呃。诸药合用，共成降逆化痰止呃，益气温阳和胃之剂，使痰涎得消，逆气得平，中虚得复，则呃逆可止。本案虚实夹杂，张聿青依据病机虚实兼顾，标本同治，使病情得复。

案3 气血亏虚，肾失摄纳案

曹（左） 久虚不复，肾气不能收摄，气觉短促，冲气上逆，嗳噫作呛。病由遗滑而来。脉象细弦。拟气血并调以图徐复。

台参须（八分） 茯苓（三钱） 蛤壳（五钱） 生牡蛎（五钱） 生于术（一钱五分） 熟地（四钱） 白芍（二钱） 煅磁石（二钱） 炒萸肉（一钱五分） 丹皮（一钱五分） 怀山药（三钱）

二诊 久虚不复，气短自觉上下不续，虽能安谷，实非馨进。脉象细弱如丝，舌滑少苔。中气肾阴皆虚，所以俯仰失职，胃气不能鼓舞。拟气阴并调。

炙绵芪　生于术　砂仁　炒熟地　白芍　坎炁　党参　怀山药　炒萸肉　茯苓

【赏析】

此案久病后，病深及肾，肾虚滑脱，精关不固，正如《诸病源候论·虚劳失精候》所说“肾气虚损，不能藏精，故精漏失”。因此，患者以遗精为首要表现。何梦瑶《医碥》“气根与肾，亦归于肾，故曰肾纳气，其息深深”。患者久病，肾气亏虚失于摄纳，引动冲气上乘，挟胃气动膈，故嗳噫作呛而来。久虚不复，气血不足，故见气短促，脉象细弦。张聿青审证求因，久病气血亏虚为病机之根本，拟以气血并调，人参、茯苓、白术补中益气；熟地、白芍、山萸肉、丹皮、山药，滋阴养血；蛤壳、生牡蛎、煅磁石，固涩止遗。患者中气亏虚甚，脾运化，胃受纳腐熟水谷功能减弱，虽行补中益气治疗，但胃气尚不足，胃气不能鼓舞，所以“虽能安谷，安非馨进”。张聿青认为患者病久伤及肾阴，中气肾阴皆虚，故胃气不能鼓舞，二诊后再行气阴同调。此案为虚证之噫气，当虚则补之，气血肾阴并调，成为流传后世之名方。

卷十五

一、咽喉（附失音）

案1　心胆火郁案

鲍（右）　咽喉作痛，遇劳即发，颧红目涩。此心胆火郁，恐成喉痹。

连翘壳（三钱）　净蝉衣（一钱）　黑山栀（二钱）　生甘草（三分）　射干（五分）　元参肉（三钱）　桔梗（一钱）　荆芥（一钱）　细生地（四钱）　郁金（一钱五分）

二诊　昨进甘凉，中脘痞阻，而目痛火升咽痛，足厥不温。气火尽从上浮。再反佐以进。

广郁金　煅磁石　半夏曲（炒）　白蒺藜　光杏仁　炒枳壳　香豆豉　茯苓　滋肾丸（三钱，分二次用淡盐汤下）

三诊　咽痛稍减，足厥转温，然中脘仍然不舒。还是气郁火难下降。前法再进一步。

制半夏　炒枳壳　广郁金　橘皮　生熟香附　茯苓　川连（二分，干姜四分，同炒）　滋肾丸（三钱）

四诊　苦辛开降，中脘稍舒，咽痛略减，颧红稍退。水性常降，宜使之升，火性常升，宜使之降，中焦为升降之总道。再拟苦辛合化，引导火热下行。

制半夏　炒枳实　广郁金　肥知母　黄柏　云茯苓　广皮　竹茹　上徭桂（三分，去皮研末，饭糊丸，桐子大先服）

五诊　胸次稍舒，饭食稍增，然足仍厥逆，咽喉仍痛。还是虚阳上逆。用金匮法。

漂净猪肤（六钱）　白蜜（二钱）　生甘草（三分）　桔梗（一钱）　炒黄粳米粉（二钱）　茯苓（三钱）　滋肾丸（三钱药汁送下）

【赏析】

《医贯·卷之四》言："喉者，肺脘，呼吸之门户，主出而不纳；咽者胃脘，水谷之道路，主纳而不出。"由此，咽喉与肺胃之关系密切。然本案患者咽喉疼痛，劳而即发，颧红目涩，详症而略舌脉，乍看似肝肾阴亏，虚火上炎。然先生言其心胆火郁所致，何故也？乃经脉循行使然。心手少阴之脉："其支者，从心系，上挟咽，系目系。"足少阳胆经："从耳后，循颈过咽，下肩至缺盆；其支者，从颊车，下走颈，经咽喉，至缺盆。"二经循行均与咽喉密切相关，故不可忽视。先生拟清火开郁之法。连翘取心，以心入心，山栀，生地、郁金共奏清心降火之功，其中郁金还能利胆解郁，玄参、桔梗、生甘草、射干清热解毒利咽而不伤阴；荆芥、蝉衣疏风利咽，透散外邪。诸药使心火清，胆郁开，则咽喉痛解。二诊因饮食不慎，气郁火升，目咽疼痛而足厥不温，当开郁降火。予郁金、香豉、枳壳等行气开郁；煅磁石、滋肾丸则滋肾降火，此处滋肾丸用淡盐汤下，别有用意，五味中咸专入肾，咸能下行，引药入肾，直达病所。三诊略有转机，继遵前法。四诊再行辛开苦降畅达中焦，引火下行。五诊则遵金匮之法，加猪肤、白蜜、粳米粉等滋阴润燥潜阳，以降升浮之虚火。

案2　喉间肿胀如核案

吕（左）　喉症之后，痰滞未清，以至喉间肿胀如核，久而不化。宜化痰开郁。

制半夏（二钱） 水炒竹茹（一钱） 郁金（一钱五分） 茯苓（四钱） 象贝母（二钱） 广橘红（一钱） 杏仁泥（三钱） 炒枳壳（一钱） 桔梗（一钱） 陈海蛰（一两） 大荸荠（四枚，二味煎汤代水）

【赏析】

此案喉症之后，余痰未清，留滞咽喉，痰阻气滞，气不行则津液停聚为痰，痰气上逆之喉间，则喉间肿胀如核，气不行则痰不化，则病程久也。气滞痰凝，则易行化痰开郁之法。半夏，燥湿化痰；竹茹、象贝母，润燥化痰；广橘红、桔梗，健脾行气化痰；杏仁，宣利肺气，化痰利咽；郁金，理气开郁，调畅中焦之气机；枳壳，降气化痰，行下焦之气，气行则痰消；茯苓，健脾渗湿利水，绝生痰之源；陈海蛰、大荸荠，化痰利咽。纵观全方，行气与化痰并用，宣上、宽中、渗下通调，则气行痰消，诸症自消。

案3　喉痹案

龚（右） 头痛内热俱减，然咽中仍然作痛。喉痹情形，极难调治。

北沙参（五钱） 细生地（四钱） 川石斛（四钱） 射干（五分） 粉丹皮（二钱） 川贝母（二钱） 大麦冬（三钱） 竹衣（一分） 天花粉（二钱） 黑元参（三钱） 郁金（一钱五分） 青果（二枚）

二诊 咽痛音喑稍减，而咽中哽阻。肺胃燥痰未化也。

北沙参 川贝母 云茯苓 青果 川石斛 郁金 光杏仁 竹沥 炒蒌皮 黑元参 陈关蛰 地栗

三诊 诸恙皆减，而咽燥甚，则喑亦随之俱甚。气液之耗伤，即此可见。

北沙参 川贝母 元参肉 青蛤散 郁金 川石斛 天花粉 光杏仁 大麦冬 青果 梨片

四诊 咳喑而且吐血。据述病由受寒而起，投补而剧。于无治处求治，姑从此着眼，以希天幸。

炙麻黄（五分） 光杏仁（三钱） 象贝母（一钱五分） 炙桑叶（一钱） 藕节（二枚） 浮蝉衣（一钱五分） 炒当归（一钱五分） 煨石膏（六钱） 云茯苓（三钱） 生甘草（五分）

五诊 辛温寒合方，咳嗽递减。肺伤邪伏，再尽人力以待造化。

炙麻黄（五分） 生甘草（五分） 元参肉（三钱） 射干（五分） 煨石膏（六钱） 炒蒌皮（三钱） 净蝉衣（一钱五分） 竹衣（二分） 北沙参（五钱） 川贝母（二钱） 梨肉（一两五钱）

六诊 久喑久咳，本无发越之理。病从受寒而起，所以辛温之药，叠见应效。药向效边求，从前法进退。

炙麻黄 光杏仁 茯苓 元参 青果 煨石膏 生甘草 花粉 梨肉

七诊 稍感新凉，咳嗽顿剧。太阴伏寒，非温不化也。

炙麻黄（三分） 北细辛（三分） 橘红（一钱） 五味子（六粒，老姜二片同打） 川桂枝（三分） 光杏仁（三钱） 炙黑甘草（三分） 制半夏（一钱五分） 云茯苓（三钱）

八诊 叠进辛温，咳退十六，姑守前法以希天幸。

炙麻黄（四分） 光杏仁（三钱） 炙橘红（一钱） 云茯苓（三钱） 竹衣（一分） 北细辛（三分） 炒苏子（三钱） 生熟甘草（各二分） 桔梗（一钱）

九诊 音声稍爽。再清金润肺，以觇动静。

天花粉 川石斛 桔梗 水炒竹二青 北沙参 黑元参 生甘草 梨肉 光杏仁 云茯苓 竹衣

十诊 心中炙热，致音爽复喑。良以痰热上凌。再清金化痰。

瓜蒌皮 桔梗 生甘草 竹沥 生鸡子白（一枚冲） 北沙参 麦冬 云茯苓 郁金

十一诊 经云、人卒然无音者，寒气客于会厌，则厌不能发，发不能下，其开阖不致，故无音。夫卒然者，非久之之谓也。今喑起仓卒之间，迁延至两年之久，揆诸久病得之为津枯血槁之条，似属相殊。不知其得此喑病之时，并非久病而得之，实以暴而得之，绵延日久不愈，虽久也，实暴也。

但寒久则与暴客究有不同，以寒久则化热，所以心中有时热辣，而咽中有时作痛。前人谓失之毫厘，谬以千里，不可不辨而漫为施治也。拟消风散以治其内客之邪。至火邪遏闭，咽干声嘶而痛，古法往往宁肺清咽，即参此意。

台参须（一两） 苦桔梗（一两三钱） 松萝茶（一两五钱） 广皮（一两三钱） 大麦冬（四两） 川羌活（一两五钱） 生甘草（一两三钱） 防风（一两五钱） 炙款冬（三两） 荆芥穗（一两五钱） 牛蒡子（三两） 川芎（一两五钱） 白僵蚕（二两） 川贝母（三两） 光杏仁（四两） 云茯苓（四两）

共研细末，淡姜汁泛丸，如凤仙子大，不可过大，大则力下行，恐过病所也。临卧服三钱，食后服一钱五分，青果汤下。

【赏析】

《素问·阴阳别论》曰："一阴一阳结，谓之喉痹。"痹者，闭塞不通也。患者喉痹，咽中作痛，据先生用药可知，此乃余热未清而阴津已耗，故以清热利咽生津为法。用北沙参、生地、石斛、麦冬、玄参、青果等甘寒之品，养阴清热而不滋腻助湿；竹衣、花粉清热力强，兼生津止渴；射干利咽解毒散结以除痹；《丹溪心法·卷四》言："喉痹大概多见痰热。"故加川贝清热化痰润燥是常法，又有郁金则行气解郁散结。诸药清热、养阴、散结共施，则喉痹可减。二诊燥痰未化，而见咽中梗阻，用川贝、竹沥、瓜蒌皮清热润燥化痰。三诊燥痰去，气液伤，转以益肺养阴。四诊突见咳喑吐血，乃外感风寒，叠进补药而恋邪深入，灼伤肺络所致。故拟麻杏石甘汤加减辛凉宣泄，清肺化痰。诸诊先生随证加减，如久病太阴伏寒，则仿小青龙温化之理，取半夏、细辛、五味子等温寒化饮。余则或辛温宣肺、或清金化痰、或利咽润肺，终以疏散外邪，利咽清肺以善后。

二、目疾

案1 肝经风热案

徐（右） 目为肝窍，为脏腑精气之所聚。目疾之后，眦痒多泪，脉数微弦。此风热未清，风为阳邪，其气通肝，所以风即为热。拟养血清肝熄风，俾不致伤精气为上。

制首乌（四钱） 蜜炙桑叶（一钱） 滁菊花（一钱五分） 炒地骨皮（二钱） 决明子（四钱） 晚蚕砂（三钱） 炒荆芥（一钱） 桔梗（八分） 黑豆衣（四钱） 赤芍（一钱五分）

二诊 脉症相安，但右目不赤不痛，不因见风亦时常流泪。是肝胆气弱，肾水不足，虽有风邪，不能自越。以丸药缓图之。

大熟地（三两，川椒二钱煎汤蒸制） 上徭桂（一钱，去皮另研和入） 建泽泻（一两五钱） 蜜水炒川芎（一两） 粉丹皮（一两五钱） 熟附片（一钱） 萸肉炭（一两） 炒山药（二两） 茯苓（二两）

【赏析】

此案患者目疾之后，眦痒多泪，脉数微弦，为风热未清，肝经风热，循经上扰于目，治疗以养血清肝熄风为主，蜜炙桑叶、滁菊花、炒地骨皮、决明子、晚蚕砂清肝熄风明目，制首乌、赤芍、黑豆衣养血。二诊患者不因见风亦时常流泪，为肝胆气弱，肾水不足，故用桂附地黄丸养肝肾阴阳，扶正固本。

案2 气轮翳膜遮睛案

周（左） 五脏六腑之精气，皆上注于目，而为之睛。阴虚于下，痰湿上盛，精气不能贯注而上，浊火转从上蒸，气轮翳膜遮睛。拟化浊熄肝。

制半夏（一钱五分） 白蒺藜（三钱，去刺） 赤白芍（各二钱） 决明子（三钱）木贼草（三分） 生薏仁（三钱） 广橘红（一钱） 晚蚕砂（三钱） 青葙子（三钱） 木猪苓（二钱）

二诊 化浊熄肝，脉症相安。前法出入，再望应手。

熟地炭（三钱） 盐水炒菟丝子（三钱） 白茯苓（三钱） 制半夏（一钱五分） 决明子（三钱） 煅磁石（四钱） 甘杞子（三钱） 潼沙苑（三钱） 黑豆衣（三钱） 酒蒸青葙子（三钱）

三诊 一阳来复，肝阳走入胃。络暂为清养，参以熄肝。

川石斛（三钱） 白蒺藜（三钱） 粉丹皮（一钱五分） 酒炒女贞子（三钱） 甘菊花（一钱五分） 石决明（四钱） 黑豆衣（三钱） 大麦冬（三钱） 钩钩（三钱） 鲜活水芦根（六钱）

四诊 羞明稍减，而偏左牙痛，头痛。肝经之火，袭入少阳阳明之络。再为清养。

细生地（四钱） 大麦冬（二钱） 西洋参（二钱） 桑叶（一钱五分） 晚蚕砂（三钱） 大天冬（二钱） 川石斛（四钱） 粉丹皮（二钱） 黑山栀（二钱） 荷叶边（三钱）

【赏析】

本案患者翳膜遮睛，乃阴亏于下，痰湿、浊火蒸于上，精气不能上注。用半夏、橘红、蚕沙、苡米、猪苓理气化湿与淡渗利湿相合，使湿浊上下分消；白蒺藜、赤白芍则疏肝、清肝、平肝以熄风，白芍养血柔肝，以滋下源，阴血足则肝阳不致妄动，实乃治本之法。决明子、木贼、青葙子则共奏清肝明目退翳之功。全方使湿去肝平，则翳膜渐消。二诊见脉症相安，遵前法增熟地炭、盐水炒菟丝子、枸杞子、沙苑子以入肝肾，奏滋养肝肾、益精明目之功。三、四诊则从清养着手，清少阳、阳明之火以熄风，养肝胃之阴能熄火。邪火去、阴血足，则目睛明。

三、牙痛

案1 阴虚龈络失养案

姚（右） 营分久虚，木失涵养，阳气上逆，乘于胃络。牙痛牵引颊际，宜养血而引导阳气下行。

白归身 白僵蚕 大麦冬 女贞子 炒地骨皮 上安桂 肥知母 川柏片 黑豆衣

二诊 前拟桂柏等方，原为引导虚阳而设。夫齿属于肾，龈属于胃，牙肉常肿，是阴气乘入胃络。特刚药可以制病，不能生水，改进和阳熄风法。

大天冬　煅决明　生牡蛎　大生地　女贞子　川石斛　旱莲草　广皮白　真二泉阿胶　蜜水炒香附

【赏析】

胃足阳明之脉："入上齿中，还出挟口，环唇"。肝足厥阴之脉："其支者，从目系下行颊里，环绕唇内"。故齿与肝、胃二脏腑密切相关。火盛及络，阴虚龈络失养均可致牙痛、肿胀、出血等症。本例因营血不足，肝失涵养，阳亢乘于胃络，致牙痛连颊。拟当归身、麦冬、女贞子以养血和营以滋养下源，白僵蚕平肝熄风，地骨皮、知母、黄柏清阳亢之火，肉桂则引火归原，导阳气下行。二诊增大队养阴生水之药，如天冬、大生地、二至丸、石斛、真二泉阿胶等以填补真阴，水生才能引火下行，而不能仅靠引导虚阳。再兼煅决明、生牡蛎平肝潜阳以熄风。如此，则"龙藏海底，雷寄泽中"，相火不致妄动。

案2　头晕耳窍失聪案

金（右）　头晕耳窍失聪，牙龈作胀。肝阳上升。宜和肝胃之阴。

金石斛（三钱）　白蒺藜（三钱）　半夏曲（一钱五分）　钩藤（三钱）　橘白（一钱）　阿胶珠（二钱）　云茯苓（三钱）　滁菊花（一钱五分）　酒炒杭白芍（二钱）　石决明（四钱）

【赏析】

此案患者头晕耳窍失聪，牙龈作胀，为肝阴血虚，胃阴不足，治疗宜养肝血，滋胃阴，白蒺藜、阿胶珠、酒炒杭白芍养肝血，金石斛滋胃阴，滁菊花、石决明等清肝明目，全方共奏滋养肝胃，清肝明目之功。

案3　牙缝出脓案

李（右）　牙龈肿胀，牙缝出脓，畏风肢体疲软。脉象细涩，关部独弦。厥阳走于胃络，拟清胃泄肝。

川石斛（四钱） 炒白归身（一钱五分） 金铃子（一钱五分） 海蛤粉（三钱，包） 川雅连（三分，鸡子黄拌炒） 朱茯神（三钱） 炒杭白芍（一钱五分） 蛤粉拌真阿胶（一钱五分） 半夏曲（二钱） 潼白蒺藜（盐水炒，各二钱）

【赏析】

龈属胃所主，患者牙龈肿胀，牙缝出脓，乃胃热炽盛，然脉细涩，关部独弦则是阴血不足、肝旺之象。故清胃泻肝兼和阴血。石斛、归身、杭白勺、真阿胶、潼蒺藜滋阴养血；黄连味苦性寒，直折胃火，同时用鸡子黄拌炒增滋阴之功，减黄连苦燥伤阴之虞。处方用药亦有黄连阿胶汤滋阴降火之意。金铃子、海蛤粉、白蒺藜清肝火、平肝阳。牙龈肿胀必扰及心神，又加朱茯神清心宁心以安神。半夏曲和胃消食，釜底抽薪以降胃火。蒺藜盐炒走下入肝肾，阿胶蛤粉拌炒以增清热之力。诸药苦咸并施、泻火滋水，则症除痳安。

四、耳病

遗精耳鸣失聪案

沈（左） 下则遗精，上则眩晕，甚致呕吐欲仆，耳鸣失聪。脉弦尺虚。此肾本空虚，木失涵养，致阳气化风，尽从上越。拟滋水潜阳法。

炙龟板（六钱） 大生地（四钱） 酒炒杭白芍（一钱五分） 滁菊花（二钱） 生牡蛎（六钱） 黑豆衣（三钱） 粉丹皮（二钱） 盐水炒潼沙苑（三钱） 磁朱丸（二钱，先服）

二诊 遗精眩晕，耳鸣渐聋，右目翳障。脉弦尺涩且数。阴虚火盛，拟滋水清肝。

生龟板（四钱，先煎） 羚羊片（一钱五分） 石决明（六钱） 甘菊花（二钱） 大生地（三钱） 野黑豆（三钱） 黑山栀（三钱） 粉丹皮（二钱） 蛇蜕（七分） 白金丸（五分，药后服）

三诊 左耳稍聪，右耳仍闭，头胀眩晕，目翳障不化。水亏木旺。前法出入。

炙熟地（四钱） 粉丹皮（二钱） 建泽泻（一钱五分） 酒蒸青葙子（三钱） 野黑豆（三钱） 密蒙花（二钱） 炒萸肉（一钱五分） 山药（三钱） 蛇蜕（七分） 石决明（五钱）

四诊 耳鸣窍闭，头胀眩晕，滋肾养肝。脉弦且带滑数。稠痰灰黑，目翳障不化。

肾水不足，木火上腾，炼液成痰，痰随火生，清空之地，遂为痰火所占。急则治标，缓则治本，经训如此。

黑山栀（三钱） 桑叶（一钱五分） 川雅连（三分） 广橘红（一钱） 粉丹皮（二钱） 淡黄芩（一钱五分） 制半夏（二钱） 陈胆星（一钱二分） 晚蚕砂（四钱） 煨明天麻（一钱五分） 白蒺藜（去刺，炒，三钱） 竹沥（一两，滴入姜汁少许）

五诊 清火豁痰，脉弦滑转为细弱，浊火已退三舍。而眩晕呕吐，咽燥口干。经谓头痛巅疾，下虚上实。再填实其下，以治其本。

炙龟板（一两） 生牡蛎（八钱） 黑豆衣（三钱） 酒炒杭白芍（一钱五分） 大熟地（五钱） 粉丹皮（二钱） 甘杞子（三钱） 白茯苓（三钱） 磁朱丸（包入，煎三钱）

六诊 目障翳稍退，光明较开，耳鸣略定。然眩晕仍然不止。阴腻之药，并不碍胃，其下虚可以概见。效方扩充之。

炙龟板（一两二钱） 甘杞子（三钱） 杭白芍（三钱） 酒蒸女贞子（三钱） 大熟地（五钱） 肥玉竹（三钱） 生牡蛎（八钱） 元参（三钱） 黑豆衣（三钱） 磁朱丸（三钱） 炒萸肉（二钱） 陈关蛰（一两，煎汤代水）

七诊 滋水填阴，眩晕大退，耳鸣亦减。药既应手，再为扩充。

炙龟板（一两） 炙熟地（五钱） 生牡蛎（五钱） 炙鳖甲（六钱） 甘杞子（三钱） 炒萸肉（一钱五分） 盐水炒潼沙苑（三钱） 酒炒杭白芍（一钱五分） 酒炒青葙子（三钱） 密蒙花（二钱） 元参（三钱）

【赏析】

此案症见遗精，眩晕，甚致呕吐欲仆，耳鸣失聪，脉弦尺虚，辨证为肝肾阴虚，虚阳上亢，治疗拟滋水潜阳法，炙龟板、大生地、酒炒杭白芍、盐水炒潼沙苑养肝肾之阴，滁菊花、生牡蛎、黑豆衣、粉丹皮、磁朱丸降浮阳，服药后病减，二诊、三诊继用前法，四诊患者反耳鸣窍闭，头胀眩晕，脉弦且带滑数，稠痰灰黑，目翳障不化，乃证有虚实之变，由虚转实，痰火内生，急则治标，以黑山栀、桑叶、川雅连、淡黄芩等清热，以广橘红、制半夏、陈胆星、煨明天麻、竹沥等化痰，兼加少许清肝之品，痰火既清，续以养肝肾熄风药固本，渐收良效。

五、鼻渊

案1　鼻渊久漏不止案

范（左）　肝火熏蒸，上逼于脑，致鼻渊久漏不止，气味臭秽。脉细弦，左尺小涩。深恐脂液枯槁，而致难支。

煨石膏　生薏仁　山栀仁　北沙参　炙升麻（二分）　西洋参　肥知母　赤白苓藿胆丸（以藿香末和胆汁为丸）

【赏析】

鼻渊，是指鼻流浊涕，如泉下渗，量多不止为主要特征的鼻病。多因外感风热邪毒，或风寒侵袭，久而化热，邪热循经上蒸，犯及鼻窍；或胆经炎热，随经上犯，蒸灼鼻窍；或脾胃湿热，循胃经上扰等引起。本案由肝火熏蒸，上逼于脑，致鼻渊而见久漏不止，气味臭秽，脉细弦，左尺小涩，方用煨石膏、山栀仁、西洋参、肥知母、胆汁等清肝热，生薏仁、藿香末、赤白苓化痰湿，升麻升陷止漏，全方奏清肝热、化痰湿、升陷止漏之功。

案2　浊涕结聚鼻窍不通案

金（左）　浊涕结聚，鼻窍不通。肺胃湿热熏蒸，浊气闭塞清窍，名曰鼻衄，久必至衄。

炒黑山栀仁（三钱） 桔梗（一钱） 马兜铃（一钱五分） 酒炒淡芩（一钱五分） 冬瓜子（三钱） 广郁金（一钱五分） 生薏仁（四钱） 茯苓（三钱） 泽泻（二钱） 干枇杷叶（三片）

二诊 浊涕稍减，鼻窍仍然窒塞。湿热熏蒸于上。上病而下取之。

炒黑山栀仁（三钱） 冬瓜子（三钱） 生熟薏仁（各二钱） 煨石膏（四钱） 马兜铃（一钱五分） 桔梗（七分） 木猪苓（二钱） 炙升麻（三分） 礞石滚痰丸（三钱，开水先送下）

三诊 湿热上攻，不克下达。再清泄其上。

炒山栀仁（三钱） 苍耳子（一钱五分） 白茯苓（三钱） 淡黄芩（一钱五分） 冬瓜子（四钱） 生薏仁（四钱） 元参肉（三钱） 苦桔梗（一钱） 干枇杷叶（三钱） 藿胆丸（每日卧服八分，开水先送下）

龙井茶炭八分，橄榄核炭二钱，二味研细代鼻烟。

【赏析】

鼻为肺之外窍，亦为肺之官。故鼻病多责之于肺，胃足阳明之脉，起于鼻翼，上行鼻根，下沿鼻侧。胃热又每移热于肺。今患者肺胃湿热，浊涕塞鼻。行清肺胃、利湿浊以通鼻窍之法。黄芩、栀子、马兜铃、枇杷叶清泄肺胃之热，芩、栀又能燥湿化浊。茯苓、苡米、泽泻、冬瓜仁利湿浊、清肺热，桔梗宣肺以通窍，郁金芳香行气以助化浊。二诊湿热未尽，鼻仍窒塞，故于前方加石膏甘寒清热，猪苓、升麻一降一升，清热利湿又可畅达气机。取礞石滚痰丸泄火逐痰，开痰火下行之道。肺与大肠相表里，开下则通上。湿热浊邪从下荡涤，则上焦肺窍可通。先生取“上病下取”之法，别出心裁，甚妙。三诊再清上焦之湿热之余，加苍耳子辛温，祛风湿、通鼻窍，乃通鼻窍之圣药。霍胆丸则芳香化浊、清热通窍。待热清湿去，则清窍可通。

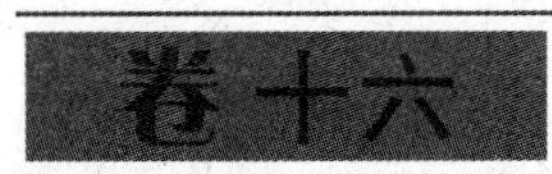

卷十六

一、肩臂背痛

案1　平肝泄热法治疗肩臂背痛案

右　阳明脉络空虚，风阳窜络。背痛不止，偏右头痛。去年咯吐见红。亦属木火亢甚。平肝泄热勿望一蹴而就也。

粉丹皮　黑山栀　白蒺藜　甘菊花　炒香玉竹　细子芩　乌贼骨　当归炭　地榆炭

【赏析】

阳明脉空虚，风阳侵袭阳位，故出现背痛，阳明经循行头侧故偏头痛。曾出现咳吐见红，属土虚木亢，阳明属土，厥阴属木，阳明脉络空虚，自当防厥阴肝气过旺。且本病由外风乘虚而入，以本虚标实立论。扶土可抑木，抑木方可扶土。故用丹皮、山栀、白蒺藜、菊花泻木火，玉竹养胃阴，子芩泻湿热，当归、地榆炭炒、养血活血止血以防咯血。处方未用大剂量平肝泄热重剂，医者强调平肝泄热勿望一蹴而就。

案2　化痰利湿治疗腰背痛案

右　脘痛已止，腰背不舒。

旋覆花汤加橘皮络　郁金　丝瓜络　香附　炒枳壳　白蒺藜　缩砂

仁　土炒白芍　川断肉　厚杜仲

二诊　腰背作痛。其为痰湿热入络，确然可见。

制半夏　赤白苓　炒枳实　川萆薢　建泽泻　上广皮　生熟薏仁　水炒竹茹　酒炒桑枝　丝瓜络

【赏析】

胃脘痛日久，痰湿热入络，旋覆花汤化痰行水，以橘皮络、丝瓜络藤类药化络脉瘀滞，郁金、香附、枳壳、白蒺藜、砂仁宽中理气、白芍兼入血分，加续断、杜仲补虚强筋骨。腰背疼痛，不通则痛，故本方从源头上加强化痰利湿通络之功，如半夏、竹茹、茯苓、泽泻、萆薢、薏苡仁，桑枝、丝瓜络作为引经药，全方并无止痛药，因势利导，事半功倍。

案3　补肝肾和经络治疗腰背痛案

胡（左）　背脊作痛，牵引腰膂不舒，不时寒热。此肝肾不足，络隧失和。

川桂枝　炙绵芪　生于术　酒炒桑枝　左秦艽　木防己　全当归　泽泻

【赏析】

肝肾不足，络脉失和，故背脊作痛，腰部不舒，寒热时作。酒制桑枝、秦艽补肝肾，合防己祛湿止痛，黄芪、白术补气行血，桂枝、当归通经脉止痛，泽泻补中寓泻且入下焦，共奏补肝肾和经络之功。

案4　宣通和络治疗膺肋肩臂痛案

王（左）　膺肋作痛已止，然肩臂又复痛楚。络隧尚未宣和。再拟宣通，参以和络。

川桂枝　秦艽　旋覆花　桑寄生　酒炒桑枝　川萆薢　独活　真猩绛　丝瓜络　青葱管

【赏析】

痛处不固定，膺肋作痛已止，肩臂又复，是络脉不通之象，治则宜宣通和络。桂枝、桑枝、丝瓜络、青葱管等药乃入络佳品，兼以祛湿和络，全方没有一味止痛之药，通则不痛，妙哉妙哉。

案5 化痰宣络治疗肩臂酸痛案

恽（左） 肝气偏旺，湿痰复盛，以致肝气挟痰入络，左肩臂酸痛。脉象弦滑。宜化痰以宣络隧。

制半夏（二钱） 川桂枝（三分） 白僵蚕（一钱五分） 左秦艽（一钱五分） 白蒺藜（三钱） 橘红络（各一钱） 茯苓（三钱） 酒炒木防己（一钱五分） 指迷茯苓丸（五钱，分二次服）

二诊 宣通络隧，搜逐湿痰，浊气下行，大便畅解，右肩臂酸痛大退。脉弦稍柔。药既应手，宜再扩充。

炒于术（二钱） 海风藤（三钱） 白茯苓（三钱） 川独活（一钱） 秦艽（一钱五分） 橘红络（各一钱） 制半夏（一钱五分） 木防己（一钱五分） 白僵蚕（一钱五分） 片姜黄（四分，酒炒） 指迷茯苓丸（五钱，分二次服）

三诊 肩臂作痛渐定，而湿痰不能悉化，肺气为痰所阻，行动气觉短促。脉象沉弦。痰饮内盛，不流于彼，即聚于此，其病虽殊，其源则一。

制半夏（一钱五分） 川桂枝（五分） 煨石膏（二钱） 炒于潜术（一钱五分） 广橘红（一钱） 白茯苓（三钱） 甜葶苈（四分） 淡干姜（四分） 桑寄生（三钱） 指迷茯苓丸（三钱先服）

四诊 辛温寒以开饮降肺，肺肾之气，已得交通，肩臂作痛亦觉稍退。然肌肉有时跳动，内经谓风胜则动。河间谓曲直动摇，风之象也。丹溪谓治风先治血，血行风自灭。血本流行，所以不行者，痰阻之也。故治风必当治血，治血仍当化痰。

制半夏（二钱） 广橘红（一钱） 桑寄生（三钱） 白茯苓（三钱） 炒于术（二钱） 白僵蚕（一钱五分） 左秦艽（一钱五分） 川桂枝（三分） 酒炒桑枝

（四钱） 指迷茯苓丸（三钱，先服）

【赏析】

肝气挟痰入络，左肩臂酸痛。脉象弦滑。病机肝气偏旺，湿痰复盛，治宜化痰以宣络隧。首诊后痰湿浊气下行，大便畅解，右肩臂酸痛大退。二诊守上法化痰宣络，然湿痰重着粘滞，不能悉化，肺气为痰所阻，行动气觉短促，痰饮内盛，不流于彼，即聚于此，其病虽殊，其源则一。故加强温化肺中痰湿，三诊后肺肾之气，已得交通，肩臂作痛亦觉稍退。然肌肉有时跳动，内经谓风胜则动。河间谓曲直动摇，风之象也。丹溪谓治风先治血，血行风自灭。血本流行，所以不行者，痰阻之也。故治风必当治血，治血仍当化痰。

案6　摄下化痰治疗肩臂痛案

程（左） 摄纳其下，行动仍然气逆痰多，左肩臂痛。肾水空虚于下，肾阴不收，痰气凭凌于上，流窜经络。摄下之中，参以化痰。

制半夏　归身　茯苓　淮牛膝　都气丸　大生地　橘红　苏子　车前子

二诊 肾脏封固失职，冬令收藏，气不收摄，遂至痰饮凭凌于上，肾气不收于下，络隧为痰所阻，肩臂为之作痛。再标本并顾。

制半夏（一钱五分）　苏子（三钱）　海蛤粉（三钱）　盐水炒车前子（三钱）　橘红（一钱）　茯苓（三钱）　猩绛（五分）　盐水炒牛膝（三钱）　旋覆花（三钱）　青葱管（三茎）　都气丸（四钱，分二次服）

三诊 气逆咳嗽，尚属和平，左肩臂作痛未止。下虚上实，痰饮流入络中。仍标本并治。

竹沥半夏（一钱五分）　白茯苓（三钱）　紫蛤壳（五钱）　炒萸肉（一钱五分）　盐水炒橘红（一钱）　炒苏子（三钱）　酒炒牛膝（三钱）　巴戟肉（三钱）　盐水炒车前子（二钱）　都气丸（三钱，空心服）　指迷茯苓丸（三钱，下午服）

四诊 向有肠红，此次兼肛门热痛。历投和阴泄热，肠红肛痛虽止，而天气骤寒，封藏不固，气不收藏，咳嗽气喘复发。肾阴不足于下，而痰气则有余于上，左肩臂作痛。上实下虚。宜虚实兼顾。

奎党参（三两） 制半夏（一两） 炙生地（十两） 酒炒桑寄生（一两五钱） 于术（二两，炒） 紫蛤壳（五两） 炙甘草（四钱） 牛膝（盐水炒，三两） 白茯苓（二两） 厚杜仲（三两） 萸肉（三两，炒） 全当归（酒炒，一两） 制首乌（四两） 甘杞子（三两） 川贝母（一两） 东白芍（酒炒，二两） 生山药（三两） 苏子（二两，炒） 海风藤（二两） 丝瓜络（酒炒，七钱） 车前子（盐水炒，二两） 橘红（八钱） 杏仁泥（一两五钱） 玉竹（一两五钱） 缩砂仁（七钱，另煎汤收膏时冲入）

加阿胶三两，龟板胶二两，鹿角胶二两，收膏。

【赏析】

气逆痰多，左肩臂痛。肾水空虚于下，肾阴不收，痰气凭凌于上，流窜经络。治法摄下化痰。都气丸、生地、淮牛膝、苏子滋肾纳气，半夏、茯苓、橘红化痰，当归身补血，淮牛膝补肝肾强筋骨之余还能活血通经、引火（血）下行、与车前子兼具利尿通淋之效，使邪有出路。

四季养生当从“春生、夏长、秋收、冬藏”，本案肾脏封固失职，冬令收藏，气不收摄，遂至痰饮凭凌于上，肾气不收于下，络隧为痰所阻，肩臂为之作痛，是冬令失藏，气不收摄。《素问·四气调神大论篇》中说：“夫病已成而后药之，乱已成而后治之，譬犹渴而掘井，斗而铸锥，不亦晚乎?”。上工不治已病治未病，已然若此，只好标本兼顾，摄气化痰。

三诊下虚上实，痰饮流入络中，仍标本并治。指迷茯苓丸燥湿和中，化痰通络，用于痰湿阻络所致的筋络挛急，臂痛难举。

四诊肾阴不足于下，痰气则有余于上，左肩臂作痛。上实下虚，宜虚实兼顾。天气骤寒，封藏不固，故以膏剂养肾阴兼化痰。

二、腿膝痛

案1 痰湿流入经络之腿膝痛案

杨（左） 平素每易呕痰，兹则腿股作痛牵掣，腰膂亦觉不舒。两关脉滑。此痰湿流入经络。

制半夏　川桂枝　制南星　橘红　白僵蚕　炒枳实　威灵仙　煨天麻　云茯苓　指迷茯苓丸

【赏析】

每易呕痰，腿股牵掣作痛，腰膂不舒，此痰湿流入经络，两关脉滑，左关候肝脉，右关候脾脉，脉证相符。半夏、南星、橘红、僵蚕、指迷茯苓丸化痰，枳实行气，威灵仙通络，天麻祛风止痛，可用于风痰引起的眩晕、偏正头痛、肢体麻木、半身不遂。桂枝味辛甘，性温，温经通脉，助阳化气，散寒止痛，值得临床借鉴应用。

案2　肝火挟湿，郁陷于下之热在腿股案

倪（右）　不时内热，热在腿股为甚，形神并不消瘦，此肝火挟湿，郁陷于下也。

粉归身　泽泻　杭白芍　青防风　制香附　羌活　赤白苓　二妙丸

【赏析】

阴虚内热之人形神多消瘦，腿股热甚，为火邪夹湿，郁陷于下。法当清肝火除湿热。生白芍性凉，味苦酸，微寒，具有柔肝、平肝止痛之效，肝为刚脏，不宜攻泻太过，故合归身养肝柔肝，加制香附疏肝理气。防风、羌活胜湿止痛。茯苓、泽泻加二妙丸除湿热，全方共奏平肝除湿之功。

案3　肝火湿热袭入足三阳经之足痛案

孙（左）　热势递减，头痛仿佛止住，然右足作痛异常，色带赤肿。脉数细弦。肝火湿热袭入足三阳经，脚气情形。况从湿温传变而来，恐有冲心等患。

川萆薢　粉丹皮　汉防己　宣木瓜　生薏仁　当归身　丝瓜络　赤白茯苓　盐水炒川柏　龟甲心（炙先服）

【赏析】

始则头痛，继右足作痛，按经脉循行，足三阳经从头走足，察脉数细弦，是肝火湿热袭入足三阳经，故足痛。组方以利湿热除痹痛为主。且邪从湿温传变而来恐有冲心，龟甲心性味咸、甘，微寒，归肝、肾、心经，滋阴潜阳，益肾强骨，养血补心，故用龟甲心以兹预防传变。

案4　肝火郁于足三阴经之足心痛案

左　肝火郁于足三阴经，足心作痛，按之愈甚。

广郁金　杭白芍　阿胶　黑山栀　小青皮　龟甲心

【赏析】

足三阴经循行足心内侧，足心痛，按之愈甚，是为实证，当清肝火。而龟甲心的应用提示我们当邪正兼顾，正气存内，邪不可干。

案5　湿热下注之膝部肿痛案

左　膝肿且痛，恐成鹤膝。

左秦艽　生薏仁　独活　酒炒红花　汉防己　川桂枝　萆薢　建泽泻　威灵仙　赤白苓　当归二妙丸

【赏析】

膝部肿痛，为湿热留恋局部经络，当清利湿热，活血通络止痛。当归二妙丸是苍术、黄柏加入当归入药，专治湿热下注，脚膝无力或足膝红肿、膝骨疼痛、下部湿疮、带下黄白、湿热致萎之名方，此处当归加强活血通络之功效，可应用于内外妇儿骨伤各科。

案6　风湿热袭入足三阳经之足膝痛案

荣（左）　左足膝仍然作痛。脉数滑，苔白质腻。风湿热袭入足三阳之络，为势尚盛。活络丸

苍术　酒炒防己　萆薢　威灵仙　赤白茯苓　独活　姜汁炒黄柏　秦艽　上广皮　木瓜　泽泻　制半夏　桂枝

改方加桑寄生、当归，活络丸一粒，陈酒化服。

【赏析】

风湿热袭入足三阳之络，为势尚盛。脉数滑，苔白质腻，脉证相符。清热利湿为其大法，陈酒化服活络丸加强通络止痛作用。

案7　肾虚所致之膝膑酸楚，足心刺痛案

赵（左）　大便已实，咳嗽胸痛亦止。惟膝膑酸楚，足心刺痛，皆肾虚见象。

生地炭（四钱）　白茯苓（三钱）　炒山药（三钱）　怀牛膝（三钱）　泽泻（二钱）　粉丹皮（一钱五分）　扁豆衣（三钱，炒）　川贝母（二钱）　海蛤粉（三钱）　虎潜丸（三钱，分二次服）

【赏析】

膝膑酸楚，足心刺痛，皆肾虚之象。山药、牛膝、海蛤、虎潜丸均可平补肾气。临床上若见腰膝酸软、足心痛，当灵活使用此法。

案8　风湿热袭入络隧致腿肩臂作痛案

邵（左）　上春两膝作痛，几成鹤膝。今则外寒束缚里热，致风湿热袭入络隧。腿前廉两肩臂作痛，不能举动，痛后经络烙热，内经所谓脉痹，即热痹也。拟辛温寒以通络泄热。

川桂枝（五分）　光杏仁（三钱）　左秦艽（一钱五分）　射干（五分）　生甘草（五分）　煨石膏（五钱）　木防己（三钱）　酒炒丝瓜络（二钱）　桔梗（一钱）

【赏析】

此案外寒束缚里热，致风湿热袭入络隧，故腿前廉两肩臂作痛，不能举动，当寒热并治，辛温寒以通络泄热。桔梗与杏仁联用，一升一降，宣通上下气机，使全方灵动活泼，值得借鉴。

案9　湿痰内阻，络隧不宣之腰府作痛案

梁（左）　足心烙热，每至睡醒，辄腰府作痛，运动即定，两太阳亦时作痛。皆湿痰内阻，络隧不宣，甲木从而少降。宜化痰宣络。

制半夏（二钱）　陈胆星（六分）　制香附（二钱）　上广皮（一钱）　茯苓（三钱）　川萆薢（一钱）　炊枳壳（八分）　白僵蚕（二钱）　丝瓜络（二钱，酒炒）　清气化痰丸（三钱，另服）

【赏析】

湿痰内阻，络隧不宣，故腰府作痛，运动即定，宜化痰宣络。甲木是干枯的木，就容易生火，火旺那么木必然焚灭，故以清气化痰丸清肺化痰，枳壳宣通气机，痰湿乃除。

案10　产后风湿热乘虚入络致腰腿痛案

毛（右）　左半腰腿仍痛，痛处自觉火热。风湿热乘虚入络。病在产后势难急切从事。

川桂枝（五分）　炙乳没（各三分）　秦艽　当归　桑寄生　羚羊片（八分）　川芎　桑枝　丝瓜络

【赏析】

产后风湿热乘虚入络，左半腰腿仍痛，痛处自觉火热，法当清利湿热、活血通络，本虚标实，切勿急切从事。当归、桑寄生，驱邪不忘扶正，产后宜温，故桂枝、炙乳香、没药、川芎入药。

三、脚气

案1　风与湿袭入脾脏致两足肿胀案

左　两足肿胀，按之坚硬，肌肤麻木不仁，肢体头面亦觉微肿。脉弦微滑。此风与湿袭入脾脏。急宜疏泄。

苍术　大腹皮　广皮　香附　五加皮　猪苓　连皮苓　熟薏仁　泽泻　汉防己

另煅牡蛎七钱，葶苈五钱，商陆根七钱，蜀漆四钱，海藻五钱，泽泻五钱，瓜蒌根五钱，七味研为细末，每晨开水下三钱。（即牡蛎泽泻散）

【赏析】

两足肿胀，按之坚硬，脾主四肢，易为湿困，同时伴肌肤麻木不仁，肢体头面亦觉微肿，湿性趋下，本不应有肌肤头面症状，结合脉弦滑不难看出此证是风邪与湿邪合而侵犯人体，临床多以头重如裹，肢体困重，胸闷，关节酸痛等为主要表现的证。常见于痹证及风湿性关节炎等病。如冒雨涉水，久居潮湿之处，或平素湿盛，又感风寒，均可引起本证。风邪挟湿，易侵及人体经络、关节和肌肉。湿性重浊、凝滞，易使气血瘀阻，经气郁闭，故在上可见下肢肿胀坚硬、肢体头面肿胀、肌肤麻木等症。治宜疏泄湿邪，大组燥湿化湿利水药物，使湿从小便出，少佐香附行气利水，同时，汉防己利水消肿作用较强，主治水肿脚气。另合用牡蛎泽泻散，《伤寒论》原文："大病瘥后，从腰以下有水气者，牡蛎泽泻散主之。" 方中牡蛎、海藻软坚行水；葶苈子、泽泻泻肺利水；蜀漆、商陆根逐水泄热；瓜蒌根生津止渴，与利水药合用，使水去而津不伤。诸药合用，共成逐水消肿之效。

案2　脾虚而湿热下注致两足肿胀案

钱（左）　两足肿胀，肌肤不红。脾虚而湿热下注。不能急切从事。

汉防己　炙绵芪　连皮苓　白术　生熟薏仁　五加皮　木猪苓　建泽泻　苍术炒冬瓜子　上官桂（后入）

【赏析】

脾虚而湿热下注，五苓散加防己、五加皮、冬瓜子利水消肿，苍术、薏苡仁燥湿健脾，黄芪补益中土，温养脾胃。《本草正义》言"凡中气不振，脾土虚弱，清气下陷者最宜。其皮味浓质厚，力量皆在皮中，故能直达人之肤表肌肉，固护卫阳，充实表分，是其专长，所以表虚诸病，最为神剂。”张师还特意补充说明，脾虚湿热流连，不可急切从事，是以利水祛邪易伤正气，湿邪性黏滞，切不可一蹴而就。

案3　本虚标实之脚气肿痛案

左　脚气肿痛。

汉防已　生薏仁　川萆薢　全当归　泽泻　木瓜　茯苓　虎潜丸（五钱，分二次服）

【赏析】

防己、萆薢、木瓜用于祛风湿以止痛，其中萆薢，足阳明、厥阴经药也。厥阴主筋属风，阳明主肉属湿，萆薢之功，长于去风湿，所以能治缓弱顽痹、遗浊、恶疮诸病之属风湿者。薏仁、泽泻、茯苓导湿邪从小便出，当归活血止痛、常用于风湿痹痛。虎潜丸滋阴降火，强壮筋骨，方中尚有锁阳、虎骨、白芍、干姜、陈皮，故补血养肝之力较佳，且补而不滞，用于肾虚骨瘦，筋骨缀弱。

四、风疹

案1　营中郁热致遍体风疹案

邵（左）　遍体风疹。营中郁热也。

粉丹皮（二钱）　豨莶草（二钱）　当归（二钱，酒炒）　白僵蚕（三钱，炒打）　地骨皮（二钱）　海桐皮（二钱炒）　杭菊花（一钱五分炒）　夏枯草（三钱）　白茅根（去心，打七钱）

【赏析】

卫气营血辨证将外感温热病发展过程中的临床表现分为卫分证、气分证、营分证、血分证多种证候，反映了外感温热病不同阶段的不同证型，以及邪正斗争的形势，揭示了外感温热病由表入里、由浅入深的一般规律，从而为治疗提供依据。卫气营血辨证弥补了六经辨证的不足，丰富了外感热病学辨证论治的方法。本证以热入营分，营阴受损，心神被扰为特征。温热之邪侵入营分，营阴受损，多表现为身热夜甚，为营分证之主要热型；热盛伤津则口渴，但由于营阴蒸腾，其口渴一般不欲饮，或少饮；营阴通于心，热入营分，心神被扰则心烦不寐，甚或神昏谵语；营分之热波及血分，则斑疹隐隐；热入营分，营阴蒸腾则舌红绛；若其脉细数为热实之中已有虚象。《医学启源》谓：白僵蚕去皮肤间诸风，主治风疮瘾疹，丹毒，乳腺炎，喉痹，瘰疬结核，为君药。配伍散结消肿、清热养阴、凉血活血之剂，共奏清营热而滋营阴，祛邪扶正兼顾。

案2　肝火化风入络致肌肤风疹，关节疼痛案

左　风疹时发时止者数月，节骱作痛。肝火游行于肌肉，而化风入络也。

全当归（二钱）　粉丹皮（二钱）　干菊花（一钱五分）　炒赤芍（一钱五分）　白僵蚕（二钱，炒打）　黑山栀（三钱）　秦艽（一钱五分）　独活（一钱）　羚羊片（一钱，先煎）　地骨皮（二钱）　白茅根（去心，打七钱）　三角胡麻（三钱）

【赏析】

节骱泛指人体各骨关节的总称。肝火化风入络，故肌肤风疹，关节疼痛，当熄肝风降火，舒筋通络。值得注意的是方中佐胡麻三钱，本品甘平，有滋养肝肾的作用，对病后体虚、眩晕等症，泻肝不忘滋养补虚，以防疏泄太过，刚柔相济。

案3　风热袭入血分致赤疹肿痒案

右　体发赤疹，肿痒难忍。此由风热袭入血分。宜凉营养血祛风。

白僵蚕　地骨皮　粉丹皮　香白芷　川郁金　全当归　淡黄芩　菊花叶（一钱五分）　白茅根（一两）

【赏析】

赤疹肿痒，风热袭入血分。“入营犹可透热转气，入血就恐耗血动血，直须凉血散血”，这是叶天士以高度概括的语言，精炼地论述了温病卫气营血四类证候的病机，传变规律及治法。在理论上和实践上都对后世产生了深远影响，至今对温热病的辨证论治都有着重大的指导意义。此证治法宜凉营养血祛风。其中郁金的入伍尤须引起我们的注意和思考。营分证、血分证、气分证均有气机不畅的表现，故保持气机在温病治疗中意义重大，而调气药的应用很讲技巧。营分证中，热易外散，在清热养阴基础上应果断加以轻清、香窜之品透达郁热。指出营分证不可一味清热养阴，须时时注意保持气机通畅。热入血分，致瘀几成必然，则凉血散血是主要治法，但应以凉血散血为主，调气药的应用应掌握好用量，忌用辛燥香窜，并非只用凉血散血，不能“透热”。具有行气作用的郁金使得全方动静结合，气血同治，加之其活血止痛，清心凉血，为本方点睛之妙药。

五、内痈

案1　湿郁气滞案

某　少腹作痛有形，腿股屈伸不利。湿郁气滞恐成内痈。

【方药】制香附（二钱）　锦纹大黄（酒炒后入，三钱）　生薏仁（四钱）　台乌药（一钱五分）　败酱草（三钱）　南楂炭（三钱）　丹皮（一钱五分）　蓬术（一钱炒）

【赏析】

《疡科心得集》卷中：“小肠痈者，少腹肿而硬，按之则痛，左腿屈而不伸，溲数似淋。”《外科正宗》卷三：“肠痈者，皆湿热瘀血流于小肠而成也。”患者因湿热、气滞瘀血注肠中致肠痈，故少腹作痛有形，腿股屈伸不利，方用金匮大黄牡丹汤及薏苡附子败酱散加减。《千金方衍义》记载“大黄下瘀血血闭，牡丹治瘀血留舍。”大黄行血，开通壅滞，以畅下行之路。丹皮清散血分之郁热，以除不尽之余气耳。《金匮要略心典》记载“薏苡破毒肿，利肠胃为君，败酱一名苦菜，治暴热火疮，排脓破血为臣。”台乌药、香附假其辛温以行郁滞之气，行气散寒止痛。配伍南楂炭化积行气散瘀。蓬术行气，破血，消积，止痛。综观全方，苦寒泻下，辛温散结，清热除湿，活血散瘀，使其湿热、瘀结从泻下驱除，气血瘀滞的结聚经破血而痈肿消散。

案2　清化补泻并行案

梁（左）　湿热流入筋骨，遍身作痛。脉象弦紧。宜祛风理湿。

白鲜皮（三钱）　皂荚子（二钱）　生薏仁（四钱）　左秦艽（一钱五分）　土茯苓（一两）　生甘草（五分）　白僵蚕（三钱）　防风（一钱）　绿豆衣（五钱）　银花（五钱，二味煎汤代水）

二诊　脉弦紧稍柔。肩胛腿膝酸楚，步履疲软。湿热未楚，肝肾已虚。再从厥少二阴主治。

淡苁蓉　潼沙苑　淮牛膝　金毛脊　甘杞子　云茯苓　川萆薢　虎潜丸

三诊　培补肝肾，兼清湿热，脉证相安。然两手腿股广痘未消。前法仍参清化。

海风藤　苁蓉　白鲜皮　生甘草　左秦艽　桑寄生　杞子　土茯苓　川萆薢　虎潜丸　银花（五钱）　绿豆衣（五钱，二味煎汤代水）

四诊　腰腿仍然酸软，四肢广痘未化。湿热未清，而肝肾已经亏损。再补泻并行。

干苁蓉（三钱）　菟丝子（盐水炒，三钱）　桑寄生（三钱，酒炒）　怀牛膝（三钱，酒炒）　甘杞子（三钱）　秦艽（一钱五分）　生甘草（五分）　绿豆衣（五钱）　仙灵脾（三钱）　厚杜仲（三钱）　金银花（五钱）　鲜土茯苓（用木器打汁，一两）

五诊　广痘渐化，腰足酸软。仍益肝肾。

干苁蓉（三钱）　于术（一钱五分）　当归（二钱）　厚杜仲（三钱）　仙灵脾

（三钱） 甘杞子（三钱） 菟丝子（三钱） 牛膝（三钱） 生甘草（三分） 桑寄生（三钱） 金毛脊（四钱） 绿豆衣（三钱）

六诊 肝肾虚而湿热未清。腰足酸软，小溲不爽，广痘渐化渐发。再清湿热，兼益肝肾。

白鲜皮（三钱） 金银花（三钱） 川萆薢（二钱） 淮牛膝（三钱，酒炒） 茯苓（三钱） 甘草梢（五分） 绿豆衣（三钱） 生薏仁（三钱） 虎潜丸（三钱，先服）

【赏析】

梅毒属于中医霉疮、疳疮、花柳病等范畴，陈司成著《霉疮秘录》中载霉疮“酷烈匪常，人体沦肌，流经走络……或攻脏腑，或巡孔窍……可致形损骨枯，口鼻俱费，甚则传染妻妾，丧身绝育，移患于子女。”提出解毒、清热、杀虫为本病的主要治法，开创了砷剂治疗梅毒的先河。中医认为，淫秽疫毒，可与湿热、风邪杂合致病。患者湿热流入筋骨，遍身作痛，脉象弦紧，皆因淫秽疫毒，可与湿热、风邪杂合致病，宜祛风理湿。方用搜风解毒汤加减。方中土茯苓解毒，除湿，通利关节，《本草正义》：“土茯苓，利湿去热，能入络，搜剔湿热之蕴毒，故专治杨梅毒疮，深入百络，关节疼痛”，白鲜皮清热燥湿，祛风解毒，《本草纲目》：“白鲜皮，气寒善行，味苦性燥，足太阴、阳明经去湿热药也。兼入手太阴、阳明，为诸风痹要药。”金银花疏风散热解毒，《本草纲目》“一切风湿气，及诸肿毒，杨梅诸恶疮，散热解毒”。薏苡仁利水渗湿，清热排脓，防风祛风胜湿止痛，皂夹子祛风杀虫。配伍左秦艽祛风湿，通络止痛。白僵蚕祛风止痛。绿豆衣、生甘草清热解毒，调和诸药。共治杨梅结毒，初起筋骨疼痛。

另外中医对梅毒病因认识上最核心的部分是毒，其病位在肺、脾、肝、肾。肝主筋，肾主骨，肝肾阴血亏虚，不能濡养筋骨，患者二诊时出现肩胛腿膝酸楚，步履疲软，表明肝肾已虚，治疗当以滋补肝肾、强壮筋骨为主，方药选用虎潜丸起滋阴降火，强壮筋骨之功。配伍淡苁蓉、潼沙苑补肾，淮牛膝、金毛脊、甘杞子 补肝肾、强筋骨，云茯苓、川萆薢渗湿除痹。诸药合用，共奏补肝肾，强筋骨之效。

患者四肢广疸是因淫秽疫毒之邪并湿热外感，浸淫肝经，湿热充斥肝胆，熏蒸肌肤，则四肢屈侧出现杨梅疸，故在培补肝肾的基础上，兼清湿热。方中金银花、绿豆衣清热解毒，左秦艽祛风湿、清湿热，白鲜皮清热燥湿、祛风解毒，海风藤祛风湿，云茯苓、生薏仁，川萆薢渗湿。湿热得清，广疸得化。

案3　湿热上扰下注案

左　湿毒不化，龙相上凌。神烦不寐，玉茎破碎。化毒泄热，亦定理也。

盐水炒黄柏（二钱）　川萆薢（二钱）　夜交藤（二钱）　建泽泻（一钱五分）　醋煅真珠母（四钱）　炒知母（二钱）　云茯神（三钱）　煅龙齿（三钱）　酸枣仁（二钱，川连三分，煎汁炒）　盐水炒灯心（三尺）

【赏析】

患者湿毒不化，郁而化热，热扰心神，故神烦不寐，湿热下注，煎灼下焦，致玉茎破碎。治宜化湿毒，泄热，安神。方用：炒黄柏清热燥湿、泻火解毒，偏泻下焦相火，多用于湿热下注证，川萆薢利湿，《本草纲目》有记载："治白浊，茎中痛。"炒知母清热泻火，建泽泻利水渗湿、泄热，煅珍珠母安神定惊，云茯神宁心安神，煅龙齿镇惊安神，夜交藤、酸枣仁养心安神，炒灯心清心降火。诸药合用，临证化裁，渗湿泄热，除烦安神。

案4　虎潜丸治梅毒案

余（左）　脉细弱，重按微滑。下疳虽愈，而阴茎短缩，近根带肿，溺有余沥。此湿热袭入肝肾，易入难出，不易图治，拟以丸药入下。

虎潜丸（五钱，每日服二次）　嘱服半月定方

【赏析】

肝主筋，肝脉绕阴器，循少腹，故肝司阴茎。肾为先天之本，藏精之脏，元气之根，开窍于耳及二阴而主阴器，为"作强之官，技巧出焉。"患

者脉细弱，肝肾亏虚，精血不能濡养筋脉肌肉，故渐成痿病，气血不得充于宗筋，茎体失于濡养而成阴茎短缩，肝肾亏虚，湿热下注，湿热蕴结于下焦，下注膀胱，湿热阻于肾与膀胱，故阴茎近根带肿，溺有余沥，方用虎潜丸补肝肾阴，泻下焦湿热，强筋壮骨。方中重用黄柏，配合知母以泻火清热；熟地、龟板、白芍滋阴养血；虎骨强壮筋骨；锁阳温阳益精；干姜、陈皮温中健脾，理气和胃。诸药合用，共奏滋阴降火，强壮筋骨之功。

案5　滋肾丸治梅毒案

陈（左）　湿毒深伏于肾，曾经淋浊，横痃下疳，虽经治愈，而喉间糜碎，经久不除，舌下肿胀。脉细而左尺坚硬鼓指。以少阴之脉系舌本，循喉咙，此响而彼应也。拟方请专门名家采择。

上濂珠　上犀黄　西血珀　人中黄（四味，研细吹喉）　**滋肾丸**（三钱，淡盐汤下）

【赏析】

《灵枢·经脉》曰："足少阴肾经，起于足小趾下...沿股内侧后缘上入脊内，贯穿脊柱，属肾，络膀胱...入肺，循喉咙，夹舌本。"杨梅结毒未尽，蛰伏血脉，肝肾阴亏，无以濡养咽喉，兼之邪毒走窜咽喉，邪毒日久，邪灼咽喉则咽喉糜碎。邪毒熏蒸舌面，故舌下肿胀。方用上濂珠、上犀黄、西血珀、人中黄清热解毒敛疮，滋肾丸滋肾清热、化气通关。

案6　疠风案

祝（左）　下疳之后，湿毒未清，遍身瘖瘰密布。疠风重证，须请专门名家诊视。

秦艽　桑寄生　防风　僵蚕　萆薢　生薏仁　防己　土茯苓　泽泻　三角　胡麻

【赏析】

肝脉绕阴器，肾开窍于二阴，故肝肾二经受毒，毒气由精道透命门，伤及任脉、督脉及冲脉。毒发于外，伤及皮毛则发生杨梅疮。患者湿毒未清，遍身痦瘰密布。疠风重症，方用搜风解毒汤加减，《本草正义》记载“土茯苓，利湿去热，能入络，搜剔湿热之蕴毒，彼以升提收毒上行，而此以渗利下导为务，故专治杨梅毒疮，深入百络，甚至溃烂。”薏苡仁利水渗湿，健脾，除痹，清热排脓。防风祛风解表，胜湿止痛。配伍秦艽、防己祛风湿通络止痛。桑寄生祛风湿、补肝肾、强筋骨。僵蚕祛风止痛、化痰散结。萆薢祛风利湿。泽泻利水渗湿、泄热。三角胡麻驱逐湿气、游风。诸药合用，祛风渗湿泄热解毒，则遍身痦瘰可解。

案7　湿热流注筋骨案

程　湿热流入筋骨，不时身痛，左膝破碎。病深在下，极难清澈。

白鲜皮（一钱五分）　陈松节（五钱）　海蛤粉（三钱，包）　川贝母（二钱）　左秦艽（一钱五分）　川萆薢（二钱）　赤白苓（各二钱）　瓜蒌皮（三钱）　建泽泻（一钱五分）　车前子（二钱）　甘草节（四分）　丹皮（二钱）

二诊　筋骨不时作痛，左膝破碎虽敛，而眼目昏花。良以湿毒流入筋骨，肝热生风。轻剂育阴，以觇动静。

龟甲心（五钱，先煎）　元参肉（三钱）　炒当归（二钱）　酒炒白芍（一钱五分）　池菊花（一钱五分）　白蒺藜（三钱）　炙甘草（三分）　陈松节（五钱劈）　绿豆衣（三钱）　金银花（二钱）

【赏析】

患者湿热流入筋骨，壅滞经络，流注肢节，气血郁滞不通，则肢体关节疼痛，湿热内盛，其毒深窜入里，日久邪毒深入筋骨，致左膝破碎，治宜清利湿热，通利关节。方中白鲜皮清热燥湿解毒，陈松节祛风祛湿止痛，海蛤粉清热利水、软坚，川贝母清热化痰，散结消肿，左秦艽清湿热、通络止痛，川萆薢利湿除痹，赤白苓渗湿、健脾，瓜蒌皮清热化痰、理气，建泽泻利水渗湿、泄热，车前子渗湿，丹皮清热凉血，活血祛瘀，甘草清热止痛，调和诸药。共治湿热流入筋骨致身痛、左膝破碎之证。

二诊时，患者在筋骨作痛的基础上又出现眼目昏花等症状，中医讲肝在体为筋，在窍为目，《素问·痿论》说：“肝主身之筋膜。”《灵枢·脉度》亦说“肝气通于目，肝和则目能辨五色矣。”故因湿毒流入筋骨，肝热生风，伤及阴血，肝之阴血不足，可见眼目昏花。方用龟甲心、元参肉养阴清热，炒当归补血活血止痛，炒白芍养血敛阴，柔肝止痛，池菊花清肝明目、平抑肝阳，白蒺藜平肝疏肝、祛风明目，陈松节祛风渗湿止痛，绿豆衣清热解毒，金银花散热解毒。诸药合用，养阴清热，清肝明目。

案8　喉痹案

黄　喉痹染毒。前服药方进百帖甚效，原意治之。

细生地（三钱）　银花（二钱）　牛膝（一钱）　人中白（一钱）　川连（三分）　鲜贯仲（三钱）　黄柏（一钱）　甘草（四分）

【赏析】

《灵枢·经脉》曰：“足少阴肾经，起于足小趾下...入肺，循喉咙。杨梅结毒壅盛，兼之邪毒走窜咽喉，故喉痹染毒，治以清热解毒，养阴利咽。方用细生地清热养阴生津，银花清热解毒，牛膝补肝肾、引火下行。川连、黄柏清热、泻火解毒，鲜贯仲清热解毒。甘草清热解毒。诸药合用，在滋补肝肾的基础上，加以清热泻火药解毒，补泻兼施，喉痹毒邪可解。

案9　邪伏少阴案

左　湿火深伏于肾，少阴之脉上循喉咙，以致咽辄哽痛，背脊轰热，直至头巅，脉象细弦。极难奏效，以病久而且深也。

甘中黄（五分）　知母（一钱五分）　元参（三钱）　茯苓（三钱）　黄柏（一钱五分，盐水炒）　细生地（四钱）　贝母（一钱五分）　绿豆衣（三钱）　金银花（三钱）　竹茹（一钱五分）

【赏析】

《灵枢·经脉》曰："足少阴肾经，起于足小趾下...沿股内侧后缘上入脊内，贯穿脊柱，属肾，络膀胱...入肺，循喉咙，夹舌本。"杨梅结毒未尽，蛰伏血脉，肝肾阴亏，无以濡养咽喉，兼之邪毒走窜咽喉，邪毒日久致咽辄哽痛，肝肾阴亏，虚热内生，足少阴肾经上股内侧后缘入脊内，穿过脊柱，属肾，虚火循经上炎，故背脊轰热；足厥阴肝经上行者循喉咙，连目系，上出额至巅顶，方用知母、元参、细生地滋阴清虚火，甘中黄、黄柏、金银花、绿豆衣、竹茹泻火解毒配伍，临证化裁。

案10 邪入半表半里案

左 横痃虽经消散，而湿毒未清，营卫因而闭阻。寒热往来，舌心灰霉，胃呆少纳。湿毒之气中入，最难图治之证也。

制半夏（一钱五分） 香青蒿（一钱五分） 绵茵陈（二钱） 泽泻（一钱五分） 淡黄芩（一钱五分） 广郁金（一钱五分） 川萆薢（二钱） 车前子（三钱） 川雅连（三分） 杏仁（三钱） 滑石（三钱） 银花（三钱） 绿豆衣（三钱）

【赏析】

患者湿毒未清，湿热之邪侵及卫表，或传入营分，营卫气阻遏不能布达于外。《类证活人书》："往来寒热者，阴阳相胜也。阳不足则先寒后热，阴不足则先热后寒。"其病机是邪入半表半里，枢机不利而致。湿热蕴结肝胆，肝气失于疏泄，肝木横逆侮土，脾运失健，胃失和降，故胃呆少纳。《辨舌指南·辨舌质生苔之原理》曰："舌之苔，胃蒸脾湿上潮而生"，湿毒之邪郁滞中焦，熏蒸秽浊上泛舌面所致舌心灰霉。故方用半夏泻心汤与蒿芩清胆汤加减，方中制半夏辛温开结散其寒，燥湿化痰，配伍淡黄芩，川雅连苦寒降泄除其热，清热燥湿；香青蒿与黄芩、滑石、半夏等药同用，治疗湿热郁遏少阳三焦，气机不利，寒热如疟。配伍绵茵陈清利湿热，泽泻利水渗湿、泄热，车前子渗湿、祛痰，滑石清热、祛湿，萆薢利湿去浊，广郁金行气、解郁、清心，杏仁味苦降泄，金银花、绿豆衣清热，诸药合用，共清湿毒之气。

六、瘰疬案

案1　雪羹汤治瘰疬案

唐（左）　气血两亏，肝火挟痰，窜入少阳阳明之络。颈项结核坚硬，按之不移。脉虚弦滑。恐虚痰不化，而延入损途。

桑叶　海藻　制半夏　川贝母　郁金　茯苓　丹皮　桔梗　生香附　炒枳壳　雪羹汤煎

二诊　痰核软加生于术。

【赏析】

瘰疬之名始见于《灵枢·寒热篇》：“寒热瘰疬，在于颈项者。”清·陈实功《外科正宗》曰：“夫瘰疬者，有风毒、热毒、气毒之异，又有瘰疬、肌疬、痰疬之殊，由此可知本病的发生与热、毒、痰有关，肝郁化火蕴毒。气郁湿滞而为痰，热毒与痰核互结于颈部肝胆经脉所循之处，而成为瘰疬”。所以中医认为，瘰疬发病情况多由三焦、肝、胆等经风热气毒蕴结而成，现患者气血两亏，肝火挟痰，肝肾两经气血亏损，虚火内动所致，正气虚弱、虚邪客于颈前结喉，火热炼液灼津液成痰而发为颈项结核坚硬，按之不移。故治痰兼治火，软坚散结为基本治法。方用海藻玉壶汤加清热化痰药加减，方中海藻、贝母、法半夏，有清热化痰，软坚散结之功。《神农本草经》记载“海藻、味苦、性寒主治瘿瘤瘰疬结气，颈核肿大，可破结散气。”配伍茯苓健脾渗湿，即消已成之痰，又绝生痰之路。枳壳理气宽中，俾痰随气行，郁金配伍香附起疏肝行气解郁之功，丹皮苦寒，善于散瘀消痈。桑叶配桔梗宣肺清肺祛痰，配雪羹汤煎专攻清热涤痰，养阴生津。驱邪不忘扶正。诸药合之，共奏化痰软坚，行气散结，清热败毒之功。患者二诊痰核软，已起到治疗效果，加以白术补气健脾，燥湿祛湿，体现了中医“急则治其标，缓则治其本及标本兼治”的辨证思路。

案2 痰热上扰案

某 颈有疬痰，眩晕心悸，身体似觉震动，此浊痰内蕴，痰热化风上旋也。

甘菊花 云茯苓 海蛤粉 白僵蚕 石决明 净双钩 制半夏 煨天麻 白蒺藜 橘红 燥渴者雪羹汤。

【赏析】

汉代张仲景认为痰饮是眩晕发病的原因之一，为后世“无痰不作眩”的论述提供了理论基础。《丹溪心法·头眩》说：“头眩，痰挟气虚并火，治痰为主，挟补气药及降火药。无痰不作眩，痰因火动，现患者因痰浊阻遏，升降失常，痰热化风上犯清窍故眩晕，痰气交阻，浊阴不降，故心悸，痰热化风，故似觉身体震动。方用半夏白术天麻汤加减。半夏燥湿化痰，天麻平熄内风，二药合用，为治痰扰眩晕之要药。橘红理气燥湿化痰，使气顺则痰消。石决明为凉肝、镇肝之要药，又兼有滋养肝阴之功，对肝肾阴虚、肝阳眩晕尤为适宜。白僵蚕既能熄风止痉，化痰定惊，还能软坚散结，净双钩配伍菊花可清肝热，熄肝风定痉。《世补斋医书》：“茯苓一味，为治痰主药，痰之本，水也，茯苓可以行水，痰之动，湿也，茯苓又可行湿”，还能健脾宁心，治痰饮之目眩心悸。海蛤粉可化痰，软坚散结治疬痰。白蒺藜可平肝、疏肝、祛风治肝阳上亢之眩晕。燥渴者可加雪羹汤养阴生津。诸药合参，直指症结。

案3 虚火痰聚案

张（左） 盘颈疬痰已久，兹则内热连绵，时见咯血，胸膺酸痛，日来腹痛便泄。脉细弦而数。阴虚木旺，虚火上炎，木乘土位。虚损情形，何易言治。

金石斛（四钱） 黑豆衣（三钱） 淡秋石（一钱） 炒木瓜皮（一钱五分） 女贞子（三钱） 炙黑草（五分） 侧柏炭（二钱） 炒白芍（一钱五分） 大天冬（二钱） 海蛤粉（三钱）

二诊 酸甘制木，以养脾阴，腹痛便泄已止。然虚火上炎，血虽未来，而咽痛音闪。脉数细弦。脏阴皆损，何易言治。

大生地（三钱） 大天冬（二钱） 生熟草（各二分） 杭白芍（一钱五分，酒炒） 大熟地（二钱） 大麦冬（一钱） 女贞子（三钱，酒炒） 海蛤粉（三钱包） 川贝母（二钱） 毛燕汤代水煎。

三诊 音声已开，咽痛亦止，而中脘犹复作痛。脉象细弦，舌质纹裂。痨瘵既久，气血并亏，不能制伏肝木，致强肝克土乘脾则腹痛便泄，犯胃则脘痛呕吐。急者先治之。

香附（二钱） 金铃子（一钱五分） 半夏曲（一钱五分，盐水炒） 茯苓（三钱） 白芍（二钱，土炒） 白蒺藜（三钱） 橘白（盐水炒，一钱） 盐水炒竹茹（一钱） 左金丸（五分先服）

四诊 痛泄已止，脘痛亦减，而右胁犹复作痛。肝木克土之余，肝风入络。再标本兼顾。

阿胶珠（二钱） 醋炒香附（二钱） 柏子霜（三钱） 炒木瓜皮（一钱） 生草（三分） 白茯苓（三钱） 橘叶（一钱五分） 金铃子（一钱五分） 酒炒白芍（一钱五分）

五诊 便泄既止，脘痛亦定，而右胸膺常觉作痛，舌苔纹裂。瘵痨既久，阴伤则肝风入络。还恐损而难复。

阿胶珠（二钱）白茯苓（三钱） 川贝母（二钱）真猩绛（五分）海蛤粉（三钱）柏子霜（三钱）旋覆花（三钱）酒炒白芍（一钱五分）青葱管（三茎）

六诊 脘痛便泄，原属肝阳克犯脾胃。红炉泼水，则烈焰飞腾，所以两进柔药，火冲咽痛，随药而来。然火之有余。阴之不足也。再参辛燥之品，以反佐之。

阿胶珠（二钱） 粉丹皮（二钱） 海蛤粉（三钱） 柏子霜（三钱） 白茯苓（三钱） 女贞子（三钱，酒炒） 白芍（一钱五分，酒炒） 制半夏（一钱五分） 大天冬（一钱五分）

七诊 胸膺作痛稍轻，不自觉热，而脉形带数，阴伤火炽。然瘵核随处结聚，恐其流窜。再熄少阳木火，参以化痰而和络。

炙生地（四钱） 海蛤粉（三钱） 桑叶（一钱） 炒白薇（一钱五分） 白茯苓（三钱） 柏子霜（三钱） 丹皮（二钱） 女贞子（三钱） 川贝母（三钱）

八诊 脉象稍缓，舌红苔腻。左胸膺作痛，牵引背肋，络隧不和。再宣通化痰和中。

川贝母（二钱） 当归（一钱五分，酒炒） 白茯苓（三钱） 粉丹皮（二钱） 桑叶（一钱） 海蛤粉（三钱） 制香附（一钱五分） 川断肉（三钱） 盐水炙橘红（一钱） 生熟谷芽（各一钱）

【赏析】

陈士铎在《洞天奥旨·瘰疬疮》又提出了治瘰疬三法："其一治在肝胆，其二治在脾胃，其三治在心肾"，并倡导从调理脏腑入手，补虚为主。此症型为痰火或湿痰凝于颈项而发为瘰疬，日久劫灼真阴，阴液亏损，机体失于濡润滋养，同时阴不制阳，则阳热之气相对偏旺而生内热，虚火内扰。虚火灼伤肺络，络伤血溢，故出现咯血，胸膺酸痛，阴虚木旺，肝阳亢逆犯脾胃。致脾胃气机失调，脾失健运，形成腹痛便泄等肝脾不调证。本病的病机以阴虚为主，治以养阴清虚热为主，方中用金石斛、黑豆衣、淡秋石、女贞子、大天冬滋阴清热治本。兼以侧柏炭凉血止血，炒白芍养血柔肝、缓中止痛，海蛤粉清肺化痰、软坚散结治标，标本兼治。

二诊时患者腹痛便泄以达到缓解，未见咳血，故去掉止血药，但虚火上炎，出现咽痛音闪，脏阴皆损，故重在养五脏阴，是谓培其本，清其源，以使阴盛阳潜，虚火降而虚热自清。朱丹溪云："阴常不足，阳常有余，宜常养其阴，阴与阳齐，则水能制火"。本方体现滋阴降火立法。三诊时患者咽痛症状已解决，然而疬痰既久，气血并亏，不能制伏肝木，致肝克土乘脾则腹痛便泄，犯胃则脘痛呕吐。急则治其标，《素问·至真要大论》曰："诸逆冲上，皆属于火，诸呕吐酸，暴注下迫，皆属于热"，故先服左金丸清肝泻火，降逆止呕，使肝胃和调。配伍香附、金铃子，白蒺藜疏肝行气止痛，白芍柔肝，缓急止痛，半夏、竹茹降逆止呕，茯苓健脾渗湿止泻，橘白和胃、化浊。诸药共使肝条达，脾健运。经疏肝行气止痛，健脾止泄治疗后，患者痛泄已得到改善，在肝木克土之余，出现肝风入络，故在抑木扶土治疗上，加阿胶珠补血、滋阴，柏子霜养心安神，使血行风自灭。但患者痰疠日久，阴伤肝风入络，右胸膺常觉作痛，痰为阴邪，重浊黏滞，阻于胸中，胸阳失展，气机不畅，故胸膺常觉作痛，方在前方的基础上加川贝母清热化痰，散结消肿，旋覆花降气化痰，患者火之有余，阴之不足，故本方以滋阴降火立法，若仅培本而其虚火难清，只清热，则病去犹恐复生，故须培本清源，以使阴盛阳潜，虚火降而虚热自清。方在大量寒性药物中加少量辛燥热性药物，可以减轻或防止格拒反应，提高疗效。正如《素问·五常政大论》所说："治热以寒，温而行之；治寒以热，凉而行之"。患者不自觉热，脉形带数，阴伤火炽，故方中在滋阴降火治法的基础上，加炙生地、桑叶、炒白薇、丹皮，既清实热，又退虚热。患者左胸膺作痛，牵引背肋，络隧不合，故再宣通化痰和中。

案4 化痰宣络分清案

某 少阳木火，挟痰流窜经络，肝木从而不和，少腹时有气聚。前法参以调气平木。

香附（一钱五分） 川贝（二钱） 海蛤粉（三钱） 粉丹皮（一钱五分） 郁金（一钱五分） 橘叶（一钱五分） 桑叶（一钱） 川石斛（三钱） 金铃子（一钱五分） 白芍（一钱五分，酒炒）

二诊 脉数转缓，内热已退，而滑泄频来，环口常发疹。阴虚挟湿，湿扰精窍，前法参以分清。

桑叶（一钱） 川贝母（二钱） 干橘叶（一钱五分） 生薏仁（三钱） 川萆薢（二钱） 香附（二钱） 丹皮（一钱五分） 猪茯苓（各二钱） 大淡菜（二只）

三诊 分清精水，滑泄未来，而右半体仍觉牵掣。良由痰阻络中，脉络从而不和。拟化痰宣络。

川贝母(二钱） 制香附（一钱五分） 生薏仁（四钱） 真猩绛（五分） 丹皮

（二钱） 云茯苓（三钱） 橘红络（各一钱） 炒玉竹（三钱） 旋覆花（一钱五分，绢包） 桑叶（一钱）

四诊 神情稍振，遗泄未来。再拟化痰以宣络隧。

川贝（一钱） 香附（一钱五分） 黑豆衣（三钱） 郁金（一钱五分） 橘红络（各一钱） 枳壳（八分） 海藻（一钱五分） 白蒺藜（二钱） 白茯苓（三钱） 浮小麦（一两） 红枣（二枚）

五诊 舌纹裂渐满，红色较淡，而腿股作酸，即发遗精，腹中漉漉。湿热下行，精窍遂为混淆。再化痰而分清精水。

制半夏（一钱五分） 茯苓（三钱） 橘红（一钱） 海藻（一钱五分） 浮小麦（一两） 川贝母（一钱五分） 萆薢（一钱） 薏仁（三钱） 猪苓（二钱） 大淡菜（二只）

【赏析】

《医学心悟·瘰疬》瘰疬者，肝病也，肝主筋，肝经血燥有火，则筋急而生瘰。《外科枢要·论瘰疬》盖肝主筋，肝受病，则筋累累然如贯珠也。患者少阳木火，挟痰流窜经络，肝木从而不和，少腹时有气聚。故调气平木。故方用香附疏肝解郁，理气调中，川贝、海蛤粉化痰散结，粉丹皮清热凉血、散瘀消痈，郁金行气解郁、凉血活血，橘叶疏肝行气、散结消肿，桑叶平抑肝阳，川石斛滋阴清热，金铃子活血、行气、止痛，白芍平抑肝阳、柔肝止痛。诸药合参，共调气平木。后患者内热已退，阴虚夹湿，湿扰精窍，当以分清，加用渗湿药，分清精水，痰阻络中，脉络从而不和。拟化痰宣络，因痰的流动性小而难以消散，故常凝积聚于某些局部而形成圆滑包块，痰亦可随气升降，流窜全身因而有“百病多因痰作祟、怪病多痰”之说，故反复化痰宣络分清。

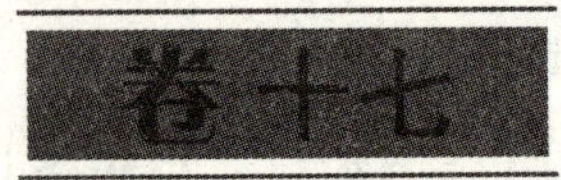

卷十七

一、调经案

案1　气虚血瘀案

王（右）　屡次滑胎，兹则经事先期，色紫不泽，临行痛楚。姑宣畅营卫。

全当归（酒炒，二钱）　白蒺藜（三钱）　紫丹参（二钱）　杭白芍（酒炒，一钱五分）　橘络（红花汤炒，一钱）　蕲艾炭（四分）　炒川断（三钱）　菟丝子（盐水炒，三钱）　炒牛膝（三钱）　制香附（二钱）

二诊　气血不固，屡屡滑胎。治法惟有调气养营，作日就月将之计。

大熟地（砂仁拌炙成炭）　泽泻（一钱五分）　细子芩（酒炒，一钱五分）　橘皮（一钱）　白芍（酒炒，一钱五分）　萸肉炭（一钱五分）　茯苓神（各四钱）　炒山药（三钱）　生熟谷芽（三钱）　粉丹皮（二钱）　制香附（二钱）

【赏析】

常言“先期为热，后期为寒”，月经先期多从气虚、血热而治。然张师结合经色紫暗、经前疼痛，本证当属气滞血瘀无疑，其中又以血瘀为主。血滞胞宫、冲任，气血运行失其常度，可见月事先期而至；冲任气血郁滞，经血不利，不痛则痛，故见经前疼痛，月经黯淡。治以活血行气，亦即“宣畅营卫”。方中全当归、白蒺藜、紫丹参、炒牛膝活血化瘀、通经止痛，全当归又有养血之功，酒炒再增活血之效；橘络（红花汤炒）、制香附行气通络、调经止痛，李濒湖言香附“乃气病之总司，女科之主帅也”；杭白芍养血柔肝止痛、蕲艾炭温经止血、散寒止痛；古人言：胞脉者系于肾，“屡次滑胎”乃肾虚，冲任不固，胎失所系而致，故用炒川断、菟丝子补肾固冲。诸药合用，共奏行气活血、养血补肾、调经止痛之功。二诊，以补肾安胎为法，以六味地黄丸为组方基础，配以白芍养血，香附、橘皮行气和中，细子芩、生熟谷芽有“以子养子”之意，同时生熟谷芽、香附、橘皮合用使补而不腻，用量偏小又不致滑胎。全方配伍严谨，法度鲜明，可师可法。

案2　气血不固案

谢（右）　中脘作痛，腹中不舒，经事一月再至，腰酸带下。气血不固，肝胃失和。先调气和胃，再商培补。

金铃子（一钱五分）　香附（一钱五分）　砂仁（五分）　炒白芍（一钱五分）　佛手（一钱）　乌贼骨（三钱炙）　茯苓（三钱）　当归炭（二钱）　八珍丸（绢包入煎，四钱）　广皮（一钱）

【赏析】

“中脘作痛”与“经事一月再至”看似两症，实则病机一致，为“气血不固，肝胃失和。”，本案充分体现了中医“异病同治”的特点。肝失调达，气郁不畅，克犯胃土，故见胃脘疼痛；脾气虚弱，统摄无权，可见月经先期；脾胃为后天之本、气血生化之源，脾气虚弱，气血无以化生，“腰酸、带下”为气血不足之征。治以疏肝理气，和胃调经，兼补益气血。方中金铃子、香附、砂仁、佛手、乌贼骨、广皮行气疏肝、和胃止痛，其中乌贼骨又可收涩止带，香附还可调经；炒白芍养血柔肝止痛，当归炭补血调经止痛；茯苓健脾，正合仲景“见肝之病，知肝传脾，当先实脾”之意，药用三钱；八珍丸补益气血。然异病虽可同治，但治有先后，方有主次，本方重在疏肝和胃以治“中脘作痛，腹中不舒”，兼顾气血不足。待肝木条达，胃土得舒之后，再议专补其气血。与《伤寒论》第一百条“伤寒，阳脉涩，阴脉弦，法当腹中急痛，先与小建中汤，不差者，小柴胡汤主之”，有异曲同工之妙。

案3 郁阻胃中案

陈（右） 久痛久呕，中脘板硬，月事两月不来。此必有形之滞，郁阻胃中。拟宣通气血。

延胡索（酒炒，一钱五分） 瓦楞子（四钱，煅） 炒赤芍（一钱） 台乌药（一钱五分） 楂肉（二钱） 土鳖虫（去头足，炙，三枚） 单桃仁（去皮尖，打，三钱） 归须（酒炒，二钱） 降香片（五分）

二诊 宣通营卫，大便解出凝而色红，脘痛势减，板硬较软，呕吐未发。再为宣通。

五灵脂（酒炒，三钱） 制香附（二钱） 炒枳壳（一钱） 焦麦芽（三钱） 陈皮（一钱） 薤白头（二钱） 延胡索（酒炒，一钱五分） 砂仁末（五分） 土鳖虫（去头足，二枚） 广郁金（一钱五分）

三诊 宣通营滞，大解带黑，脘痛呕吐俱减。然咽中常觉哽阻，中脘仍然坚硬。脉象弦紧。效方扩充，再望应手。

上桂心（五分） 炒桃仁（三钱） 薤白头（二钱） 干漆（炒烟尽，三分） 橘红（一钱） 土鳖虫（三枚） 延胡索（酒炒，一钱五分） 制半夏（一钱五分） 湘军（酒炒，八分）

【赏析】

细观三次就诊所用方药，主治胃中有形之滞，调经并非方意主体。似乎当列于腹痛、呕吐、积聚等篇，而本案却列于调经篇，何也？内经言“治病必求于本也”。还原病家就诊情景：因“月事两月不来”就诊，详细询问病史，得到“久痛久呕，中脘板硬”的“隐情”。综合分析，当属血瘀气滞，兼夹食积，郁阻胃脘。中焦脾胃为气机升降出入之枢纽，“有形之滞，郁阻胃中”，不通则痛，故见腹痛；升降失调，可见呕吐；中脘板硬，为有形内邪之征；气滞血瘀，血海不能按时满溢，故见月经两月未至。治以活血行气、消滞止痛。方中延胡索活血行气止痛；瓦楞子消痰软坚、化瘀散结；炒赤芍，去性存用，散瘀止痛，而无凉遏之弊；乌药入脾宽中、行气止痛，降香片化瘀行气止痛；土鳖虫、单桃仁、归须破血逐瘀；楂肉消积化滞，行气散瘀。二诊、三诊加减变化总不离行气活血化积导滞之法。对于当前胃癌的治疗颇有参考价值。

案4 气滞痰蕴案

陈（右） 结块坚硬稍软，咽中哽阻略舒。然仍气时上冲，冲则头胀。木郁土中，气阻营滞。再调气化痰。以宣营滞。

制半夏（一钱五分） 橘皮（一钱） 薤白头（三钱） 缩砂仁（五分） 瓦楞子（四钱） 香附（二钱） 茯苓（三钱） 焦麦芽（四钱） 鳖甲煎丸（另服，一钱五分）

【赏析】

本案与前三次就诊所用方药有所不同，由二陈汤化裁而来，重在化痰行气，软坚散结，兼用鳖甲煎丸活血化痰消癥。一病单列两案，颇有深意，细细体会，方悟同一疾病，在治疗的不同阶段，方需因证而变，不可一方服用到底。

案5 木强土弱案

龚（右） 每至将寐，辄觉震痉，头昏作胀，时易汗出，中脘胀满。肝风鸱张，木强土弱。拟养血熄肝，参以凉营，盖经愈前则血愈虚也。

阿胶（三钱） 丹皮（二钱） 大生地（四钱） 黄芩（酒炒，一钱五分） 女贞子（酒炒，三钱） 朱茯神（三钱） 白芍（酒炒，一钱五分） 香附（二钱） 金铃子（一钱五分） 橘叶（二钱） 黑豆衣（三钱） 生决明（六钱）

二诊 咽中如阻，中脘不舒，筋脉跳动，甚至欲厥，经一月再行。营血久亏，风阳震动。再育阴以涵肝木。

阿胶珠（三钱） 天冬（三钱） 豆蔻花（四分） 潼沙苑（盐水炒，三钱） 丹皮（二钱） 大生地（四钱） 干橘叶（一钱五分） 炒白芍（一钱五分） 煅牡蛎（三钱） 生山药（三钱） 茯苓神（各二钱） 淮小麦（五钱）

三诊 每至气冲，中脘胀满，按之作痛，甚则汗出。卫气逆上，拟镇坠滋养柔和。

代赭石（四钱，煅） 炙鳖甲（四钱） 生熟草（各二分） 金铃子（一钱五分） 火麻仁（三钱） 煅牡蛎（五钱） 淮小麦（五钱） 橘皮（一钱） 糯稻根（四钱） 白芍（酒炒，一钱五分） 大南枣（四枚）

四诊 火从上升，则溱溱汗出，头面为甚，足心烙热，经不及期，左肩臂酸痛。冲阳逆上，皆由阴虚木失滋涵。

阿胶珠（三钱） 柏子霜（三钱） 炙甘草（四分） 地骨皮（二钱） 旱莲草（三钱） 煅牡蛎（五钱） 生白芍（一钱五分） 乌贼骨（三钱） 淮小麦（五钱） 南枣（三枚） 女贞子（酒炒，三钱） 糯稻根（五钱）

五诊 经事一月再期，肝阴愈虚，肝气愈旺，肝阳愈盛，头昏作胀，寐则头汗溱溱，心中震痉，胸膺作胀，咽中如阻，肩臂作酸。宜滋肾养肝，参以凉营。

大生地（十两） 粉丹皮（二两） 生牡蛎（八两） 大天冬（三两） 黑豆衣（三两） 朱茯神（三两） 奎党参（四两） 白归身（二两） 旱莲草（三两） 炙鳖甲（十两） 炒枣仁（二两） 肥玉竹（三两） 炒木瓜（二两） 制首乌（五两） 炒萸肉（二两） 火麻仁（三两） 柏子霜（三两） 甘杞子（二两） 干橘叶（二两） 香附（醋炒，二两） 杭白芍（酒炒，三两） 生熟草（各三钱） 淡黄芩（一两五钱） 女贞子（酒炒，三两）

加阿胶四两，龟板胶三两，鹿角胶一两，溶化收膏，每晨服一调羹。

【赏析】

前面“陈（右）”一案，月经两月未至，由它病所致。而本案患者诸多病症的由来，根本在于月经常常先期而至，损耗肾中阴精。精血不足，水不涵木，肝风内动，可见头昏作胀；筋脉失养，故见肢体抽搐；阳来博阴，可见汗出；肝木克土，而现脘腹胀满；阴血不足，心失其养，则心悸不宁、胸满作胀。治以滋阴养血，柔肝熄风，兼以凉血平肝。本案五次就诊所用方药实由《温病条辩》中大定风珠化裁而来。联系前面“谢（右）”、“陈（右）”两案，“谢（右）”一案为“中脘作痛”与“经事一月再至”合病，“陈（右）”案为中焦瘀滞导致月经失调，而本案为月经先期导致肝风内动。三案合参，张师警示后学者，不可只知一味调经，而陷入“头痛医头，脚痛医脚”的泥渊。应辨明病机，分清标本，治病求因。

案6　营气不宣案

董（右）　少腹作痛，经事不行，脉形不爽，面部丹赤成片，不时发露。营气不宣。宜为宣通。

全当归（酒炒，二钱）　台乌药（一钱五分）　延胡索（酒炒，一钱五分）　制香附（二钱）　杭白芍（酒炒，一钱）　茺蔚子（三钱）　炒桃仁（去皮尖打，三钱）　降香片（七分）　楂炭（三钱）

二诊　经停少腹作痛。营气滞而不宣。当通和奇脉。

川桂枝（四分）　当归（酒炒，二钱）　制香附（二钱）　乌药（一钱五分）　茺蔚子（三钱）　泽兰（二钱）　延胡索（酒炒，一钱五分）　川芎（一钱）　炒赤芍（一钱五分）　楂炭（三钱）

三诊　宣通营滞，而理气机，腹仍作痛。血中气滞，气行则血行，故曰调经以理气为先也。

制香附（三钱）　紫丹参（二钱）　台乌药（一钱五分）　川芎（一钱）　炒枳壳（一钱）　全当归（酒炒，三钱）　延胡索（酒炒一钱五分）　鸡血藤膏（一钱五分）　桂枝（四分）　白芍（一钱五分，酒炒）　红花（酒炒，七分）

四诊　血虚气滞，经阻不行，面发瘰，腹中痛。宣通气滞，以望经行，再商调理。

当归（酒炒，二钱）　牛膝（三钱）　卷柏（二钱）　丹参（二钱）　苏梗（三钱）　红花（酒炒，一钱）　川芎（一钱）　炒川断（三钱）　泽兰（二钱）　香附（二钱）　鸡血藤膏（一钱五分）　杏仁（三钱）

【赏析】

患者症见少腹疼痛、闭经、面部见成片红斑、不时发露。病机为血瘀气滞。治疗当活血行气。一诊方中全当归活血养血、调经止痛，台乌药行气止痛，延胡索活血行气止痛，制香附疏肝理气、调经止痛，杭白芍养血柔肝止痛，茺蔚子、炒桃仁活血调经，降香片化瘀理气止痛，楂炭活血行气止痛，诸药合用，共奏活血行气、调经止痛之功。二诊加入桂枝温通经脉，同时用川芎、炒赤芍、泽兰加强活血。三诊活血之力不减，再增行气之功。

案7　木旺脾虚案

王（右）　木旺脾虚，肝木克土，土不运旋，以致腹笥板硬，时为痛泄，月事不来，胸次痞闷。脉象弦硬，气血郁滞。拟宣畅气血，必得月事通行，方为稳妥也。用严氏抑气散合逍遥散。

制香附（二钱）　花槟榔（八分）　广皮（一钱）　川断（三钱）　砂仁（五分）　卷柏（三钱）　生牛膝（三钱）　炒枳壳（一钱）　紫丹参（二钱）　逍遥散（先服三钱）

【赏析】

肝为藏血之脏，主疏泄，喜条达而恶抑郁。脾主运化，中焦为气机升降出入之枢纽。如情志不遂，或郁怒伤肝，肝失疏泄，木不疏土，中焦气滞，脾失健运，故见“腹笥板硬，时为痛泄”；气行则血行，气结则血滞，瘀血阻于脉道，血不得下，故见“月事不来”；中焦气滞波及上焦，则见“胸次痞闷”；脉象弦硬，为“气血郁滞”之征。本案病机为肝郁脾虚，气血郁滞。治疗本当疏肝健脾，行气活血。然而仔细辨别，气滞血瘀为主为标，肝郁脾虚为次为本。根据《内经》“急则治标，缓则治本”， 先辨标本缓急。若气血不行，脾愈补气愈滞，且不时痛泄。故治以行气活血，兼以疏肝健脾。再细察气滞血瘀之先后偏重，气滞为先为重，血瘀为后为次。故行气活血之中，又以行气为主。以上病机正合严氏抑气散“治妇人气盛于血，变生诸证，头晕膈满”，兼肝郁脾虚，故用严氏抑气散与逍遥散合方化裁。严氏取《内经》“高则抑之”之意而创抑气散以治“头晕膈满”诸症，然张师遵古不泥古，在原方基础上加用花槟榔、生牛膝、卷柏等导气血下行，给邪出路，故言“拟宣畅气血，必得月事通行，方为稳妥也。”

案8 营血失和案

张（右） 每至经行，辄先少腹作胀，初来色淡，渐次转经。气滞不宣，则营血从而失和。宜调气和营。

制香附（二钱） 苏梗（二钱） 丹参（三钱） 乌药（一钱五分） 川芎（一钱） 楂炭（二钱） 全当归（二钱） 川断（一钱五分） 藿香正气丸（先服三钱）

【赏析】

《格致余论》言：“将行作痛者，气之滞也；来后作痛者，气血俱虚也。”，《医宗金鉴·妇科心法要诀》也说：“经后腹痛当归建，经前胀痛气为殃”，可知本案虽然不是经前疼痛，但病机同样是气滞而血瘀。治以行气活血。方用加味乌药汤化裁。方中制香附疏肝行气、调经止痛，苏梗顺气，丹参活血调经，乌药行气止痛，川芎活血止痛，楂炭活血化瘀，全当归活血养血调经止痛，补益肝肾，调理冲任。全方共奏行气活血，调经止痛之功。

案9 脾肾两虚案

沈（右） 阴虚气弱，脾不运旋，封藏不固。每至冬令，辄易感风，大便或结或溏，经事愆期，不时带下。脉濡细，苔薄白。拟气阴并调。

党参（三钱） 茯苓（三钱） 炒山药（三钱） 白芍（酒炒，一钱五分） 炒扁豆（三钱，研） 潼沙苑（盐水炒，三钱） 于术（一钱） 炒木瓜皮（二钱） 菟丝子（盐水炒，三钱） 杞子（三钱） 六味地黄丸（晨服，一钱五分）

二诊 脾虚则大便或结或溏，肾虚则封藏不固。收藏之令，辄易感冒咳嗽，经不应期，时为带下，脉象濡细。气阴并调，从前法扩充。

炒萸肉（一钱五分） 大熟地（砂仁炙，四钱） 杭白芍（酒炒，一钱五分） 橘白

（一钱） 奎党参（三钱） 炒于术（二钱） 生山药（三钱） 炙甘草（三分） 茯苓（三钱） 潼沙苑（盐水炒，三钱）

三诊 脾虚则不运，肾虚则不藏，脾不运则大便时溏，肾不藏则封固不密。每至冬令，易召外感，而为喘咳，经事遂不应期，带脉从而不固。宜从脾肾并调。

炙绵芪（三两） 炒萸肉（一两） 炒山药（二两） 奎党参（四两） 远志肉（五钱） 炒扁豆（二两） 川断肉（二两） 炒于术（二两） 白茯苓（三两） 炙黑草（五钱） 制首乌（四两） 菟丝子（二两） 破故纸（二两） 巴戟肉（二两） 甘杞子（二两） 制香附（一两五钱） 潼沙苑（盐水炒，三两） 广皮（一两） 大熟地（砂仁炙，四两） 制半夏（一两五钱） 粉归身（酒炒，一两五钱） 杜仲（三两） 杭白芍（酒炒，一两五钱） 紫丹参（一两五钱） 泽泻（一两） 大生地（姜汁炙，四两） 炒枣仁（一两，研）

清阿胶三两，鹿角胶二两，龟板胶二两，以上三胶溶化收膏，晨服七八钱。

【赏析】

气虚，卫外不固，故每到冬季，易感外邪，发为咳嗽、喘气等症；脾失健运，可见大便溏结不调；脾肾两虚，气血乏源，故见月经延期；肾失封藏，带脉不固，故见不时带下；脉濡细为气阴两虚之征。四诊合参，病机为脾肾两虚，气阴不足。治以补脾固肾，益气养阴。一诊、二诊俱从四君子汤合六味地黄丸加减化裁而来。三诊在前方基础上加用温肾补冲固带药味，如破故纸、川断肉、巴戟天等。

案10 气滞血瘀案

胡（右） 十二经之血，注于冲脉，从冲脉而下者，谓之月经。冲为肝之隶脉，情怀抑郁，木土失和，中脘作痛。冲脉之气，因而阻滞，经事数月方行，面色浮黄。唇白舌淡无华，脉象细涩。气血皆滞，当为宣通。

川桂枝（五分） 制香附（二钱） 炒枳壳（一钱） 紫丹参（二钱） 单桃仁

（二钱） 白芍（酒炒，一钱五分） 全当归（酒炒，二钱） 砂仁末（五分） 茺蔚子（三钱） 香橼皮（一钱）

二诊 宣通营滞，脉细稍起，经事未来，脘腹作痛。久病营血必滞。仍为宣通。

川桂枝（五分） 单桃仁（二钱） 制香附（二钱） 紫丹参（二钱） 川断肉（三钱） 延胡索（酒炒，一钱五分） 台乌药（一钱五分） 炒赤芍（一钱五分） 茺蔚子（三钱） 归身（二钱） 川芎（一钱）

【赏析】

患者症见：中脘作痛、月经延期、面色浮黄、唇白、舌淡、脉细涩。病机为肝胃不和，气滞血瘀。治当行气活血、疏肝和胃。方中川桂枝温通经脉，制香附疏肝解郁、理气调经、和中止痛，炒枳壳行气宽中，丹参、桃仁、茺蔚子活血调经，白芍养血调经，全当归养血活血调经，砂仁和中止痛，香橼皮理气和中。效不更方，二诊加强行气活血之力，白芍易赤芍，加用川芎、乌药、延胡索。

案11 木郁生火案

陈（右） 火从上升，升则头晕且痛，目涩肌热。经事一月数至。皆由木郁生火。姑清以泄之。

龟甲心 粉丹皮 黑豆衣 女贞子 石决明 白归身 杭白芍 乌贼骨 左牡蛎（盐水炒） 炒白薇

【赏析】

本案病机为肝郁化火。患者或因情志不遂，或因郁怒伤肝，肝失条达，气失疏泄，肝气郁结，气郁化火，循经上扰，可见头晕、头痛、两目干涩；火热内郁，可见肌热；气血失调，可见月经一月数至。当以清泄肝火为法。方中龟甲心养阴清热，丹皮清热凉血，黑豆衣、炒白薇清退虚热，女贞子、石决明益肝养阴、清肝明目，白归身、杭白芍养血柔肝，乌贼骨、牡蛎固精止血。上述诸药共奏合功。

案12　阴虚血热案

席（右）　经事一月数至，至则如涌。营热之甚，恐致血崩。

大生地　当归炭　制香附　丹皮炭　细子芩　乌贼骨　老苏梗　元参　鲜藕（煎汤代水）

二诊　经不及期，色鲜甚多，头胀作痛。风热袭入营分也。

细子芩　炒防风　当归炭　丹皮炭　茯神　制香附　生地炭　旱莲草　炙乌贼骨

【赏析】

本案病机为阴虚血热。阴血内热，热扰冲任，冲任不固，经血妄行，故见月经一月数至，月经量多。一诊法遵傅青主女科。治以养阴清热，调经止血。方用两地汤化裁。方中生地、玄参养阴清热，壮水之主以制阳光；细子芩、丹皮炭清热凉血止血、鲜藕养阴清热凉血止血、当归炭养血止血、乌贼骨固冲止血，其中丹皮炭、当归炭止血不留瘀；制香附、苏梗行气调经，导热下行，理气助行血。全方遵古而不泥古，较之原方，养阴之力稍减，止血之功显著。二诊发现风热循经上扰，故用炒防风。

案13　营气失畅案

姚（右）　肝肾素亏，风阳上升，时为头痛。经事迟行，将至之前，足酸腹胀，既至之后，淋沥不止。此皆营气不主宣畅，所谓气滞则血亦滞也。故调血以理气为先。

粉全归　砂仁　制香附　川断肉　老苏梗　降香　丹参　川芎　广皮

【赏析】

气为血帅，气行则血行，气滞则血瘀。患者素有忧郁，气机不宣，血为气滞，运行不畅，冲任受阻，血海不能如期满溢，因而月经延后；肝郁气滞，经脉壅阻，故“足酸腹胀”；瘀血阻于冲任，瘀血不去，新血难安，故经行时间延长。病机为气滞血瘀，又以气滞为主。故治以行气活血，又以行气为主。方中当归、丹参、川芎、降香活血行气，制香附、苏梗、广皮、砂仁行气以助活血。然而本案又兼肝肾阴虚，风阳上扰病机，张师全然不顾，颇值得细细品味。

案14　瘀滞冲任案

某（右）　经来淋沥，少腹作痛，腿股牵引不舒。冲瘀未清，则冲脉转难固摄，恐壅极而致崩败。

淡吴萸（三分）　炒当归　苏梗　延胡索　降香　生熟蒲黄（各四分）　南楂炭　香附　炒赤芍

【赏析】

瘀血阻于冲任，瘀血不去，新血难安，故经行时间延长；瘀血阻滞，气血运行不畅，“不通则痛”，故经行小腹疼痛。治法为活血祛瘀。方中当归活血调经止痛，延胡索行气活血止痛，苏梗行气、引血下行，降香活血止血、理气止痛，南楂炭活血止血，香附行气调经，炒赤芍活血止痛，蒲黄化瘀止血。妙在淡吴萸一药，主入肝经，可引药肝经，辛散苦泄，可疏肝之郁滞，实为先锋官。

案15　血不循经案

张（右）　经来淋沥，脘痛少腹滞坠，辄成块作片而下。气乱则血亦乱，不能循行经络。

制香附　生熟蒲黄　白芷　川朴　大腹皮　茜草炭　藿香　乌贼骨　茯苓　广皮　苏梗　半夏曲

【赏析】

气调则血畅，气逆则血乱。气机不畅，不通则痛，可见脘腹疼痛、少腹坠胀；血不循经，可见月经淋漓不止。治法为理气止血。方中制香附疏肝行气、调经止血，蒲黄止血化瘀，白芷辛香发散、兼化湿浊，川厚朴燥湿消痰、下气除满，大腹皮行气宽中，茜草炭化瘀止血，藿香化湿行气，乌贼骨收涩止血，茯苓渗湿健脾，广皮理气化痰，苏梗顺气利膈，半夏曲燥湿化痰。诸药合用，共奏调气理血之功。

案16　冲气不调案

朱（右）　经来淋沥，少腹作痛。脉弦尺涩。冲气不调，则冲脉不固矣。

制香附　生熟蒲黄（各四分）　砂仁　当归炭　茯神　乌贼骨　茜草炭　磨苏梗　广皮　台乌药

二诊　调气和营，未尝止血而止痛也，然淋沥已定，腹痛亦止。可见血为气之配，气和则妄行者循经而不乱矣。前法再参养营。

磨苏梗　杭白芍　首乌　当归　广皮　香附　炒枣仁　砂仁　茯神

【赏析】

脉弦涩为气滞血瘀之征。气滞则血瘀，瘀阻于冲脉，故经来淋漓；不通则痛，故少腹作痛。治以行气活血。方中制香附疏肝行气、调经止血，蒲黄止血化瘀，砂仁化湿行气，当归炭活血止血，茯苓神宁心安神，乌贼骨收涩止血，茜草炭化瘀止血，广皮理气化痰，苏梗顺气利膈，台乌药行气止痛。病机虽为气滞血瘀，但一诊用方重在行气兼以活血止血。方中未尝重用止血、止痛之味，但月经淋漓停止、腹痛缓解，原因正如张师所言："血为气之配，气和则妄行者循经而不乱矣"。可见在治疗疾病时当抓住重点，扣准命脉。

案17　气滞不宣案

姚（右）　气为血之帅，经前胀满，经至淋沥，皆气滞不宣。调经以理气为先，旨哉斯言也。

全归　白芍　制半夏　上广皮　川断　香附　紫丹参　老苏梗　藿香正气丸

【赏析】

方中全归养血活血调经，白芍养血柔肝，制半夏燥湿化痰，陈皮理气燥湿，川断补益肝肾，香附理气调经，丹参活血调经，老苏梗行气宽中。诸药同用有活血理气之功。

案18　气瘀交阻于冲脉案

谈（右）　每至经行，辄块攻痛胀，甚则呕吐。气瘀交阻。姑为宣通。

当归　川芎　延胡　蓬术　乌药　橘络（红花汤炒）　楂炭桂枝　香附　青皮　猩绛　炒赤芍

【赏析】

气瘀交阻于冲脉，则见经行小腹痛胀、夹有血块。“冲为肝之隶脉”，冲脉气血不调，必殃及于肝，肝失疏泄，克犯胃土，胃气上逆，故见呕吐。当以宣通气血为法。方中当归、川芎、炒赤芍、猩绛、蓬术、延胡索活血化瘀、调经止痛，乌药、橘络、香附、青皮入肝经血脉，行气止痛，楂炭活血止痛，兼以止血，桂枝之用取法仲景《金匮要略》温经汤，桂枝通行十二经脉，宣导活血药物，可增强化瘀止痛之效。

案19　血虚气滞案

陈（右）　经事临期，腹痛难忍。血之下也，未来则胀，将来则痛，既来则痛渐定。血虚气滞。宜补血之不足，疏气之有余。

炙熟地　炒杞子　香附　全归　乌药　砂仁　川断肉　白芍　楂炭

【赏析】

本案病机为血虚气滞。故治当补虚养血，行气活血。方中炙熟地补益精血，炒杞子平补肝肾，益精养血，香附疏肝行气、调经止痛，全当归补血调经、活血止痛，乌药行气止痛，砂仁和中化湿，行气止痛，川断补益肝肾，白芍养血柔肝止痛，楂炭活血祛瘀止痛。全方攻补兼施，气血并调。

案20　经歇案

某（右）　经停十五月之久，而起居如常，脉缓苔薄白，此名为歇，不治自愈，但须徐以待之耳。

全当归　橘白　土炒白芍　白蒺藜　制香附　半夏曲　茯苓　生熟谷芽　甜杏仁（炒香）

【赏析】

经停十五月之久，看似当为妇科闭经一症。但张老结合患者的舌苔脉象、日常起居，大胆断为“经歇”，类似于少女停经，属于正常生理现象，可不治自愈。既为非病，但若依赖自身调节恢复需要时间，况且病家有所求，勉强为治。但治疗上颇有讲究。法虽为活血行气，开郁畅结。但药用平和，防伤正气。在病案中写入非病一案，似有深意。为医者，能识断病症，亦当能辨别不病者，方为大医。与当今过度医疗形成鲜明对比，较之先辈，今人惭愧。

案21　肝胃失协案

右　每至经行，辄腰腹作痛。迩来中脘不舒，食入泛漾，头痛眩晕，凛热无时。此气滞血虚，肝胃失协。先从肝胃两和。

制半夏　朱茯神　制香附　白蒺藜　香橼皮　滁菊花　广皮　杜仲　桑叶　丹皮　干荷叶边　盐水炒竹茹

【赏析】

方中制半夏燥湿化痰、和中止呕，茯神健脾安神，制香附行气和胃，白蒺藜疏肝理气，香橼皮燥湿化痰、理气和中，菊花清肝，广皮理气化痰、和中止呕，杜仲补益肝肾，桑叶平肝潜阳，丹皮清肝凉血，干荷叶化湿和中，炒竹茹清热化痰和中止呕，诸药合用，共奏疏肝和胃之功。

二、带下案

案1 肝经湿热案

顾（右） 赤带绵下，遍体作痛，小便烙热，甚则微痛，头空昏晕。脉象带数。肝火湿热沦陷于下，带脉从而不固矣。

吉林参（五分，研末麦冬汤下） 白茯苓（三钱） 川雅连（三分） 池菊花（一钱五分） 生于术（二钱） 车前子（盐水炒，二钱） 黑豆衣（三钱） 酒炒白芍（一钱五分） 愈带丸（二次服，三钱）

【赏析】

患者症见：红色白带、全身疼痛、小便烧灼，甚则尿痛、头脑空荡、有眩晕感。病机为肝经湿热下注，治疗当清热除湿。方中吉林参补气固带，茯苓甘淡渗湿，川雅连、菊花清肝经热邪、生于术健脾除湿、车前子清热利湿，黑豆衣清热，白芍柔肝，诸药合用，共奏清热除湿之功。

案2 脾胃湿热案

刘（右） 带下色黄，恶心欲呕。脾胃湿热沦陷。拟和中而化痰湿。

制半夏（一钱五分） 广皮（一钱） 赤白芍（各二钱） 萆薢（一钱五分） 竹茹（一钱） 炙艾叶（五分） 公丁香（三分） 白蔻仁（七分）

【赏析】

中焦湿热氤氲，脾胃升降失职，故见恶心呕吐；湿热下注带脉，故见带下色黄。脾胃湿热为其病机，但湿热需辨湿热轻重，本案湿重于热。治疗当和中健脾，化湿清热。方用二陈汤加减。方中制半夏燥湿化痰、和中止呕，广皮燥湿化痰、理气和中止呕，赤白芍清热、收涩止带，萆薢利湿去浊，竹茹清热化痰止呕，炙艾叶温经止带，公丁香降逆止呕，白蔻仁化湿行气止呕，全方可奏化湿健脾，和中止呕之功。

案3　肝火湿热案

张（右）　肝火时升时降，头胀目涩，带下赤白相兼。再清化湿热，兼泄肝火。

元参　川雅连（吴萸二分煎汁炒）　香附　白芍　柴胡（盐水炒）　丹参　龟甲心（先煎）　椿根皮（炒黑）　青皮　泽泻　牡蛎（盐水炒）

【赏析】

湿热下注，故见赤白带下，肝火上炎，故见头胀目涩。病机为湿热下注，兼肝火上炎。以清热除湿，清泄肝火为法。方中玄参清热泄火，川雅连清热燥湿，香附、青皮疏肝行气，白芍养血柔肝，柴胡疏肝解郁，丹参清肝凉血，椿根皮清热燥湿、收涩止带，泽泻渗湿清热利尿。诸药同用，可收清热除湿，清泄肝火之效。

案4　肝火湿热内郁案

右　淋带不止，小溲作痒。肝火湿热内郁也。

龙胆草　泽泻　细生地炭　川萆薢　当归炭　车前子　黑山栀　甘草梢　赤白苓

【赏析】

本案患者症见：带下黄臭淋漓不止、排尿时尿道瘙痒。因足厥阴肝经绕阴器，肝经湿热下注，故见上述症状。治当清利湿热。方用龙胆泻肝汤加减化裁。方中龙胆草大苦大寒，上泻肝胆实火，下清下焦湿热，泻火除湿，两擅其功，为君药。栀子苦寒，入肝胆三焦经，泄火解毒，燥湿清热，助君药清热除湿，为臣药。泽泻、车前子、川萆薢、赤白苓清热利湿，导湿热从水道排除；然肝为藏血之脏，肝经有热，本易耗伤阴血，方用苦寒燥湿，能再耗其阴，故用山地、当归滋阴养血以顾肝体，使祛邪而不伤正，两者炒炭可收涩止带，又不致滋腻助邪，共为佐药。甘草梢引热下行，调和诸药。诸药配伍，共奏清肝经实火，利下焦湿热之功。本方较之原方清热之力减弱，利湿之功尤著。

案5　带脉不固案

右　半产之后，继以血崩，崩则八脉损伤，带脉不固，带下连绵，按：月经来甚多，维护皆失其职，不能急切从事也。

西党参　乌贼骨（炙）　破故纸（盐水炒）　茯苓神　莲子　阿胶珠　菟丝子（盐水炒）　潼沙苑（盐水炒）　巴戟肉

【赏析】

半产之后，继以血崩，大耗精血，肝肾亏虚，冲任受损，带脉不固，故见带下不止、月经量多。治疗当补益精血、固冲止带。方中党参补气，乌贼骨固精止带、收涩止血，补骨脂补肾固精，茯苓神健脾安神，莲子益肾固精止带，阿胶补血止血养阴，菟丝子补益肝肾、益精养血，沙苑子补肾养肝、收涩止带，巴戟天补肾益精。

三、崩漏

案1　瘀阻气滞案

袁（右）　经来淋沥，满腹痛胀，甚则四肢肩背攻注作痛。厥气纵横，气行入络。当正其气。

橘皮（一钱）　砂仁（五分）　香橼皮（一钱）　川朴（一钱）　大腹皮（二钱）　枳壳（一钱）　香附（二钱）　藿香（三钱）　苏梗（三钱）

【赏析】

此患者冲任、子宫瘀血阻滞，新血不安，故经来淋沥，满腹痛胀。《金匮要略》曰："妇人宿有癥病，经断未及三月，而得漏下不止者，…其癥不去故也，当下其癥”。张聿青遵金匮之法，以香砂六君子汤为基础治疗本病，脾失健运，气机失调，瘀阻冲任、子宫，不通则痛，瘀血阻滞，新血不生，故经来淋沥不畅。方中香橼皮、橘皮配砂仁健脾行气，此乃治其本也。川朴、大腹皮、枳壳配香附行气宽中，使旧血去，新血才得以生。患者四肢肩背攻注作痛，应用藿香、苏梗行气解表，共助全身气机通达。

案2　冲气不和案

金（右）　淋带漏下，少腹自觉冷气结聚，气分攻撑。此冲气不和，冲脉不固，为崩败之先声也。

党参　阿胶　吴萸　炮姜　炙草　茯神　当归　白芍　香附

【赏析】

此案例乃张仲景《金匮要略》之温经汤治崩漏下血之症。《金匮要略·妇人杂病脉证并治》中指出“妇人年五十，病下血数十日不止，温经汤主之”，是冲任虚寒导致更年期崩漏的证治。例中患者淋带漏下，自觉少服冷痛结聚，是为虚寒损伤冲任致冲任不固，不能制约经血，发为崩漏。张聿青谨遵其发病机理，方以温经汤为主，方中吴茱萸、炮姜温经散寒暖宫为君，其中患者淋带漏下久病伤阴致损阳耗气，“气不足便是寒”，炮姜在此亦可引血归经，更有补火温阳之妙；当归、白芍、阿胶养血活血调经为臣；党参、炙甘草补气健脾，茯神安神宁志为佐；另患者感少腹气分攻撑，是以加用香附疏肝行气调经，正中“气分攻撑”之意。诸药相配，共奏调补冲任，温阳散寒，行气固经止血之功。

案3　肝胃不和呕吐案

某（右）　崩下之势，尚算和平，而呕吐恶心，滴水不能容纳。脉细弦，苔浊质腻。此由血去过多，木失涵养，致厥阳冲侮胃土，胃中之浊阻而不降。恐致痉厥。

台参须 炒竹茹 茯苓神 干姜川连（连姜同炒） 血余炭（包） 陈皮 制半夏 旱莲草 茜草炭 炙乌贼骨 炒黑蒲黄（一钱五分） 藕节

【赏析】

患者崩下，呕吐恶心，滴水难纳，脉细弦，苔浊质腻，是为崩漏下血过多，液随血逝，血虚液伤，肝木失养，肝气横逆犯胃，木旺侮土，胃失降浊，水饮痰浊内阻之症，正如《女科经纶》：“妊娠呕吐属肝夹冲脉之火冲上”所云，此处致病病机乃漏下血失过多，肝血益虚，肝火愈旺，火性上炎，上逆犯胃，胃失和降，遂致呕吐。治当清肝合胃，降逆止呕，张聿青谨遵此法，以橘皮竹茹汤为主。方中橘皮易陈皮，与制半夏合用共奏理气和胃、降逆止呕之功，合竹茹、姜黄连清热安中；台参须补益中气，与陈皮合用使行中有补，干姜温胃止呕，与竹茹、黄连配合则清中有温；茯苓神健脾利水安神；诸药合用使肝胃得和，呕吐自平，但本案例病因实由崩下失血过多，致肝血不足，肝木失涵犯胃所致，张老遂予血余炭、茜草炭、炙乌贼骨、炒黑蒲黄收敛止血，旱莲草滋补肝肾、凉血止血，藕节生津止血，是为“治病求本”之意。

案4 气虚不摄案

徐（右） 崩带日久，脉形濡大。年近花甲，中气虚而不摄。恐难以草木奏功。

党参 黄芪 冬术 生地炭 茯神 当归炭 阿胶 炙枣仁 炙椿皮 蕲艾炭（三分） 公丁香（三分）

【赏析】

患者年近花甲，崩带日久，脉濡大，是为年老肾气渐衰，天葵渐竭，肾气虚致封藏失司，冲任不固，不能制约经血，子宫藏泄失常发为崩漏，久则肾虚及脾，脾肾两虚而中气虚损，气虚不摄，治当补气摄血，固冲止崩，方用固本止崩汤加减。方中党参、黄芪健脾益气，大补元气，升阳固本；冬术、枣仁健脾资血之源又统血归经；生地炭滋阴清热止血，意寓《傅青主女科》之“止崩之药不可独用，必须于补阴之中行止崩之法”，且黄芪配当归有“当归补血汤”之意，功能补血，生地配当归一阴一阳补血又和血，再予阿胶、蕲艾炭补血固冲摄血，茯神健脾安神宁心，炙椿皮收敛止血，公丁香温肾暖脾，诸药合用，使全方气血双补，健脾益肾，气壮固本以摄血，治病求本，标本兼治。

案5　痰多饮邪阻肺案

严（右）　久咳痰多气逆。脉象沉弦，苔白黏腻。此饮邪阻肺，而天癸当止反多。恐有崩坏之虞。

党参　茯苓神　炙乌贼骨　土炒于术　炙黄芪　茜草炭　蒲黄炭　当归炭　远志肉　炒苏子　枣仁　藕节

【赏析】

患者天癸当止反多，症见咳嗽、痰多、气逆，脉沉弦，苔白黏腻，辨证乃属年老脾肾不足，运化水湿功能减低，痰饮内停，饮邪阻肺而发为咳嗽，脾主思而统血，患者年老脾虚，中气虚弱甚或下陷，则冲任不固，血失统摄，见天癸当止反多，为防脾虚气陷崩漏之势，治当益气健脾摄血，因“脾为生痰之源，肺为贮痰之器”，方以归脾汤为主，意在健脾益气化痰以杜绝生痰之源，治病以求本。《灵枢·决气》曰：“中焦受气取汁，变化而赤是为血”，故方中以党参、炙黄芪、土炒于术大队甘温之品补脾益气以生血，使气旺而血生，气足以摄血，脾气健旺则水湿得以运化；当归炭甘温补血养心；茯苓神、枣仁、远志肉宁心安神；茜草炭、蒲黄炭、藕节、炙乌贼骨止血，炒苏子降气化痰止咳。全方共奏益气健脾摄血及化痰养心之功，为治疗心脾气血两虚致崩中漏下之良方。

案6　心悸头晕案

某右　经至如崩，腹胀已舒，心悸头晕。统藏失职。再益心脾。

炙黄芪（二钱） **野于术**（一钱五分） **血余炭**（一钱） **阿胶珠**（三钱） **党参**（三钱） **炒枣仁**（三钱） **乌贼骨**（三钱） **蒲黄炭**（八分） **朱茯神**（三钱） **龙眼肉**（三枚）

【赏析】

此例案是归脾汤所主的心脾两虚之脾不统血证，归脾汤是严氏《济生方》归脾汤的基础上加当归、远志而成，主治心脾气血两虚之证。此方原载宋·严用和《济生方》，但方中无当归、远志，至明·薛已补此二味，使养血宁神之效尤彰。元·危亦林在《世医得效方》中增加治疗脾不统血之吐血、下血。明·薛已《内科摘要》增补了治疗惊悸、盗汗、嗜卧少食、月经不调、赤白带下等证。患者某右经至如崩，心悸头晕，是为脾虚统摄失职，气血两虚而见心悸、头晕、崩漏，法当益气补血，健脾养心。方中以党参、炙黄芪、野于术温阳补气健脾；龙眼肉补血养心，炒枣仁、朱茯神、远志宁心安神；阿胶珠、血余炭、蒲黄炭清热止血，乌贼骨收敛止血。诸药组合成方，全方共奏益气补血，健脾养心之功，为治疗思虑过度，劳伤心脾，气血两虚，崩中漏下之良方。

案7　肾虚腰酸下血案

某（右） 崩淋不止，腰府作酸，其血即下。奇脉暗损。再参固摄。

生地炭（四钱） **乌贼骨**（四钱） **茜草炭**（一钱） **厚杜仲**（三钱） **旱莲草**（三钱） **地榆炭**（二钱） **丹皮炭**（二钱） **血余炭**（一钱） **百草霜**（一钱，与血余炭同包） **藕**（二两，煎汤代水）

【赏析】

《证治准绳·妇科·调经门》云："经水过多，为虚热，为气虚不能摄血"。本案患者崩淋不止，腰府作酸，其血即下，虑其乃肾虚虚热内扰，损伤冲任，冲任固摄失职而成下血崩漏，治当滋阴清热，固经止血，方用清热固经汤加减。方中地榆炭、丹皮炭清热凉血止血；生地炭滋阴清热养血，使热去而不伤阴；血余炭、旱莲草固涩止血；百草霜止血固崩；藕凉血止血；茜草炭、乌贼骨化瘀止血，使血止而无留瘀之弊；又因奇脉暗损，腰府作酸，故加用厚杜仲补肾强筋，诸药合用，共奏滋阴清热、固经止血之功效。

案8　冲脉阻闭案

刘（右）　经积九月而崩，崩后又停年余，腹满不和，脐下气坠，胸脘灼热。脉形沉滞。此血因气滞，冲脉阻闭。若壅极而决，必至复崩，不可不慎。

延胡索　粉全归　茺蔚子　炒赤芍　粉丹皮　制香附　降香片　丹参　川芎　郁金

【赏析】

该例患者以“经积九月而崩，崩后又停年余，腹满不和，脐下气坠，脉形沉滞”为主症，实为崩漏之血瘀证，以经血非时而下，或停闭数月又突然崩中，继之漏下，脐腹气坠不适，脉滞为特征，病机乃气滞血瘀，阻闭冲任，血行不畅，血不归经而发为崩漏，或崩后经血又停，现患者感胸脘灼热，脐下气坠，势必为瘀血内阻，有崩下之势，治当理气行滞，活血化瘀，方以逐瘀止血汤为主。粉全归、炒赤芍、川芎补血活血，祛瘀止痛；粉丹皮行血泻火；制香附、降香片、丹参、郁金理气行滞调经；茺蔚子活血调经，清热解毒。诸药合用，使气行血畅经调。

案9　产后受风漏下咳嗽案

右　半产之后，淋漓不止，去冬竟至崩败，崩止而漏下咳频。冲任俱损，兼感风邪。宜为兼顾。

当归炭（二钱）　炙乌贼骨（四钱）　前胡（一钱）　沙苑子（三钱）　震灵丹（二钱）　象贝母（二钱）　川断肉（一钱五分）　杜仲（三钱）　杏仁泥（三钱）

【赏析】

《诸病源候论》首列“产后血露不尽候”，认为“新产而取风凉，皆令风冷搏于血，致使血不宣消，蓄积在内，则有时血露淋沥下不尽”，清代《胎产心法》又指出“产后恶露不止……由于产时损其气血，虚损不足，不能收摄，或恶血不尽，则好血难安，相并而下，日久不止”。张聿青谨遵此法，对例案患者半产之后淋沥不尽终致崩败，崩止而漏下咳频之症予震灵丹和乌贝散加减，以补肾固冲，兼散表邪。方中震灵丹益气补血，主治妇人血气不足，崩漏虚损，带下久冷之症；炙乌贼骨收敛止血，和象贝母有“乌贝散”之意，共奏固摄止血之效，象贝母功能化痰、止咳、平喘；崩漏日久致阴损及阳，阴阳俱虚，遂体虚易感风寒，方予沙苑子温补肝肾，和杜仲、川断肉补肾强筋；川断肉尚可活血祛瘀，使止血而不留瘀；前胡降气化痰，疏散风热，杏仁泥化痰止咳平喘，二药合用共奏疏风解表之功。诸药合用，摄中有补，补而不留瘀，既补肾固冲以治本又止咳化痰解表以治表，标本兼治乃此方之妙。

案10　冲任失束案

右　屡次血崩，由崩成漏，少腹作痛。冲任奇经失束。恐复崩致厥。

蕲艾炭　真阿胶　制香附　厚杜仲　公丁香　乌贼骨　沙苑子　菟丝子　川断肉　震灵丹（二钱）

【赏析】

此例案乃崩中漏下日久，阴血亏虚，损伤冲任，不能制约经血，气随血脱，终致气无所附而致厥。古有奇经八脉，其任脉能调节阴经气血，有“阴脉之海”之称，并能调节月经；冲脉起于胞宫，下出于会阴，上至于头，下至于足，贯串全身，为总领诸经气血的要冲，有“十二经脉之海”、“五脏六腑之海”和“血海”之称，因其起于胞宫，又称“血室”、“血海”。冲脉有调节月经的作用。《校注妇人良方》称：“妇人病有三十六种，皆由冲任劳损而致，盖冲任之脉为十二经之会海。”《医学源流论》说：“凡治妇人，必先明冲任之脉……冲任脉皆起于胞中，上循背里，为经脉之海，此皆血之所从生，而胎之所由系，明于冲任之故，则本源洞悉，而候所生之病，则千条万绪，以可知其所从起。”李时珍更明确地说：“医不知此，罔控病机。”说明必须突出“冲任损伤”在妇科病机中的核心地位。该患者屡次血崩，由崩致漏，伴少腹作痛，乃崩漏下血致阴血不足，阴损及阳，耗伤阳气，体内虚寒，症见少腹疼痛不适，上扰冲任使冲任不固，经血失于固摄，治当益气补血，固冲止崩，方用震灵丹加减。方中震灵丹益气补血，主治妇人血气不足，崩漏虚损，带下久冷之症；沙苑子、菟丝子温补肝肾，蕲艾炭、真阿胶、乌贼骨固摄止血；川断肉、厚杜仲补肝肾，强筋骨；然女子“以血为用”，“气为血之帅”，此处配伍行气调经之制香附，既能理气行滞又能活血调经，引血归经，佐以温中行气之公丁香，诸药共组成方，益气养血，温经散寒，补肾固冲止血。

案11　肝脾并亏案

范（右）　崩漏数日不止，始则少腹作痛，今则痛止而觉作酸，间数日辄成块作片而下，头晕耳鸣，面色浮黄，饮食少思，中脘不舒。脉数濡软，舌苔浮白无华。此久崩之下，肝脾并亏，统藏失职。恐血复下而致晕厥。

台参须（另煎冲，七分）　远志肉（甘草汤拌炒，五分）　朱茯神（三钱）　炮姜（四分）　炒山药（三钱）　血余炭（一钱）　熟附片（三分）　野于术（一钱五分）　木香（四分）　当归（炒透，一钱五分）　潼沙苑（盐水炒，三钱）　川断肉（三钱）　震灵丹（莲子汤送下）

【赏析】

患者崩漏数日不止，腹痛作酸，血成块作片而下，头晕耳鸣，面色浮黄，脉数濡软，苔浮白无华，是为崩漏下血日久，肝血益虚，气随血脱，中气不足，脾阳受损，脾主运化功能减弱，致气血生化乏源，致头晕耳鸣，甚则晕厥，正是归脾汤证之症，张聿青据其崩漏日久致气血虚弱，肝脾并亏之机，以归脾汤为主治此案。台参须、熟附片、炮姜、野于术温阳补气健脾；

炒山药、当归、龙眼肉补血养心；震灵丹益气补血；朱茯神、远志肉宁心安神；血余炭清热止血；潼沙苑，川断肉温补肝肾；木香理气醒脾，与补气养血药配伍，使之补不碍脾，补而不滞。诸药组合成方，全方共奏益气补血，健脾养肝之功，为既治崩中漏下气血虚弱，又可防崩漏致厥。

案12　胃土受侮案

张（右）　漏经不止，成块作片而下。迩则胸脘不舒，涎涌作恶，气撑腹满。脉细，关部弦劲。此由阴血失营，致厥气冲侮 胃土。恐虚中生变不可不慎。

广皮　制半夏　茯苓　旋覆花　煅赭石　金铃子　金石斛　砂仁　盐水炒竹茹　左金丸

又　调气镇逆，而和肝胃之阴，作恶较定，复下血块，气撑胸满，由此而松。良以冲为血海，其脉从气街夹脐上行，而散于胸中，冲瘀既行，则胸中之气自展。特口中黏腻，津液悉成涎沫，不能下咽，频吐之余，喉舌转燥，舌边白糜星布，脉虚左大，右关无情。胃阴耗残之甚，恐虚火挟浊上蒸，而糜腐大布，所谓虚中生变者，即此而是。

西洋参　麦冬　赤苓神　制半夏　橘皮　乌贼骨　茜草炭　赭石　竹茹　枇杷叶

又　昨进降胃之逆，和胃之阴，口腻恶心顿减。其为胃阴耗残，略见一斑。脉象较敛，舌糜已化。药既应手，宜再扩充。

前方去赭石，加细子芩北沙参金石斛。

【赏析】

《素问·五脏别论》云：“水谷入口，则胃实而肠虚；食下，则肠实而胃虚”。《灵枢·平人绝谷》：“胃满则肠虚，肠满则胃虚，更虚更满，故气得上下”皆论胃贵乎通降，以下行为顺。该例患者漏经不止，胸脘不舒，涎涌作恶，虑其阴血失营，致厥气冲侮胃土，方以左金丸合橘皮竹茹汤，左金丸清肝泻火，降逆止呕；广皮、制半夏燥湿化痰，和旋覆花、煅赭石降逆止呕；金石斛滋阴益胃，清热生津，砂仁宽中行气止呕，茯苓健脾利湿安神，合竹茹清热安中；诸药合用使肝胃之阴得和，作恶较定。然冲为血海，冲脉之气上行，胸中瘀血舒展，患者口中黏腻，津液悉成涎沫，不能下咽，呕吐伤阴，喉舌转燥，舌边白糜星布，脉虚左大，右关无情，此乃湿热上蒸，胃阴耗伤之症，遂予制半夏、橘皮燥湿化痰，与赭石、竹茹、枇杷叶配伍起降逆止呕之功，并予西洋参、麦冬养阴和胃，赤苓神宁心安神，乌贼骨收敛止血，茜草炭凉血止血。诸药配伍，胃逆得降，胃阴得和，无明显呕恶作涎，遂去赭石，加细子芩清热燥湿，北沙参、金石斛滋阴益胃、清热生津，使温而不燥，补而不腻。

案13　肝气不和恶阻案

石（右）　腹中胀满，嘈杂欲呕。脉象弦滑。经停二月有余，恶阻而兼肝气不和之象也。

豆蔻花（四分）　广皮（一钱）　炒白芍（一钱五分）　半夏曲（一钱五分）　茯苓（三钱）　佛手花（七分）　檀香片（一钱）　炒竹茹（一钱）　老苏梗（磨冲四分）

【赏析】

此患者孕后阴血聚下养胎，肝血失养，肝体不足而肝阳偏亢，且肝火上逆犯胃，故出现上述症状。清·傅山《傅青主女科·下卷》提出“肾水生胎不暇化润于五脏”，则“肝血太燥”、“肝急则火动而逆也”。张聿青以橘皮竹茹汤为主方治疗本病，其中以半夏曲、茯苓配炒白芍培胃中元气，而以橘皮、竹茹，一寒一温，下其上逆之气，以老苏梗宣其上焦，使胸中之阳渐畅而下达，谓上焦因受气于中焦，而中焦亦禀承于上焦，上焦既宣，则中气自调也。另檀香配佛手，理气解郁，豆蔻花和胃降逆，使脾气健运，气机调达，整个治疗过程体现了中医标本兼顾之法。

案14 感风咳嗽案

陆（右） 感风咳嗽。脉象弦滑而浮。怀孕在身，勿犯其下。

前胡（一钱） 大腹皮（二钱） 磨苏梗（五分） 茯苓（三钱） 砂仁（五分） 木香（三分） 桑叶（一钱五分） 光杏仁（三钱） 甘菊花（一钱五分）

【赏析】

患者外感风热，肺失宣降，故见咳嗽，脉象弦滑而浮之象。《内经》曰："寒淫于内，治以甘热，佐以苦辛。"张聿青以参苏饮为主方治疗本病，前胡性平，味苦、辛，疏散风寒，配杏仁宣降肺气，降气止咳。茯苓、砂仁培中健脾，中焦健则邪气除。然风寒之邪，皆由皮毛而入，皮毛者肺之合也，磨苏梗、桑叶伍甘菊花行气解表，大腹皮下气宽中。应用本方，则肺气得以宣降，气机调达。患者怀孕在身，全方皆性平之品，恐犯其下也。

案15 气闭火郁淋痛案

某（右） 孕及半期，小溲淋痛，日来少腹胀满，而且滴沥不通。气闭火郁恐成癃闭。

金铃子 制半夏 缩砂仁 赤白苓 磨沉香 泽泻 益元散（包） 滋肾丸（淡盐汤下）

【赏析】

该患者孕及半期，小溲淋痛，乃孕期阴血养胎，阴虚内热，津液亏耗，膀胱气化不利，故小溲淋痛，滴沥不通。肾合膀胱，开窍于二阴，《吴医汇讲》曰："膀胱者，州都之官，津液藏焉，气化则能出矣。然肾气足则化，肾气不足则不化"。膀胱的贮尿和排尿功能，全赖于肾的固摄和气化功能。然肾气与肾阴相互为用。故本病中，张聿青以六味地黄丸为基本方治疗本病，首先应用滋肾丸滋肾清热，化气通关，佐以制半夏、缩砂仁和赤白苓健脾行气去湿，金铃子行气解郁，泽泻利水，渗湿，泄热。《沈氏女科辑要笺正》曰："阴虚热炽，津液耗伤者为多。"益元散包括滑石、朱砂和甘草，具有生津液、利小便之功，使利小便而不伤阴。全方行气、清热，同时佐以滋阴之品，使邪去而不伤正。

案16　金水相生案

焦（右）　怀孕七月，时淋时止。太阴肺经司胎，肺气不能下输膀胱。下病却宜上取。

淡芩　紫菀　白芍　泽泻　当归　郁金　光杏仁

此人七年八胎，自云每至七月辄淋，求止胎之法。闻之师曰，有一善法，候产后木耳炙末服，然亦不能尽效。（清儒附志）

【赏析】

太阴肺经司胎，肺居于上焦，为一身之华盖。肺气失宣，气机失调，膀胱气化功能失司，故怀孕七月，时淋时止。《太素》注："阴阳之气，上下相引，故多欠也。"张聿青遵此法，将淡芩、紫菀、白芍和光杏仁四药合用，宣降肺气，使气机调达，肺气得以下注。同时应用郁金行气解郁，泽泻清热利水，使全身气机调达，水湿尽除。患者怀孕七月，佐以当归养血补胎。肺在调控人体气机方面发挥重要作用，故本病从肺入手，调畅气机，得以治下焦之病。

案17　胃气失和呕吐案

金（右）　怀孕八月，腹痛异常，呕吐不止，腰府酸痛如折。胎从下注，有坠脱情形。

川断　杜仲　党参　白术　归身　白芍

呕而不受，即用黄连汤，宗仲景法通降胃府，呕吐即止，胎坠身安。（清儒附志）

【赏析】

该患者怀孕八月，腹痛异常，呕吐不止，乃胃失和降，气机不畅之故。

胃为太仓，主受纳，主通降，以降为和。《素问》："胃满则肠虚，肠满则胃虚，更虚更满，故气得上下"。所以，胃贵乎通降，以下行为顺。本患者胃气上逆，故呕吐不止；气机逆乱，故腰府酸痛如折。本患者怀孕八月，有坠脱情形，病情危急，治宜下胎益母为基本原则。张聿青遵此法，以黄连汤为基本方药，应用党参配白术平调寒热，和胃降逆。孕期阴血耗损，肝肾亏虚，川断和杜仲配伍相用，滋补肝肾，归身与白芍共用和血止痛。故用此方，呕吐即止，胎坚身安。

案18　理气安胎案

右　胎息稍固，前此滑胎之期，已过月余。还须培补气血，参以理气，盖安胎以理气为先也。

西潞党　野于术　炒白芍　细子芩　蕲艾叶　制香附　炙熟地　阿胶珠　茯苓神　砂仁　木香

【赏析】

此患者有滑胎之兆，实乃中焦元气虚弱之故。脾胃为后天之本，气血生化之源，脾运化的水谷精微是生成血液的主要物质基础。脾胃气虚，胎失所养。《景岳全书·血证》曰："血……，源源而来，生化于脾"。张聿青遵此法，以四君子汤为基本方培补气血。《医方集解》曰："人参甘温，大补元气为君。白术苦温，燥脾补气为臣。茯苓甘淡，渗湿泻热为佐。"脾乃先天之本，中焦脾气健运，气机调达，则胎儿得以滋养。方中炒白芍和砂仁也同为健脾之品。炙熟地和阿胶养血安胎。蕲艾叶、制香附和木香相配应用，有行气之效，使补而不腻。

案19　培元安胎案

右　怀孕两月有余，劳勚损动胎元，淋沥见红。有胎坠之虞。

炙黄芪　茯神　细子芩　野苎根　上党参　菟丝子　于术　白芍　阿

胶　乌贼骨　蒲黄炭　藕节

【赏析】

此患者怀孕两月有余，劳勩损动胎元，治宜赔补中焦元气。只有脾气健运，则机体的消化吸收功能才能健全，才能为化生气、血、津液等提供足够的养料，才能使全身脏腑组织得到充分的营养。《素问》曰："五味入口，藏于胃，脾为之行其精气"。脾为后天之本，张聿青以此为基准点，以补中益气汤为基本方治疗本病，炙黄芪、茯神、上党参和于术健脾助运，白芍和阿胶养血活血，患者淋沥见红，故用乌贼骨、蒲黄炭和藕节以止血。全方重在赔补胎儿元气，止血安胎。

案20　气血紊乱之胎漏案

某（右）　经停三月，每月淋沥，色正赤且鲜，气攻漉漉。脉弦而滑。此气分不和，致血紊乱，胎漏之象也。

熟地黄（四钱）　炒萸肉（二钱）　粉丹皮（二钱）　炒山药（三钱）　细子芩（二钱）　香附（二钱）　茯苓神（各二钱）　砂仁（七分）　泽泻（一钱五分）

【赏析】

此患者经停三月，每月淋沥，色正赤且鲜，脉弦而滑，此乃气分不和之故。患者气机逆乱，影响血液运行，故出现胎漏之象。

肾为先天之本，为人体脏腑阴阳之本，生命之源。肾主生殖，肾火为命门火，相火在下，系阳气之根，为一身之基础。《灵枢》曰："经人始生，先成精"。肾气不足，血液难以化生，不能滋养胞宫，可致胎漏之象。张聿青以六味地黄丸为基本方治疗本病，方中熟地黄、炒萸肉、粉丹皮、炒山药、茯苓神和泽泻滋补肾阴。香附理气解郁、调经止痛。"，《血证论》曰："载气者，血也"，故经过调理，血和则气正。另细子芩止血安胎，砂仁理气安胎，共助调理气血，安胎之效。

案21 气滞案

某（右） 大腹胀大，脐下动筑。气滞不宣。先调气以觇其后。

砂仁 广皮 苏梗 细子芩 土炒白芍 茯苓 香附

按此症已五六年。师云、有七八年者，六味地黄丸。（清儒附志）

【赏析】

此患者大腹胀大，此乃气滞不宣所致。《素问》曰："土疏泄，苍气达"，意即肝具有疏通、舒畅之功，可以保持全身气机疏通畅达。朱丹溪在《格致余论》中明确提出"司疏泄者，肝也"的观点。人体是一个不断发生着升降出入气化作用的机体，若肝失疏泄，气机不畅，必生疾患。《血证论·脏腑病机论》曰："设肝不能疏泄水谷，渗泄中满之证在所难免"。此患者大腹胀大，气滞不宣导致，张聿青以香附疏泄肝气，调畅气机，佐以广皮和苏梗宣降中焦之气。中焦乃脾之住所，应用砂仁、土炒白芍和茯苓健脾助运，以助气机恢复正常。气滞不宣，日久化燥，佐以细子芩，用其清热之效。全方调畅气机，同时从根本上助气机恢复正常，所用药物配伍精当，发前人所未发。

案22 气虚冲任不固案

盛（右） 月前曾下黄水，胎元不能固摄，才有渗漏之事，适又劳动，胎系震损，今晨又复见红，腰酸腹满。脉缓急不调。急为安固，参以理气，盖安胎以理气为先也。

台参须（另煎冲，七分） 阿胶（一钱五分） 于术（一钱五分） 木香（五分） 砂仁（五分） 磨苏梗（七分） 淡子芩（一钱五分） 乌贼骨（三钱） 杜仲（三钱） 川断肉（三钱） 杭白芍（二钱） 荷蒂（四枚）

【赏析】

本患者气血虚弱，冲任不固，不能摄血养胎，症见渗漏。冲脉起于胞宫，与生殖功能关系密切。《素问·骨空论》曰："冲脉为病，逆气里急”，本患者冲任不固，出现胎漏之象。《本草纲目》说：“下血不止，血尽子死。”故急则治其标，张聿青以固下益气汤为基本方剂治疗本病。方中台参须、于术补中益气，固摄冲任； 杭白芍补血以濡养胎元；阿胶养血止血安胎；木香、砂仁理气安胎，且使补而不滞。杜仲、川断肉滋补肝肾；乌贼骨味咸、涩、性温，归肝、肾经，具有收敛止血之功效。磨苏梗、荷蒂和淡子芩理气解郁，使补而不滞。全方有益气养血，固冲止血之效。

案23 阴虚血热案

穆（右） 经停五月有余，不时漏下，饮食起居，悉如平人，脉缓微滑。胎漏见象。宜和阴泄热，参以调气。

阿胶珠（二钱） 粉丹皮（二钱） 地榆炭（二钱） 广木香（三分） 当归炭（二钱） 炒于术（一钱五分） 杭白芍（酒炒，一钱五分） 细子芩（一钱五分） 鲜荷蒂（三枚）

二诊 漏下已止，脉缓微滑，起居如平人。良由血热不固，仍从胎漏主治。

细子芩（一钱五分） 老苏梗（一钱五分） 缩砂仁（后下，五分） 川贝母（一钱五分） 阿胶珠（二钱） 粉丹皮（二钱） 细生地（四钱） 地榆炭（二钱） 鲜荷蒂（三枚） 杭白芍（酒炒，一钱五分）

【赏析】

本患者经停五月有余，不时漏下，脉缓微滑，为内有邪热之象。邪热内盛，热扰冲任，迫血妄行，不时漏下。脉微滑，也为邪热内盛之象。邪热集聚日久，必然化火。张聿青以加味阿胶汤为基本方剂，和阴泄热，参以调气。方中粉丹皮、细子芩清热止血安胎；杭白芍养血凉血安胎；炒于术补肾健脾以固胎；阿胶珠养血止血安胎；地榆炭、当归炭止血安胎，佐以广木香和鲜荷蒂理气，共助全方清热凉血，止血安胎之效。

二诊时患者漏下已止，目前患者病情主要由血热不固所致，治宜清热、理气。细子芩、细生地、川贝母、粉丹皮清热生津，缩砂仁后下健脾化湿，杭白芍、阿胶珠滋阴养血，地榆炭止血养胎，鲜荷蒂配老苏梗理气，使补而不腻。全方重在清热，佐以安胎之品，此乃从胎漏主治也。

案24　寒滞气分案

右　肝气纵横，食入不舒，已经多月，至昨偶食瓜水，寒气不运，脘腹胀满异常，流行皆阻，水气更郁，致面色清淡，卫气阻窒，肌表凛凛恶寒。脉细沉弦，而呼吸仅得四至，舌色淡白。此气分寒滞，气机闭塞，正当心胆脉养之际，深恐损动胎元，致生意外之变。

淡吴萸　老苏梗　广皮　连皮苓　广木香　佛手　砂仁　老姜衣　公丁香　白蔻仁（二味同研细调服）

【赏析】

《医碥》曰："木能疏土而脾滞以行"。肝主疏泄，分泌胆汁，输入肠道，帮助脾胃对饮食物的消化。所以，脾得肝之疏泄，则升降协调，运化功能健旺。本患者素性抑郁，或情志所伤，肝气纵横。养胎之时，气血下注冲任，血充气盛，气血更加郁滞，郁而化热，营卫不和，故出现肌表凛凛恶寒，脉细沉弦之象。治宜疏肝解郁，健脾和营。张聿青以逍遥散为基本方加减治疗本病。方中淡吴萸、广木香和佛手疏肝解郁，以顺肝性为君药；广皮、连皮苓益气健脾，促进气血生化；砂仁配合茯苓、白术以健脾化湿；老苏梗助柴胡以疏肝气、解郁热；老姜衣辛温，助淡吴萸、广木香和佛手疏肝，助广皮、连皮苓以健脾胃。白蔻仁理气宽中，公丁香温中降逆，诸药相配，体现了肝脾同治，重在治肝之法。

案25　肺胃郁热风水案

右　向有痰饮，咳嗽痰多，习为常事。兹则怀孕七月，肺经养胎之际，咳嗽增盛，渐至遍体浮肿，气升不能着卧，转侧向左，气冲更甚，大便溏行，凛凛恶寒，头胀目昏。脉象沉弦，舌苔白腻。病从烦恼而来，肝气挟痰饮上逆，肺气不能下降，则脾土失其运旋，遂致水气泛溢于肌肤分肉之间，名曰子肿。恐肿甚生变。拟越婢汤发越脾土之湿邪，参以化痰降气。

蜜炙麻黄（四分） 生甘草（三分） 制半夏（一钱五分） 茯苓皮（三钱） 煨石膏（二钱） 橘红（一钱） 炒苏子（三钱） 大腹皮（二钱） 老生姜（三片）

【赏析】

《素问》曰："肺朝百脉，输精于皮毛"。肺的宣发和肃降，是肺气升降出入运动的两个方面。肺失宣降，可见咳嗽痰多之症；日久影响及脾，脾失健运，不能输布水谷精微，中焦失养，清气不升，则出现大便溏行，头胀目昏，脉象沉弦，舌苔白腻之象。《金匮要略》曰：风水恶风，一身悉肿，脉浮不渴，续自汗出，无大热，越婢汤主之"。张聿青以越婢汤为基本方治疗本病，取其宣肺泄热、利水消肿之功。本方为治疗风水而肺胃有郁热之主要方剂。风水为病，乃风邪外袭，肺气不宣，水道失调，风水相击于肌表所致。治当解表祛风，宣肺行水。方中以蜜炙麻黄为君药，发汗解表，宣肺行水；佐以老生姜则增强发越水气之功，不仅使风邪水气从汗而解，尤可藉宣肺通调水道之力，使水邪从小便而去。《伤寒论条辨》谓："石膏之辛凉，以兼解其寒，其柔缓之性，比之女婢。"因肺胃有热，故加石膏以清其热。使以甘草，调和药性，与制半夏、茯苓皮、橘红相伍，则和脾胃而运化水湿之邪；大腹皮去湿消肿，另用炒苏子和橘红化痰平喘，全方实乃为发越水气，清泄里热之剂。

案26 阴亏阳旺案

沈（右） 妊娠素体阴亏，泄泻久延，脾阳损伤，而复汗多亡阳，肝肾之阴，愈加耗损。经崇山先生叠投温摄，泄泻顿止。然阴分既耗，何能遽复。遂致木失涵养，风阳大动，每至欲寐，辄梦魇纷纭，唇燥口噤，四肢牵强，不能举动，忽笑忽哭，所谓风善行而数变也。虚火风上浮，津液为之蒸炼，则凝滞为痰，痰阻肺胃之间，甲木更难下降，是直两木同升，所以吐出凝痰，则诸恙稍减。胎系于脾，而养胎者血也。今病久而致血虚风动，腰酸胎坠，亦所必至。脉象虚弦，舌绛无苔。若不期而产，虚之再虚，定有不堪之境。为今之计，惟有养阴以潜伏阳气，补气以固胎息，而以镇护化痰参之。能否应手，留候崇山先生商定。

生龟板　生牡蛎　杭白芍　朱茯神　阿胶珠　生鳖甲　台参须　杜仲　酸枣仁（川连二分同炒）　女贞子　上濂珠　川贝母（二味，研细先服）

【赏析】

妊娠素体阴亏，日久木失涵养，风阳大动。肝体阴而用阳。肝为刚脏，以血为体，以气为用，肝主疏泄，性喜条达，内寄相火，主升主动，故曰肝用为阳。若肝木失养，肝阳上亢，致风阳大动，则易出现四肢牵强，不能举动，忽笑忽哭等症。治宜镇肝熄风，滋阴潜阳。张聿青以镇肝熄风汤为基本方治疗本病。本方中生龟板、生牡蛎和生鳖甲三药，最善滋阴潜阳，为君药，龟鳖牡蛎皆水中之物，而入药皆用其骨，故善将浮越之阳潜降于水中；杭白芍养血柔肝而缓肝风之急；台参须善养阴而清热。女贞子、杜仲和阿胶珠滋养肝血，取血行风自灭之意；朱茯神和酸枣仁养心安神；肝风内动化火，应用上濂珠和川贝母清热。全方共用，使肝血得养，肝风自熄。

案27　冲脉不和腹痛案

右　产后数载，经事不行，然于当至之期，辄腰腹作痛，有欲行不行之势。此冲气不和，冲脉不利，理宜宣通营卫。兹以喉证之后，余毒未清，不得不为兼顾也。

磨郁金（五分）　光杏仁（三钱）　生牛膝（三钱）　炒川断肉（三钱）　射干（四分）　蜜炙香附（二钱）　大贝母（二钱）　卷柏（一钱五分）　延胡索（一钱）　桃仁（二钱）　橘络（二钱红花汤拌炒）

【赏析】

该例患者产后经至之期腰腹作痛，有欲行不行之势，是为产后元气、津血俱伤，腠理疏松，所谓“产后百节空虚”，生活稍有不慎或调摄失当，均可致气血不调，营卫失和，脏腑功能失常。案中患者产后不适，张老虑其为冲气不和，冲脉不利所致，治当宣通营卫，《本草经疏》："治妇人崩漏、带下、月经不调者，皆降气、调气、散结、理滞所致也，盖血不自行，随气而行，气逆而郁，则血亦凝涩，气顺则血亦从之而和畅，此女人崩漏带下，月事不调之病所以咸须之耳。"张老谨遵此法，遂予蜜炙香附、郁金疏肝理气、调经止痛，延胡索活血行气止痛，并予桃仁活血化瘀，生牛膝补肝肾、强筋骨，活血祛瘀，引血下行；川断肉温补肝肾，诸药合用既行气活血祛瘀又化瘀不伤正，气机舒畅，血行畅通，冲任调和，既能行气活血止痛又引血下行，使瘀祛新生，其痛自止。然《景岳全书》云："产后气血俱去，诚多虚证，然有虚者，有不虚者，有全实者，凡此三者，但当随证随人，辨其虚实，以常法治疗，不得执有诚心，概行大补，以致助邪。"观其喉有余毒未清之证，是为有痰热之邪客与咽喉，遂予橘络化痰理气通络，射干清热化痰，大贝母、杏仁止咳化痰，并予卷柏清热而又兼补肾阴，使得温清消补并用，表邪得除，营卫调和。

案28　营卫不宣案

右　产后不慎，营卫气血不宣。势入损途，有鞭长莫及之虞。

延胡索（二钱）　蒲黄（二钱）　桃仁（二钱）　酒炒红花（一钱五分）　炒赤芍（二钱）　泽兰叶（二钱）　猺桂（一钱）　川芎（一钱）

上药醋浸一宿煎。另用西血珀二分，空心先服。

【赏析】

此例案是《医宗金鉴》之桃红四物汤治产后营卫气血不宣致月经不调之证。《灵枢·营卫生会》曰："营在脉中，卫在脉外，营周不休，五十而复大会，阴阳相贯，如环无端"，又《妇人良方·调经门》云：营者水谷之精，和调于五脏，洒陈于六腑，乃能入于脉也……灌溉一身"。皆说明营卫的正常循行对人体精血的调节及通过营气化生血液，以营养五脏六腑、四肢百骸的重要性。案中患者乃产后不慎，致营卫气滞不宣，而女子以血为用，气血不和势必影响女子月经不调，案中方药多为理气活血之品，故虑其营卫气血不宣多为气滞血瘀，治当理气活血调经。桃仁、红花、川芎、炒赤芍活血化瘀；泽兰叶活血祛瘀调经；《医方考·气门》：“气血，人身之二仪也，气为主而血为配”故予延胡索活血行气止痛，治气血瘀滞诸痛证；蒲黄化瘀止血，治瘀血阻滞之产后瘀阻腹痛；徭桂温经通脉，散寒止痛，与川芎合用，治冲任虚寒，寒凝血滞之痛经、闭经，诸药合用，以期理气活血，调经止痛之功，以上药物以醋浸一夜，是为醋制有收敛之功，以防理气活血化瘀致血出不止之痹，实为散中有收，以散为主。

案29　营虚发热腹痛案

右　产后不时发热，腹中作痛。营虚挟滞未清，久恐延损。

延胡索　广郁金　乌药　楂炭　降香　砂仁　炒青蒿　西血珀　制香附

【赏析】

《读医随笔·卷四》云：“凡脏腑十二经之气化，皆必藉肝胆之气化以鼓舞之，始能调畅而不病”。因此，肝的疏泄功能正常，则气机调畅、气血和调、经络通利，脏腑组织的活动也就正常协调。本案例患者产后发热，腹中作痛，张老虑其为营虚挟滞未清，治以乌药汤为主疏肝理气以调经止痛。《济阴纲目》：乌药、香附、当归、木香、甘草。治妇女经行腹痛。方中乌药理气行滞为君，制香附疏肝理气，降香行气活血止痛，郁金疏肝、延胡索行气活血止痛为臣，诸药合用以奏“血随气行，周流不停”（《风劳臌膈四大证治》）之效，因血之源头在于气，气行则血行，气滞则血瘀；楂炭活血祛瘀止痛，西血珀活血祛瘀为佐，并加用砂仁温中行气止痛，炒青蒿清热以治产后发热，其并本质在产后营血亏虚，运行乏力，瘀血阻滞不通而发热伴腹痛，全方共用是为标本兼治，治本以调经。

案30　气湿不宣下痢案

刘（右）　产后两月，下痢不止，色黄而腻，身热脉濡。气湿不宣，恐成休息痢。

广皮　煨木香　泽泻　南楂炭（赤砂糖三钱同炒枯，研末绢包入煎）　茯苓　炒枳实　乌药　生薏仁　赤芍（甘草三分煎汤收入）　砂仁

【赏析】

《张氏医通》提出产后“三急”，曰：“产后诸病，惟呕吐、盗汗、泄泻为急，三者并见必危。”现患者产后下痢不止，且其色黄而腻，身热脉濡，是为产后湿热内郁之象，治当清热利湿，然产后元气大伤，应根据亡血伤津、瘀血内阻、多虚多瘀的特点，本着“勿拘于产后，亦勿忘于产后”的原则，结合病情进行辨证论治。张老谨遵此法，针对该案例，以二陈汤为主，加用健脾利湿，宽中行气之品，使气行湿化，郁热自除，泄痢自止。方中广皮清热燥湿，砂仁化湿行气，温中止泻；茯苓淡渗利湿并健脾养心；煨木香行气止痛并健脾，辛行苦降，善行大肠之气滞，为治湿热泄痢里急后重之要药；泽泻利水渗湿并泄热；生薏仁健脾，利水渗湿，使脾气旺盛，运化水湿有力其湿热得利；因虑其气湿不宣，故予善破气除痞，消积导滞之枳实以清胃肠湿热；湿热郁滞体内易致瘀成虚，故予楂炭活血祛瘀，以赤砂糖与其同炒有温中行气之意；赤芍清热凉血，活血祛瘀，以甘草煎汤收入以调和诸药；全方诸药合用，清热利湿并健脾，活血又凉血，清中有补，补而不滞，是为标本兼顾，共奏气血调和之效。

案31　身痛案

王（右）　产后旬日，外感风邪，头痛发热，得汗不解，两日来恶露涩少，少腹作痛，按之微硬，牵引腰尻，动辄作痛。脉数浮大，左部沉迟。风邪袭于外，气瘀阻于内，恐成时证。姑疏风而宣通营卫。

全当归　酒炒荆芥　川芎　五灵脂　蓬莪术　台乌药　延胡索　紫丹参　泽泻　楂肉炭　乳香　没药　益母草（煎汤代水）

【赏析】

此案例为《医林改错》之身痛逐瘀汤治产后身痛之证。患者产后外感风邪，变身疼痛，脉浮数，左部沉迟，是为风邪袭于外，气瘀阻于内，症见恶露涩少，少腹作痛之血瘀之象。产后百节空虚，卫表不固，腠理不密，起居不慎，风寒湿邪乘虚而入，客于经络、关窍，经络闭塞而发为痹症，《内经》所云："风寒湿三气杂至，合而为痹"。然产后失血过多，阴血亏虚，四肢百骸、筋脉关节失养，加之患者感受风邪，气瘀血阻，产后恶露去少，瘀血留滞于经络、筋骨之间，气血运行受阻，故使身痛。清代《医宗金鉴·妇科心法要诀》概括本病病因主要有血虚、血瘀与外感，《沈氏女科辑要笺证》根据产后多虚多瘀的特点，指出本病的治疗当以"养血为主，稍参宣络。不可峻投风药"，故以身痛逐瘀汤为主，方中全当归补血活血，调经止痛；酒炒荆芥解表散寒，祛风止痛，川芎活血行气，祛风止痛，二药合用，既祛风解表止痛，合延胡索又活血行气止痛；外感风邪之气郁不畅，血随气阻，遂予五灵脂、蓬莪术、台乌药、紫丹参、楂肉炭、乳香、没药、益母草共奏活血祛瘀之效；然其脉数，是为有热，故予泽泻利水渗湿并泄热，诸药合用，理气活血，宣通营卫，祛风止痛。

案32 黑神散之产后血晕案

韦（右） 小产之后，气血两亏，胃呆少纳，头痛眩晕心悸，腰酸带下。拟补气和营熄肝。

奎党参（三钱） 炒木瓜皮（一钱五分） 杭白芍（酒炒，一钱五分） 厚杜仲（三钱） 炙甘草（三分） 酒炒当归（二钱） 茯苓神（各二钱） 生熟谷芽（各二钱） 黑豆衣（三钱） 玫瑰花（二朵）

二诊 甘以益胃，酸以制木，胃纳稍起，心悸眩晕亦减，然带下不止。前法再参固摄。

奎党参（三钱） 生山药（三钱） 黑豆衣（三钱） 炙黑草（三分） 厚杜仲（三钱） 炒木瓜皮（一钱五分） 煅牡蛎（五钱） 潼沙苑（盐水炒，三钱） 池菊

（一钱五分） **茯神**（三钱）

三诊 心悸已定，胃纳不馨，带下眩晕。再和中健脾，以退为进

制半夏（一钱五分） **范志曲**（炒，一钱五分） **陈皮**（一钱） **砂仁**（五分） **莲须**（一钱） **炒山药**（三钱） **炒于术**（二钱） **潼沙苑**（盐水炒，三钱） **资生丸**（四钱，二次服） **煅牡蛎**（四钱）

【赏析】

患者小产之后，胃呆少纳，头痛眩晕心悸，是为小产致亡血伤津，元气虚弱，纳呆食少，气血生化乏源，血气虚弱，不能上养清窍则症见头痛眩晕，心主血脉，血虚气弱则心悸不适，方以黑豆衣、当归芍药等配合健脾安神，养血调肝之品，是为《太平惠民和剂局方》之黑神散治产后血晕之证。方中黑豆衣活血祛瘀，专下恶露、胞衣；当归、杭芍药补血和阴养肝，主养冲任，酒炒则辛热善行，引药入血行血；玫瑰花理气活血调经；甘草缓中益气，调和诸药；“水化于气”（《血证论·阴阳水火气血论》），“气可化水”（《程杏轩医案续录》），“气行水亦行”（《血证论·阴阳水火气血论》），津液的生成、输布和排泄均离不开气的作用，患者产后气血两亏，运行水湿功能减低，易致水湿痰饮内停而见纳呆，眩晕心悸，方予奎党参补血生津，健脾益气，茯苓神健脾益气又安神治头晕心悸，炒木瓜皮化湿和胃，生熟谷芽健脾和胃，使脾气旺健，运化水湿有力；血虚腰腑失养而见腰酸带下，故以厚杜仲温补肝肾，强筋止痛，诸药合用，甘以益胃，酸以制木，共奏活血祛瘀，健脾益肾之效。二诊时心悸眩晕症减，然仍带下不止，遂在前方基础上再予山药、沙苑子补益肝肾，山药与煅牡蛎合用收敛固涩止带，予池菊清热解毒，使补而不滞，药后再诊现胃纳不馨，带下眩晕，再和中健脾，在前方之上去黑豆衣、当归、白芍等药，加用制半夏、陈皮、炒于术燥湿健脾，资生丸健脾和胃，炒志曲消食和胃，砂仁温中行气，莲须益肾固精，补脾止带，诸药合用，健脾益肾，化湿止带，标本兼治。

案33　子痫案

王（右）　怀孕七月，忽然头痛发痉，神昏不语名曰子痫。都缘胎热有余，火风鸱张，胎受热迫，竟至胎坠。乃小产之后，恶露不行，神糊妄语。脉象弦紧。此由败血上冲，极为危险。拟方请商。

丹参（二钱）　酒炒荆芥（一钱五分）　五灵脂（酒炒，三钱）　全归（三钱）　泽兰（三钱）　川芎（一钱）　延胡索（酒炒，一钱五分）　赤苓（三钱）　西血珀末（蜜调冲，六分）　生蒲黄（一钱五分）　热童便（半杯冲）　益母草（煎汤代水）

【赏析】

此患者怀孕期间因胎热有余火，热迫胞胎致胎元不保，遂小产，产后恶露不行，是为有瘀血阻滞胞宫，症见神糊妄语，治当活血化瘀，方以少腹逐瘀汤为主。方中延胡索、生蒲黄、五灵脂、西血珀活血祛瘀，行气止痛；当归、川芎活血化瘀；丹参、泽兰、益母草活血调经；酒炒荆芥以止血，使活血不动血；赤苓利湿热，诸药合用，以活血祛瘀为主，兼清湿热，使气血调和，瘀血得化，恶露以行，其神自宁。

案34　血虚营滞案

卢（右）　胃痛日久不止，经来淋沥，少腹坠痛，两足酸楚，不能步履。营血不足，营滞未楚。调治不易。

生熟蒲黄　元胡索　茜草炭　乌贼骨　制香附　白蒺藜　全当归　川断肉　川芎　乌药　降香

服此方后，下血球形如长芋，坠痛乃减，盖小产也。小产亦宜服苦草汤。（正蒙附志）

二诊　热势渐退，少腹痛坠亦定。再和营而除陈布新。

当归　川芎　桑寄生　酒炒荆芥　白蒺藜　秦艽　丹参　炒川断　茯神　泽兰

三诊　少腹坠痛渐定，营卫渐通，手足酸痛大退。再除陈布新，宣通络坠。

怀牛膝　酒炒荆芥　当归　秦艽　川芎　桑寄生　酒炒红花　川断　丹参　泽兰

四诊　小产仅二旬耳，当风纳凉，视同儿戏。言者谆谆，听者藐藐，岂值头疼身热而已哉。姑以轻剂疏之。

川芎　当归　秦艽　续断　丹参　桑寄生　牛膝　僵蚕　玉竹　苏子　酒炒荆芥

【赏析】

此例案中患者初诊是为少腹坠痛，经来淋沥，虑其营血不足，营滞未楚，治以遵"胎堕难留当下胎益母"之法，予少腹逐瘀汤加减治疗，方中生熟蒲黄、全当归、川芎活血祛瘀；制香附、降香、乌药、白蒺藜温中行气，活血止痛；茜草炭活血行血，诸药共用是为行气活血下瘀；又胃痛日久，两足酸楚，不能步履，遂予乌贼骨制酸止痛，川断肉温补肝肾，强筋健骨。服此方后，下血球形如长芋，坠痛乃减，是为小产，遂予苦草汤口服以养血祛瘀助恶露下行，二诊时少腹坠痛症状减轻，治当"再和营而除陈布新"，以四物汤加减，方中当归、川芎、丹参养血活血，桑寄生、炒川断补肾强筋，并引血归经；酒炒荆芥止血以防动血；泽兰活血调经，合秦艽能清热利湿，使热从湿去，再益茯神健脾利水又安神，诸药合用，理气活血兼清湿热，使气血调和，营卫宣通。故三诊时"少腹坠痛渐定，营卫渐通，手足酸痛大退"，治以"除陈布新，宣通络坠。"，在前方基础上加强补肾强腰之怀牛膝。然产后百节空虚，卫表不固，腠理不密，起居不慎，风寒湿邪乘虚而入，客于经络、关窍，经络闭塞而发为痹症，《内径》所云："风寒湿三气杂至，合而为痹"。四诊时小产仅二旬，当风纳凉而头疼身热，遂予僵蚕、玉竹、苏子轻宣之剂以轻疏表邪，是为《沈氏女科辑要笺证》所主，产后所治当"养血为主，稍参宣络，不可峻投风药"。

案35　恶露停留案

朱（右）　产后匝月，少腹坠痛，腿股腰尻作酸带下阵阵，向来并有结块同下，腹满不舒，胃钝少纳，脉象弦紧。此由旬日之间恶露停留，旋虽复至，而脉络已滞，遂令瘀浊化带。恐其崩败。

全当归（酒炒，二钱） 川断肉（三钱） 茜草炭（一钱） 白蒺藜（三钱） 茯神（三钱） 川贝（一钱） 乌贼骨（三钱） 紫丹参（二钱） 泽兰叶（一钱五分） 南枣（三枚）

改方加炒熟地四钱，乌药一钱五分，香附二钱。

二诊 带下稍减，少腹仍痛。还是瘀浊未清。

当归（二钱） 白蒺藜（三钱） 制香附（二钱） 乌贼骨（三钱） 川断肉（三钱） 紫丹参（二钱） 台乌药（一钱五分） 茜草炭（一钱五分） 生熟谷芽（各一钱） 鲍鱼片（酒洗，二钱）

三诊 稍下紫瘀，少腹坠痛已定，带下亦减。然胃仍少纳，头巅作痛。再参和中泄木。

白蒺藜（三钱） 乌贼骨（三钱） 全当归（酒炒，二钱） 川芎（一钱） 黑豆衣（三钱） 茜草炭（一钱五分） 佩兰叶（一钱五分） 池菊（一钱五分） 生熟谷芽（各一钱） 鲍鱼（酒洗，二钱）

四诊 瘀露通行，带下已止，而外感风邪，咳嗽痰多音塞。肝气郁发，胸脘作痛。再平肝调气，参以疏风。

粉前胡（一钱） 象贝（二钱） 乌贼骨（二钱） 冬桑叶（一钱） 陈香橼皮（一钱） 炒杏仁（三钱） 橘红（一钱） 牛蒡子（三钱） 制香附（二钱） 砂仁壳（五分）

【赏析】

该患者产后匝月，少腹坠痛，带下阵阵，脉象弦紧，是乃肝气郁结，致木克脾土之象。肝气郁结，瘀血阻滞冲任，恶露停留，不通则痛，故腹满不舒，少腹坠痛。木克脾土，脾脏运化失司，水湿内停，故胃钝少纳，带下阵阵。《女科证治约旨》曰："若外感六淫，内伤七情，酝酿成病，致带脉纵弛，不能约束诸脉经，于是阴中有物，淋漓下降，绵绵不断，即所谓带下也。"故带下与带脉、湿邪相关。本案中，既往恶露停留是导致本病的首要原因，故首先去瘀为主，张聿青遵此法，以生化汤为基本方治疗本病，全当归、紫丹参、泽兰叶活血祛瘀，白蒺藜疏肝解郁，茜草炭止血，茯神健脾去湿，川贝清热，乌贼骨收敛止带，川断、南枣滋肾养肝、补脾养胃。改方时加炒熟地补血滋阴，乌药和香附行气化瘀，加炒熟地是防祛瘀而伤正。

二诊　经过初诊，患者带下稍减，少腹仍痛，乃瘀浊未清之故。张聿青原方去茯神、川贝、泽兰叶，加台乌药重在活血祛瘀，生熟谷芽和酒洗鲍鱼片意在健脾化湿。

三诊　患者稍下紫瘀，带下亦减，少腹坠痛已定，是乃瘀已去除，目前的治疗重点在于健脾疏肝，治宜白蒺藜、川芎疏肝解郁，全当归、黑豆衣补血活血，乌贼骨、茜草炭收敛止带，佩兰叶醒脾开胃，生熟谷芽、鲍鱼健脾化湿，诸药合用，共助健脾疏肝之功。

四诊　患者瘀露通行，带下已止，而复感风邪，咳嗽痰多音塞，是以肝气郁结，外感风邪。治宜平肝调气，参以疏风，方中粉前胡、象贝化痰止咳，陈香橼皮、橘红疏肝理气，宽中化痰，炒杏仁、牛蒡子宣肺止咳，制香附、砂仁壳疏肝解郁，兼用乌贼骨收敛止带。全方共奏平肝调气、疏风止咳之功。

案36　育阴润肠法案

陶（右）　产后血虚气坠，肛前结痔，大便妨碍。宜育阴润肠。

炙龟甲　丹皮炭　白蒺藜　火麻仁　紫丹参　光杏仁　当归　秦艽　泽泻　白芍

【赏析】

患者孕期，阴血下聚养胎，致阴亏血虚。气具有升降出入之特性，但气的生成和运行始终离不开血。《血证论》曰："守气者即是血"，"载气者，血也"。气存于血中，赖血之运载而达全身。血为气之守，气必依附于血而静谧。故《医论三十篇》云："气阳而血阴，血不独生，赖气以生之；气无所附，赖血以附之"。气与血，一阴一阳，互相维系。若营血亏虚，必然导致气的功能失调。本例患者，血虚则导致气坠。治宜育阴润肠，阴血得充，则气机得复。张聿青以麻仁丸为基本方治疗本病。患者肛前结痔，乃湿热蕴结所致。火麻仁、光杏仁润燥滑肠，润肠开结；当归养血荣肠胃；紫丹参破气宣壅滞；白芍敛阴血以益津液也；应用秦艽、白蒺藜清湿热，配合炙龟甲、丹皮炭散结，泽泻利水除湿。全方俾血润气行，则津液流通，而大腑自润，传送有权。

案37　脾阳受损之泄泻案

吴（右）　半产之后，恰经二月，即食瓜果，脾阳损伤，致健运无权，大便泄泻，泻则脘腹稍舒。寒湿伤阳，治宜温化。

焦白术（一钱五分）　川朴（一钱）　草果仁（四分）　连皮苓（四钱）　泽泻（一钱五分）　熟附片（三分）　广皮（一钱）　炮姜（五分）　猪苓（二钱）　煨木香（五分）

【赏析】

此患者半产之后，即食瓜果，脾阳损伤。脾主运化，《素问·奇病论》曰："五味入口，藏于胃，脾为之行其精气"。脾脏乃后天之本，脾的运化功能失常，则可见大便泄泻，脘腹胀满。治宜健脾益气，张聿青遵此法，以参苓白术散为基本方治疗本病。《医方集解》曰："白术苦温，燥脾补气"。本方中，焦白术、连皮苓健脾助运；广皮、炮姜温化寒湿，另具健脾之功；患者脘腹胀满，应用川朴、草果仁、煨木香行气宽中；患者大便泄泻，应用泽泻、猪苓运化水湿，佐以熟附片，有利水湿尽除。

案38　火不暖土案

某（右）　温通气机，运旋脾土，胀势仍然不退，少腹滞坠不舒，小溲不利。脾虚不运，营血虚微，水中之火，不能生土。产后当此，图治为难。

云茯苓　丹参　猪苓　泽泻　泽兰　上广皮　砂仁（六粒）　金匮肾气丸（六钱，分二次服）

【赏析】

《医学三字经》曰："人纳水谷，脾气化而上升"，意即脾主运化之功，脾的运化功能主要依赖脾气升清和脾阳温煦的作用，然脾的温煦作用依然需依赖命门之火。命门内寓真火，为人身阳气之根本。《吴医汇讲》曰："命门者，人身之真阳，肾中之元阳是已，非另是一物"。《石室秘录》曰："命门者，先天之火也……脾得命门而转输……肾得命门而作强"。命门为元气所系，是人体生命活动的原动力。此患者脾虚不运，营血虚微。乃水中之火，不能生土所致。

张聿青以金匮肾气丸为基本方治疗本病。此案药物中，云茯苓、上广皮、砂仁健中焦之脾，助脾运化；患者营血虚微，必有瘀滞，佐以丹参去瘀；患者胀势仍然不退，少腹滞坠不舒，猪苓、泽泻、泽兰通利小便；另用金匮肾气丸温补肾阳，化气行水，全方共奏温肾助阳，健脾助运，以助中焦之脾功能恢复正常。

案39　血虚生风案

某(右)　产后旬余，偏左头痛，恶露通行，频有带下。脉形弦细。此血虚生风，而阳气上升。姑养血熄肝。

白蒺藜　阿胶珠　赤芍　丹皮　蜜水炒川芎　全当归　石决明　菊花　川断　益母草(煎汤代水)

【赏析】

孕期营血下聚养胎，产后旬余，仍血虚阴亏。血虚肝木失养，阳气上升，故出现偏左头痛，恶露通行，脉形弦细之症。肝体阴而用阳，肝以血为体，以气为用，内寄相火，主升主动。肝血充足，肝气升发条达而无抑遏郁滞，则肝之疏泄功能正常，全身气机调达。肝血亏虚，肝阳上亢，致风阳大动。此案中，白蒺藜辛、苦，微温，入肝、肺经，配蜜水炒川芎具有疏肝解郁之功；阿胶珠、全当归、石决明、菊花、川断养肝柔肝；赤芍、丹皮行气活血，并使补而不腻。患者产后旬余，仍有恶露，应用益母草活血止痛。全方共用，具有养血熄肝之效。

案40　木旺乘土案

某（右）　新产九朝，甫产之后，血从上冒，幸半时之久，即得安定。而肝阳由此上逆，冲胃则为呕吐，乘脾则为泄泻，扰神则为不寐。今胃逆之极，甚而作呃。脉左倍于右，按之鼓指。深恐阳升太过，而致发厥。急为镇逆，参以宁神。

半夏曲（二钱）　旋覆花（一钱五分）　炒枣仁（二钱）　丹参（二钱）　上广皮（一钱）　煅赭石（三钱）　朱茯神（三钱）　磨刀豆子（四分）　泽兰（二钱）　煅龙齿（四钱）　煨生姜（二片）　姜汁炒竹茹（一钱）　益母草（煎汤代水）

改方呃止，加砂仁四分。

【赏析】

妊娠新产九朝，甫产之后，营阴亏虚，肝木失养上犯。《医碥》曰："木能疏土而脾滞以行"。肝之疏泄功能正常，则脾胃升降适度，脾之运化也就正常了。所谓"土得木而达"，"木赖土以培之"。肝的疏泄功能失司，必然克及脾土。《读医随笔》曰："脾主中央湿土，其体淖泽……其性镇静是土之正气也。静则易郁，必借木气以疏之。土为万物所归，四气具备，而求助于水和木者尤亟。……故脾之用主于动，是木气也"。木克脾土，脾失健运，运化失司，气机失调，则出现呕吐，泄泻之症。张聿青以旋覆代赭汤为基本方治疗本病。旋覆代赭汤出自《伤寒论》，原本曰："伤寒发汗，若吐下解后，心下痞硬，噫气不除者，旋覆代赭汤主之"。此患者用此方，方中旋覆花导饮下行；煅赭石镇心降逆，而邪之留滞者，复生姜汁、半夏曲以开之；气之逆乱者，用炒枣仁、丹参、上广皮以和之；磨刀豆子健中焦脾胃；泽兰、益母草活血去瘀；气滞必然伴随血瘀，故应用炒竹茹清热凉血；另参以煅龙齿、朱茯神宁神。待患者呃止，加砂仁，以健脾化湿，助中焦气机恢复正常。

案41　调气和营案

储（右）　产后恶露淋沥，偏右肢体络隧不舒。人身左半主血，右半主气。右半不舒，似属气病，殊不知左半虽血为主，非气以统之则不流，右半虽气为主，非血以丽之则易散。今脉象坚细，重取带弦，系陈者不除，新者不布之象。拟和营调气，俟淋沥止后再商。

当归炭（二钱）　炙乌贼骨（四钱）　生熟蒲黄（各四分）　茯苓神（各二钱）　橘络（红花汤拌炒，一钱）　郁金（一钱五分）　左秦艽（一钱五分）　炒赤芍（一钱五分）　紫丹参（二钱）　制香附（炒黑成炭，研，二钱）　降香（二钱）

【赏析】

该患者产后恶露淋沥，偏右肢体络隧不舒，此乃气血不和所致。《素问》曰："气行乃血流"，《血证论》曰："运血者即是气"，所谓气行则血行，气止则血止，气有一息之不运，则血有一息之不行。血在脉中流行，实赖于气之率领和推动。故气之正常运动，对保证血液的运行有着重要意义。《医论三十篇》曰："气无所附，赖血以附之"，意即血为气之母，血不载气，则气将飘浮不定，无所归附。气与血相互为用，缺一不可。张聿青以归脾汤为基本方治疗本病，当归炭、炙乌贼骨、生熟蒲黄活血止痛；茯苓神健脾安神；红花汤拌炒之橘络配合郁金，调畅气机。如此，则可以气血调和，恶露乃止，肢体络隧渐舒。

案42　产后恶露不行案

右　新产之后，恣食冷物，以致恶露不行，腹中结块作痛。姑拟宣通，以觇造化。

延胡索（酒炒，一钱五分）　当归须（二钱）　五灵脂（酒炒，三钱）　炒赤芍（一钱五分）　干漆（炒令烟尽，一钱五分）　炒蓬莪术（一钱五分）　南楂炭（三钱）　乌药（一钱五分）　山甲片（一钱五分）

又　结块已化，腿足作痛，是必瘀流络隧。寒热交作，阴阳争战。再为宣通。

延胡索（一钱五分） 制半夏（二钱） 郁金（一钱五分） 青蒿（二钱） 南楂炭（三钱） 大豆卷（三钱） 酒炒当归（二钱） 乌药（一钱五分） 红花汤炒橘络（一钱）

【赏析】

本患者新产之后，恣食冷物，损伤冲任，气机失常，以致腹中结块，恶露不行。冲脉起于胞宫，有“十二经脉之海”、“五脏六腑之海”之称。冲脉在循行中并于足少阴，隶属于阳明，又通于厥阴，及于太阳，具有调节肝、肾和胃气机升降的功能。本患者冲任失司，气机失常，张聿青以生化汤为基本方治疗本病，取其温经活血，调畅气机，祛瘀止痛之功效。方中延胡索、当归须、炒赤芍和五灵脂活血止痛；干漆、炒蓬莪术和乌药破瘀消积；患者恶露不行，配以南楂炭止血；患者腹中结块痛甚，配以山甲片活血镇痛，如此，患者气机得以通畅，腹痛得以消除。

二诊　通过初诊，患者结块已化，仅腿足作痛，此乃“寒热交作，阴阳争战”。张聿青以制半夏、郁金、南楂炭健中焦之气，应用大豆卷填充中焦，以得气血的生化；炒当归、乌药、红花汤炒橘络活血祛瘀；患者腿足作痛，应用延胡索是以止痛。全方诸药合用共奏调畅气机，祛瘀止痛之功。

案43　阴阳不和案

徐（右）　小溲畅利，腹胀满不舒，心背掣痛。阳气不能流畅，致阴气凝聚，内脏外腧皆阻。产后当此，险如朝露也。

大熟地（四钱） 老生姜（二钱，与熟地同炒） 制川乌（四分） 延胡索（酒炒，二钱） 炒蜀椒（二分） 川郁金（一钱五分） 全当归（酒炒，二钱） 单桃仁（去皮尖打，三钱） 熟附片（四分） 制香附（二钱，研） 人参回生丹（一丸，分二次服）

二诊　心胸作痛已止，恶露亦得稍通，是分娩至今未有之事也。但腹胀如前，虽得稍稍宣通，还是车薪杯水，尚难恃为稳当。

炮乌头（四分） 酒炒蜀椒（三分） 大熟地（四钱） 老生姜（二钱与熟地同炒） 炒全归（二钱） 川郁金（三钱） 熟附片（四分） 延胡索（酒炒，二钱） 川芎（一钱） 五灵脂（酒炒，四钱） 泽兰叶（三钱） 炒茺蔚子（四钱） 人参回生丹（半丸药汁送下）

【赏析】

肝主疏泄，调畅一身之气机。《医碥》曰："木能疏土而脾滞以行"。则是说明肝主疏泄的重要性。肝疏泄失常，气的运行不能流畅，致阴气凝聚，故可出现腹胀满不舒，心背掣痛等症。张聿青深得此法，方中川郁金、制香附、人参回生丹疏肝解郁，以顺肝性为君药；老生姜益气健脾，促进气血生化；全当归、大熟地、单桃仁滋补肝肾，兼活血，使补而不腻，炒蜀椒、熟附片祛寒凝，制川乌、延胡索疏肝止痛。诸药相配，使肝的疏泄功能恢复正常，气机通畅。

二诊 经过上述方药的治疗，心胸作痛已止，但腹部虽得稍稍宣通，但仍腹胀如前，张聿青应用炮乌头、酒炒蜀椒以阴中求阳，使肝气得以疏散，大熟地、炒全归、老生姜和炒茺蔚子健脾助运，川郁金、熟附片、延胡索和川芎疏肝解郁。患者气瘀日久，必然影响血分，导致血瘀，五灵脂和人参回生丹可活血散瘀，帮助气机的恢复。

案44 血虚肝旺风动案

黄（右） 向有肝阳，营阴虚亏，而以多食桂圆，辛甘温热，血热内迫，胎息不固，遂致四月而坠。胎下之前，与胎下之后，血来如涌，营血暴亏，风阳上逆，一时头晕耳鸣，神识昏乱，幸即平定。然神情倦怠，言语有时错乱，目从上窜，手足搐动，频渴引饮，二便皆热，阴户碎痛。脉象虚弦，舌苔浮糙。皆由血虚之极，不能荣养肝木，木燥生风，有厥脱之虞，不可泛视也。拟滋肾养肝。

大生地（六钱） 生牡蛎（一两） 大麦冬（三钱） 块辰砂（三钱） 鳖甲（五

钱） **清阿胶**（四钱） **炒白薇**（三钱） **丹参**（二钱） **茯神**（三钱） **炙龟板**（五钱） **杭白芍**（一钱五分） **淡菜**（一只） **热童便**（半茶杯）

【赏析】

患者营阴虚亏，日久木失涵养，血虚生风。肝体阴而用阳。肝以血为体，以气为用，肝主疏泄，性喜条达，内寄相火，主升主动，故曰肝用为阳。若肝木失养，肝阳上亢生风，则易出现一时头晕耳鸣，神识昏乱等症。治宜滋阴养液、柔肝熄风。张聿青以大定风珠为基本方治疗本病。大定风珠本出自《温病条辨》，原文曰："热邪久羁，吸烁真阴，或因误表，或因妄攻，神倦瘈疭，脉气虚弱，舌绛苔少，时时欲脱者，大定风珠主之。"此患者应用大定风珠，方中清阿胶滋阴养液以熄内风；大生地、大麦冬、杭白芍、丹参养阴柔肝；炙龟板、鳖甲、生牡蛎育阴潜阳；炒白薇清热凉血；块辰砂又称朱砂、丹砂，配合茯神，具有重镇安神之效；淡菜，即贻贝，《本草汇言》曰："淡菜，补虚养肾之药也"，具有补肝肾，益精血之效。热童便，为血证要药，具有滋阴降火之功。全方诸药合用共奏滋阴养液，柔肝熄风之功。

三、乳证

案1　肝气郁胃案

右　乳房痛胀稍减。的是厥气火郁于胃络。

胡黄连（三分，吴萸二分拌炒） **白芍**（一钱五分） **郁金**（一钱五分） **金铃子**（一钱五分） **丹皮**（二钱） **香附**（二钱） **山栀**（姜汁炒，三钱） **降香**（一钱五分） **柴胡**（醋炒四分） **川芎**（一钱）

【赏析】

咽喉时有疼痛、乳房中有结节、胃脘痞塞胀满、膝关节髌骨处出现肿块、内热连绵，看似上中下三焦皆有病症，辨证无从下手。然而联系经络分布，可发现诸多不适皆为肝胃两经病症，结合脉象，本案病机当为肝胃不和，气郁化火。如何治疗？根据《素问·六元正纪大论》“郁之甚者，治之奈何？木郁达之，火郁发之，…”，本案当以“疏肝和胃，清散郁火”为法。两诊所用方剂皆从丹栀逍遥散和柴胡疏肝散而来。张老在清肝的同时又非常重视散火，可谓清散并举，无凉遏之弊。如冬桑叶性味苦寒，可清泻肝火，但其轻扬疏散，又可发越郁火。它如姜汁炒栀子、吴萸炒胡黄连、白蒺藜皆有清散之意。

案2　痰郁肝胃之络案

王（右）　乳房结核，按之坚硬，而推之不移。此痰气郁于肝胃之络。

制半夏　白蒺藜　青皮　香附　枳壳　云茯苓　川贝母　香橼皮　郁金　砂仁

【赏析】

“乳尖属肝，乳房属胃”，并非是说乳尖之病与肝、乳房之病与胃是绝对一一对应的关系，而是指明乳房的疾病多与肝胃相关。本案病家情志不遂，或郁怒伤肝，肝气郁结，克犯脾胃，脾不健运，痰湿内生，痰气互结，痰随气动，阻于络脉，故见乳房结核。证属痰气阻络。治以化痰散结，行气通络。方用半夏厚朴汤化裁。方中制半夏、川贝母消痰散结；青皮、枳壳破气散结，香橼皮理气化痰，白蒺藜行气软坚通络；香附、郁金疏肝理气，兼以活血；云茯苓渗湿健脾、砂仁化湿运脾，以杜生痰之源。诸药合用，共奏行气化痰，散结通络之功。

案3　厥气挟痰凝滞胃络案

右　乳房痛胀，推之即移。此厥气挟痰，凝滞胃络。

青皮（一钱）　郁金（一钱五分）　蒲公英（二钱）　香橼皮（一钱五分）　制香附（二钱）　川芎（一钱）　枳壳（一钱）白芷（一钱）　制半夏（一钱五分）

【赏析】

本案与“王（右）”案病症、病机、用药有诸多相似之处，然而仔细体会，却又分别。相同之处：病症皆为乳房肿块，病机为痰气阻络，都用到了制半夏、青皮、香附、枳壳、香橼皮、郁金等理气化痰药物。而不同之处在于本案“乳房结核”逐渐成形、推之即移、乳房痛胀，于“凝滞”二字可见病机偏于血滞，已有血络不通、欲化热成痈之象，故用蒲公英、白芷、川芎活血散结，消肿止痛。而“王（右）”案偏于痰郁，可用云茯苓、川贝母、砂仁化痰软坚。仔细品读乳症诸案，可见张师以青皮、香附、郁金、枳壳为肝郁气滞乳疾之常用药对。

案4　肝气郁胃案

邵（右）　腹满不舒，中脘痞胀，肝气郁于胃中也。乳尖属肝，乳房属胃，气滞胃络，乳中结核。气郁生火，内热连绵，咽中时痛，膝膑起块，无非气火之有余，或炎于上，或窜于络耳。脉弦而数，亦属木旺之征。病绪繁多，而图治必从要处着手，内经谓气有余，便是火，宜从肝胃两和，能使气机宣通，郁热自退三舍也。

金铃子　冬桑叶　制香附　粉丹皮　姜汁炒栀子　白蒺藜　砂仁　枳壳　炒白芍　醋炒青皮　逍遥丸

【赏析】

咽喉时有疼痛、乳房中有结节、胃脘痞塞胀满、膝关节髌骨处出现肿块、内热连绵，看似上中下三焦皆有病症，辨证无从下手。然而联系经络分布，可发现诸多不适皆为肝胃两经病症，结合脉象，本案病机当为肝胃不和，气郁化火。如何治疗？根据《素问·六元正纪大论》“郁之甚者，治之奈何？木郁达之，火郁发之，…”，本案当以“疏肝和胃，清散郁火”为法。两诊所用方剂皆从丹栀逍遥散和柴胡疏肝而来。张老在清肝的同时又非常重视散火，可谓清散并举，无凉遏之弊。如冬桑叶性味苦寒，可清泻肝火，但其轻扬疏散，又可发越郁火。它如姜汁炒栀子、吴萸炒胡黄连、白蒺藜皆有清散之意。

案5　厥气挟痰凝滞胃络案

右　乳房痛胀，推之即移。此厥气挟痰，凝滞胃络。

青皮（一钱）　郁金（一钱五分）　蒲公英（二钱）　香橼皮（一钱五分）　制香附（二钱）　川芎（一钱）　枳壳（一钱）　白芷（一钱）　制半夏（一钱五分）

【赏析】

本案与“王（右）”案病症、病机、用药有诸多相似之处，然而仔细体会，却又分别。相同之处：病症皆为乳房肿块，病机为痰气阻络，都用到了制半夏、青皮、香附、枳壳、香橼皮、郁金等理气化痰药物。而不同之处在于本案“乳房结核”逐渐成形、推之即移、乳房痛胀，于“凝滞”二字可见病机偏于血滞，已有血络不通、欲化热成痈之象，故用蒲公英、白芷、川芎活血散结，消肿止痛。而“王（右）”案偏于痰郁，可用云茯苓、川贝母、砂仁化痰软坚。仔细品读乳症诸案，可见张师以青皮、香附、郁金、枳壳为肝郁气滞乳疾之常用药对。

卷十八

一、丸方

案1　热痰之假虚案

徐（左）　色白者多气虚，苍瘦者多血虚。至于体既丰伟，色复华泽，述其病则曰头晕而刺痛也，鼻塞也，鼻渊也，颔下结核也，飘飘乎其若虚也，何哉。盖人身之阴阳，如权衡之不可偏胜。由湿生痰，由痰生火，阳太旺矣。阳旺则升多而头痛作，痰阻清窍而鼻塞作，浊火熏蒸而鼻渊作，火袭经络而结核作。阳形其有余故阴形其不足，非真有所不足也。惟有削其有余，以就其不足而已。不然，与色白色苍之说，岂非大谬乎哉。维知者能识之耳。

制半夏（三两）　山栀仁（三两，炒黑）　夏枯草（一两五钱）　白蒺藜（去刺炒，二两）　瓜蒌仁（压去油四两）　陈胆星（八钱）　淡黄芩（一两五钱，酒炒）　广橘红（一两）　桑叶（一两五钱）　泽泻（二两）　苦杏泥（三两）　煨天麻（二两）　甘菊花（一两五钱）　云茯苓（三两）　大有黄芪（四两，重盐水浸透炙）　枳实（二两）　郁金（一两五钱）　炒白僵蚕（二两）

上药研为细末，用松萝茶三两，鲜枇杷叶四两，去毛绢包，一同煎汤，去渣，将汤略略收浓，再用鲜首乌八两打绞汁，与前汤相合，拌药为丸如桐子大，每食后隔时许用开水服二钱，晚上弗服，禁食动火生湿之物。

【赏析】

本证乃阴阳失衡，素体痰湿内蕴而成。《素问·生气通天论》有云“阴平阳秘，精神乃治，阴阳离决，精气乃绝”。患者形体高大，丰伟健壮，面色光华润泽，却诉头晕刺痛，鼻塞、鼻渊，颌下可触及结核，因痰湿内蕴，湿聚成痰，蕴而化热，湿热郁结化火，此为热痰也。火性炎上而致头痛，痰湿痹阻清窍而致鼻塞，痰火内灼而作鼻渊，火袭经络而作结核。症状似虚证，实乃实证，非阴阳不足，乃阳盛而阴相对不足，故需抑阳。方为清气化痰丸加减，以南星，半夏，瓜蒌仁，黄芩，山栀仁，夏枯草，桑叶，甘菊花清热化痰；《成方便读》：“治热痰。汪讱庵曰：热痰者，痰因火而成也，痰即有形之火，火即无形之痰，痰随火而升降，火引痰而横行，变生诸证，不可纪极。火借气于五脏，痰借液于五味，气有余则为火，液有余则为痰，故治痰者必降其火，治火者必顺其气。”故佐以杏仁宣上，陈皮畅中，枳实破气宽中。佐以天麻、白蒺藜平抑肝阳以治头晕刺痛；郁金解郁开窍，以防痰浊蒙蔽心窍；僵蚕以化痰且可软坚散结以治颌下结核。泽泻利湿，使湿祛痰消。松萝茶取其苦凉轻清，清上降下之功，可制诸风药之过于温燥与升散，亦可清热利湿；枇杷叶性苦寒，可清降肺气；因肺与大肠相表里，肺气宣降不畅，故大肠传化功能失调，鲜首乌以润肠通便，腑气得通则肺可肃降，且方中亦使用杏仁、枇杷叶等宣肺之品，使宣肺与通腑兼施，已达到提壶揭盖，釜底抽薪的效果。

案2　产后血虚之头痛案

裘（右）　头痛起于新产。前人于头痛，都以眉骨之痛否，辨外感之有无，今额作辛胀，而眉骨却不作痛，且脉见细软，其为血虚风壅阳络，略见一斑。仿竹林子玉露散法。

人参须（一两，另研和入）　川芎（二两）　桔梗（二两）　生熟草（各五钱）　赤苓（一两）　全当归（一两八钱，酒炒）　香白芷（二两）　炒玉竹（三两）　赤芍（一两五钱）

上药如法研末为丸，每食后半饥时服二钱。

【赏析】

《竹林女科证治》有云：“产后头痛多由血虚，其证朝轻夜重，时作时止，虽太阳巅顶亦痛，惟眉棱骨不痛，不可作外感治，宜芎归汤加荆芥穗（二钱），或玉露散。若风寒头痛则无时间断，并眉棱骨亦痛……”。故此新产妇为产后伤血耗气，清窍失养所致头痛，且患者脉细软，皆为血虚之征，方为玉露散加减，人参甘温益气，熟地补血，当归、川芎养血活血止痛，《本草汇言》“芎䓖，上行头目，下调经水，中开郁结，血中气药……尝为当归所使，非第治血有功，而治气亦神验也……，气善走窜而无阴凝粘滞之态，虽入血分，又能去一切风，调一切气。”且李东垣言“头痛须用川芎”。赤茯苓可健脾宁心，亦可防止补益之品壅中滞气。白芷辛散温通，长于止痛，赤芍可散瘀止痛，生地、玉竹养阴生津，桔梗性散上行，可载诸药上行，甘草调和诸药。

案3　幼儿外感之暴厥案

沈（右）　暴厥之名甚多，总不外乎阴阳逆乱，升降失常，气道闭塞而成。稚年无七情之感，阳气渐充，阴气不摄，风激痰升，故屡次发厥而不省人事也。

川黄柏（一两五钱，盐水炒）　白芥子（三钱，炒）　煨天麻（一两）　炒党参（二两）　淡干姜（五钱）　制南星（五钱）　白蒺藜（一两五钱，炒去刺）　制半夏（一两五钱）　炒于术（一两）　茯苓（一两五钱）　白僵蚕（一两五钱）　枳实（一两）　木猪苓（三两）　煅磁石（七钱，水飞）　郁金（一两）　牡蛎粉（一两五钱）　广橘红（一两）

上药为末，陈关蛰煎汤泛丸，每晨服二钱。

【赏析】

《证治汇补·厥》：“人身气血，灌注经脉，刻刻流行，绵绵不绝，凡一昼夜，当五十营于身，或外因六淫，内因七情，气血痰食，皆能阻遏营运之机，致阴阳二气不相接续，而厥作焉。”故暴厥为阴阳逆乱，升降失调，阴阳气不相顺接。因患者尚年幼，七情尚不足以伤及五脏六腑，脾胃功能不健全，且阳气渐充，阴气不足以固摄阳气，故此患者暴厥多为外感风邪所致，脾胃不足而痰湿内生，风痰互结，痰随风升，痹阻清窍而致厥证。方以燥湿化痰，平抑肝阳为主，方剂为导痰汤加减而成，半夏、南星、橘红、干姜燥湿祛痰，橘红亦可理气行滞，因“治痰先理气，气顺则痰消。”可增强化痰之效。白芥子辛温，可温肺化痰，以逐水饮。党参、白术、茯苓健脾，脾脏健运，则可杜生痰之源。黄柏、白芥子、白术、茯苓、猪苓燥湿利水，使得湿祛痰消。天麻、白蒺藜、磁石、牡蛎平抑肝阳；僵蚕既能熄风止痉，又可化痰定惊；郁金解郁开窍，以防痰浊蒙蔽心窍。

案4 气滞湿郁之视物模糊案

程（左） 目糊不明，并不红赤肿胀。历投药饵，凡属阴滞之剂，即觉欠适，余则如化湿祛风豁痰之品，尚属和平。脉象沉细而糊。经云：五脏六腑之精气，皆上注于目，而为之睛。又云：瞳子黑眼法于阴。故目疾由于阴精不足者多。然经文又云、阴阳合传而精明也。足见阴虚而阳火离散，与气滞湿郁而真火无光，皆足为障碍之缘起。拟药如左，备质专门名家。

川椒（二两去目） 金铃子（二两） 熟附片（一两） 白蒺藜（三两） 白茯苓（四两） 巴戟肉（二两） 左秦艽（一两五钱） 大茴香（一两） 制半夏（一两五钱） 广郁金（一两五钱） 泽泻（一两五钱）

上为细末，用干山药四两酒煮打糊为丸，每服十六七丸，渐加至二十二三丸，盐汤下。

【赏析】

患者视物模糊，无眼部红肿疼痛。予以服用滋阴药物后感眼部不适加重，随改用祛湿豁痰的药物，效果佳。脉象沉细。《灵枢·脉度篇》曰：

“肝气通于目，肝和则目能辨五色矣。”有经文曰：五脏之精气皆上注于目。阴平阳秘则视物清晰。又有经文曰：瞳子黑眼属于阴。故眼睛的疾患多为阴精不足以濡养眼部所致。《灵枢·大惑论》曰：“骨之精为瞳子，筋之精为黑眼。”又肾主骨，肝主筋，故瞳子属肾，黑子属肝。阴精亏虚、肝阳上亢，与气滞湿郁、肾阳不足都可以导致视物模糊。而此患者致病乃因后者所致。气滞痰阻，阳气不得升发，故需温补肾阳，理气化湿。附片、巴戟肉、大茴香温补脾肾之阳。山药补益上中下三焦。半夏、川椒辛辣燥湿，茯苓健脾利湿，秦艽性苦以清湿热，泽泻利水渗湿。金铃子疏肝行气。则气行湿祛，肾阳得以升发，双目得以滋养。

案5 “不治热而治热之法”去口渴案

左 膈消之症，叠投清金益阴，制伏君火，大势已退。而口渴终不能全愈，苔黄心糙。良以肺热来自少阴，而胃府浊痰，郁即生热，胃脉通心，故令君火日动不已，则必移肺。兹拟开展气化，弗令胃中有所蕴郁，即是不治热而治热之法也。

炒香豆豉（二两） 炒半夏曲（三两） 南沙参（四两） 紫口蛤壳（二两，水飞） 广郁金（一两五钱） 天花粉（二两） 北沙参（三两） 炒黄川贝母（二两） 光杏仁（三两） 炒麦冬（二两） 粉丹皮（一两） 茯神（二两）

上药研细末，用枇杷叶膏打糊为丸，每服三四钱。

【赏析】

《叶天士医案精华·三消》有云：“浊饮不解，经谓之膈消，即上消症也，言心移热于肺，火刑金象，致病之由，操心太过，刻不宁静，当却尽思虑，遣怀于栽花种竹之间，庶几用药有效。”患者上焦痰饮蕴结，多次予以清肺热滋肺阴，清心火，而口渴的症状难以改善，舌苔黄，舌中舌苔粗糙。因肺热从少阴心经传来，而胃腑失降，化生痰浊，痰浊郁而化热，阳明胃经通于心，故胃火扰心，移至肺脏。予以健运脾胃，使胃中郁热得消，此为不治热而治热之法。因上焦痰饮，中焦脾胃湿热，故方中予以祛湿化痰，佐以清热滋阴。豆豉除烦清热，半夏燥湿化痰，天花粉清热滋阴，川贝清热化痰，是痰湿去，脾胃健运。杏仁味苦，可肃降宣发肺气，使得气机畅通，脾气得升，胃气可降；南沙参、北沙参、蛤壳滋阴。郁金清心热，丹皮清热凉血，茯神宁心安神。

案6　阳明胃热之吐血案

王（左）　失血往往盈盆而至，然屡经大吐，未几一切如常，若论阴亏，则火且由虚而起，何况血去之甚多乎。今诊右关脉滑大有力，两尺俱觉敛静。其血之上冲，由于胃之湿热蒸燔，迫而使涌，不言可喻。所以血去多而一切如常者，以阳明多气多血故也。刻下左胁时觉霍霍有声，盖胃热上蒸，则肺肝气逆。调理之策，惟宜清降胃土，而平肺肝，勿犯实实虚虚之戒。

广郁金（二两）　泽泻（一两五钱）　木猪苓（一两五钱）　川连炭（四钱）　枳实（一两）　川贝母（一两五钱，去心）　炒黑丹皮（一两二钱）　杏仁霜（二两）　苏子霜（二两）　代赭石（一两五钱，煅透研水飞）　橘白（盐水炒，七钱）　生薏仁（二两）　茯苓（三两）　瓜蒌仁（压去油，二两）　降香屑（四钱）　牛膝炭（三两）　茜草炭（一两五钱）

上为细末，用水炒竹茹三两煎浓汤帚洒泛丸，每服二钱，每日二次。

【赏析】

此为吐血患者，每次吐血量大，可吐满盆，患者即使这么大量的吐血，几乎未见明显异常。如若是阴虚，大量吐血后患者有虚火上炎的症状。今脉诊，右关脉滑大有力，两尺脉俱平，因胃主右关脉，肾主尺脉，根据脉象可知，患者中焦气盛有湿热，肾精充盈。故患者吐血，是因胃中湿热蒸燔，热邪迫血上行而致吐血。《黄帝内经·灵枢》有云：阳明多血多气。所以，患者频吐血后一切仍如常。触及患者左胁部可有霍霍声，大概是因为胃热上蒸，肺肝气逆，因肝左肺右，肝主升，肺主降，肝升肺降依赖于中焦脾胃的升降枢纽，胃气以降为顺，故胃中湿热熏蒸，胃失和降，致使肝气逆乱，故于左胁部有霍霍声。予以清胃降气。方中降香为君药，可止血活血，亦可降气辟秽，和中止呕；川连炭、丹皮、牛膝炭、茜草炭、代赭石止血；枳实、薏苡仁、茯苓健脾，川连、丹皮清热，泽泻、猪苓利水渗湿，使湿热可从小便走，湿热祛，脾胃健运，湿热可消；郁金疏肝行气，川贝、苏子化痰，杏仁、苏子、橘白可行气，使气机通畅，肺降肝升。

案7　脾虚湿盛之颤抖案

虞（左）　曲直动摇，风之象也。因有是言，故世俗凡遇心中震荡之疾，莫不以为心血之亏，肝液之耗也。殊不知动摇虽系风象，而仲景痰饮门中，则曰心下悸者，为有水气，足见悸荡之疾，有虚有实，全在临症辨认之耳。脉象沉弦，面色晦黄，全无阳气有余之象。而每遇操劳，或暮夜临卧之时，心中辄悸，平素多湿之人，正与金匮水停为悸之条符合。用药不宜呆补，温理脾胃，即是补中寓泻，泻中寓补之法也。

上党参（元米炒，二两）　广陈皮（八钱）　泽泻（一两五钱）　白蒺藜（去刺炒，二两）　东洋参（元米炒，三两）　淡干姜（五钱）　藿香梗（一两五钱）　川断肉（一两五钱）　酒炒杭白芍（一两五钱）　野于术（三两）　制附子（七钱）　白蔻仁（三钱，另研和入）　云茯苓（四两）　炙黑草（四钱）　生熟薏仁（各八钱）　炒沉香曲（一两）　制半夏（一两五钱）　炒牛膝（一两五钱）　厚杜仲（二两）　炒枣仁（一两五钱）　炒杞子（一两五钱）

上药为末，水泛为丸。

【赏析】

身体颤动是体内有风的症状。因有言：凡是有心慌不安的疾患，都认为是心血亏虚，肝血不足所致。然而，身体颤动虽属风动，而仲景痰饮篇中亦有言：心下悸者，为有水气，足见心悸不适。故心悸有虚实之分，取决于临床辨证。脉象沉弦，面色晦黄，此非阳气有余之貌。操劳或傍晚时就感心悸，此乃素体多湿，与金匮中水饮内停之症相符。不宜过用滋补之药，而应温脾胃，健脾理气。方中白术益气健脾，燥湿利水；党参、东洋参健脾益气；干姜、附子温中；茯苓、薏苡仁健脾利湿；藿香、豆蔻仁化湿；泽泻利水渗湿；半夏燥湿祛痰，因脾喜燥恶湿，故半夏可燥胃湿，益脾胃气；陈皮、沉香行气；白蒺藜可平肝疏肝，枣仁可宣肺降逆；川断温补肝肾；白芍养血敛阴，柔肝平肝；牛膝既可补益肝肾，亦可利水；枸杞子滋补肝肾；此为补中寓泻，泻中寓补之法。

卷十九

一、膏方

案1　春木气旺，阴亏阳亢案

蒋（右）　形体苍瘦，阴虚多火之质。春升之令，忽然发厥，当时神情迷愦，顷之乃醒。前诊脉弦微滑。良以相火风木司年，又当仲春升泄之时，阴虚之人，不耐升发，遂致肝脏之阳气，一时上冒，故卒然而厥也。调理之计，惟益其阴气，使之涵养肝木，参鳞介之属，以潜伏阳气。

炙熟地（三两）　西党参（四两）　小黑豆（三两）　煅龙骨（三两）　炒牛膝（二两）　炙生地（三两）　煅牡蛎（三两）　生鳖甲（六两）　煅决明（四两）　泽泻（一两五钱）　龟甲心（刮去白，炙，八两）　白归身（二两，炒）　杭白芍（酒炒，一两五钱）　粉丹皮（一两五钱）　女贞子（三两，酒炒）　炒于术（一两五钱）

上药如法共煎浓汁，滤出，渣入水再煎，去枯渣，独取浓汁，炭火收膏，藏瓷器内，每晨服一匙，开水冲挑。

【赏析】

膏剂滋润补益，常用于慢性虚弱性疾病。肝属木，为阴中之阳，与自然界春气相应，故有曰“肝主春”之说。正如《素问·诊要经终论》言：“正月二月，天气始方，地气始发，人气在肝。”患者阴虚体质，春季肝木升发气旺，肝阳偏亢，故易发病。法当益阴潜阳以涵养肝木。先生生熟地同用，配伍黑豆、牛膝、当归、白芍、女贞子滋养阴血、补益肝肾。党参、炒于术则益气健脾，取“气能生血”之义，又防诸阴柔之品过于滋腻而困阻脾胃之运化，可谓妙用！泽泻、丹皮相合，泄阴虚阳亢之火。又参以鳞介之属，如煅龙牡、煅决明、龟甲、生鳖甲以滋阴平肝潜阳。此外当归用身不用尾意在养血而非行血；龟甲取心旨在潜阳之余，更能以心入心，宁心安神。方以膏剂冲服，虑其阴虚体质非一日之功可以速愈，当以调理为要。

案2　脾肾同摄止带案

孙（右）　久带不止，液耗阳升，头旋眩晕，肝肾空乏，足膝作酸。带脉者，如带之围绕，为一身之约束，带脉有损，则脾胃之湿，由此渗溢，脂液由此俱耗。宜补益中气，兼摄脾肾。

炙绵芪（三两）　炙熟地（五两）　菟丝子（盐水炒，三两）　破故纸（盐水炒，二两）　西党参（四两）　茯神（二两）　煅牡蛎（四两）　野于术（二两，炒）　厚杜仲（三两）　制首乌（四两）　潼沙苑（盐水炒，三两）　稆豆衣（三两）　炒山药（二两）　白归身（酒炒，二两）　酒炒杭白芍（二两）　金毛脊（去毛切，四两）　炒杞子（三两）　法半夏（二两）　炒川断肉（三两）　土炒新会皮（一两）　炒菊花（一两五钱）

共煎浓汁，溶入真阿胶三两收膏。

【赏析】

带下多责之脾虚。患者中气不足，脾失统摄，湿盛于下，带脉失约，见带下不止，久则耗伤肝肾阴液，阳亢上扰，故又见头旋眩晕，足膝作酸。由此，补中摄脾，滋养肝肾乃常法。方中炙黄芪、西党参、炒山药、野于术健脾益气、祛湿止带；其中山药并能补肾固精以固涩带脉，带脉约束有权，则带下可止；炙熟地、菟丝子、破故纸、杜仲、制首乌、潼沙苑、杭白芍、当归、金毛狗脊、枸杞子、川断肉诸品则补益肝肾，同时菟丝子、破故纸、沙苑子、枸杞子，“四子”合用，又有固涩益精之功；煅牡蛎收敛固涩以止带，旨在治标；菊花清阳亢之肝火、防诸滋腻之品助热；法夏辛温燥湿以行气，佐制滋补之品滋腻助湿之性；新会皮土炒尤善入脾，健脾益气、理气燥湿。全方脾肾同摄，则带下可止。

案3　水亏阳逆之哮喘案

鲍（左）　自幼即有哮咳，都由风寒袭肺，痰滞于肺络之中，所以隐之而数年若瘳，发之而累年不愈。今则日以益剧，每于酣睡之中，突然呛咳，由此而寤，寤而频咳，其咯吐之痰，却不甚多。夫所谓袭肺之邪者，风与寒之类也。痰者，有质而胶粘之物也。累年而咳不止，若积痰为患，何以交睫而痰生，白昼之时，痰独何往哉。则知阳入于阴则卧，阴出之阳则寤，久咳损肺，病则不能生水，水亏不能含阳，致阳气欲收反逆，逆射太阴，实有损乎本元之地矣。拟育阴以配其阳，使肺金无所凌犯，冀其降令得行耳。

炒黄南沙参（四两）　炒松麦冬（一两五钱）　云茯苓（四两）　海蛤壳（五两，打）　川贝母（去心，二两）　款冬花（蜜炙）　蜜炙橘红（一两）　炒香玉竹（三两）　蜜炙紫菀肉（二两）　甜杏仁（五两，去皮尖，水浸打绞汁冲入）　代赭石（四两煅）　川石斛（三两）　牛膝炭（二两）　杜苏子（五两，水浸打绞汁冲入）　百部（蜜炙二两）

共煎浓汁，用雪梨汁二斤，白蜜二两，同入徐徐收膏。

【赏析】

患者自幼哮咳，累年不愈，今见夜间呛咳痰少，交睫痰生，必有肺气肺阴耗伤。阴伤阳不得入，故逆入太阴而咳。治当培育肺阴以求其本，兼以降肺化痰平喘。药用南沙参、麦冬、玉竹、石斛甘寒清养肺阴，川贝、海蛤壳清肺化痰，款冬花、橘红、紫菀、百部蜜炙，更增润肺止咳化痰之功，又配伍杏仁、苏子、代赭石降气止咳平喘，茯苓健脾补中，培土生金，正如《难经》言：“损其肺者益其气” 。诸药相合，用雪梨汁、白蜜收膏更有润肺益阴之效。待肺阴得补、阳可入阴，痰消气顺而诸症告愈。

案4 气血不足，营络郁滞之虚劳案

张（右） 高年气血两亏，营卫之气，不得宣通，遍身脉络抽掣，四肢不遂。腹为至阴，脏阴亏损，则脏络不和，运动之机，不能灵转，腹中常常拘急，下虚不摄，冲阳逆升，痰饮泛逆，气喘痰多，有时并发，营气不行，虚风自动。气可以补，血可以养，脉络可以宣，痰饮可以化，无如古稀之年，气血有亏无长，惟有循理按法，尽力之当尽而已。

大生地（姜汁炒） 刮白炙元武板（八两） 大元参（二两） 粉丹皮（一两） 大天冬（三两） 炒杞子（三两） 生杜仲（三两） 奎潞党（三两） 薄橘红（一两） 虎胫骨（二两，酥炙研细末和入） 生蒺藜（去刺三两） 杭白芍（酒炒，一两五钱） 炒萸肉（一两五钱） 酒炒怀牛膝（三两） 炒络石藤（二两） 制西洋参（二两） 煅磁石（三两） 酒炒丝瓜络（一两五钱） 酒炒全当归（一两五钱） 白茯苓（三两） 咸秋石（六钱） 炒宣木瓜（一两五钱） 海蛤粉（包煎，四两） 川贝母（去心二两） 煨天麻（一两五钱） 制半夏（一两五钱）

上药宽水煎三次，滤去渣，再煎极浓，用陈阿胶三两，桑枝膏五两溶化冲入收膏，每晨服六七钱，开水冲挑。

【赏析】

营属阴，卫属阳。《灵枢·邪客》曰：“营气者，泌其津液，注之于脉，化以为血。”《灵枢·本藏》则言“卫气者，所以温分肉，充皮肤，肥腠理，司开阖者也。”今患者年老体弱，遍身脉络抽掣，四肢不遂乃营卫之气不得宣通，气血不得濡养经脉，腹中拘急则是脏阴亏损、脾络不和，痰多气喘又是下元不足、气逆作喘。法宜益气血、滋阴液、补肝肾兼以通络、潜阳、化痰。生地、天冬、炙元武板、玄参、丹皮等滋补阴液兼以清热凉营。潞党、西洋参、茯苓、归芍酒炒，益气养血又能行血活血，枸杞、杜仲、山萸肉、怀牛膝补益下元之虚，益阴回阳，同时加用络石藤、丝瓜络、宣木瓜以祛风通络，橘红、半夏、川贝、蛤粉等理气化痰，磁石、虎骨、生蒺藜、天麻则平肝潜阳熄风，以制内生之虚风。收膏时加入阿胶、桑枝增和营通络之功。

案5　肝肾失藏，水火不济之遗精案

王（左）　肾为阴，主藏精，肝为阳，主疏泄，故肾之阴虚，则精不藏，肝之阳强，则气不固，所谓阳强者，即肝脏所寄之相火强耳。乙木之阳不潜藏，甲木之阳乃漂拔，怵惕恐怖，甚至遗精，进以滋阴八味，病之大势遂定，以阴中伏热，由此而泄耳。然诸恙虽平，而遗精数日必发，发必有梦。皆由病盛之时，肝阳相火内吸，致肾阴虚而真水不能上承，心气虚而心阳辄从下坠。阳性本上，宜使之下，阴性本下，宜使之上。今阳下而阴不上，遂令阳不能收，阴不能固，遗精之来，大率为此。拟补气以收心阳，壮水以升肾阴。即请正之。

炙绵芪（四两）　炙熟地（三两）　鸡头子（二两）　煅龙骨（三两）　煅牡蛎（四两）　台参须（一两三钱，另煎冲入）　炙生地（四两）　生山药（三两）　龟板胶（三两化入）　奎党参（三两）　潼沙苑（盐水炒，三两）　桑螵蛸（二两炙）　於潜术（二两炒）　茯苓神（各二两五钱）　大天冬（二两）　萸肉炭（一两五钱）　柏子仁（去油二两）　清阿胶（三两化入）　甘杞子（三两）　生熟草（各四钱）　杭白芍（酒炒，一两五钱）　大麦冬（去心二两）　酸枣仁（二两）　肥知母（去毛，炒二两）　远志肉（八钱）　益智仁（一两）　龙眼肉（三两）

上药共煎浓汁，入水再煎，连煎三次，去枯渣收膏，或加白冰糖三四两，熬至滴水成珠为度，每晨服一调羹，开水冲挑。

【赏析】

《素问·六节藏象论》曰：“肾者，主蛰，封藏之本，精之处也。”患者怵惕恐怖，甚至遗精，乃阳强气不固，相火妄动，肾失封藏所致。服滋阴八味后，病势大定，然仍数日必发梦遗，此因心阳下而肾阴不上，阳不能收，阴不能固，故病梦遗。拟益肾固精、养心安神之法。用四君子加龙眼肉、黄芪、山药补益心脾，气旺则心阳可收；生熟地、龟板胶、潼沙苑、天冬、山萸肉、阿胶、枸杞子、白芍、麦冬诸药共奏补益肝肾、滋水益精之功，使肾水足则精能藏；茯神、柏子仁、酸枣仁、远志则养心安神；知母泄下焦相火，煅龙牡收敛以固涩精关。诸药使阳性得下，阴性能上，阴阳相合，水火既济，君相安位而能病愈。

案6　产育后营血亏损，木火气盛案

裴（右）　产育频多，营血亏损，木失涵养，阳气升浮。夏月阳气泄越之时，往往头胀眩晕胸闷。若系痧胀，无动辄即发之理，其所以屡发者，亦由阳气之逆上也。兹又当产后，营气更亏，少阳之木火勃升，胸闷头晕汗出，手足烙热，咽痛音暗。盖少阴之脉，少阳之脉，皆循喉也。育阴以涵阳气，是一定不易之道。但泄少阳清气热之药。不能合入膏方，另以煎药参服为宜。

大生地（四两）　西洋参（三两）　大天冬（二两）　金石斛（三两）　远志肉（七钱）　山萸肉（一两五钱）　酸枣仁（炒研，二两）　生熟草（各五钱）　女贞子（酒蒸三两）　大熟地（四两）　黑豆衣（三两）　肥玉竹（三两）　制首乌（五两）　大麦冬（二两）　甘杞子（三两）　石决明（八两，打）　白归身（酒炒，二两）　潼沙苑（盐水炒，三两）　奎党参（四两）　制香附（三两，打）　生山药（三两）　生牡蛎（八两）　茯神（三两）　杭白芍（酒炒，二两）　新会皮（一两五钱）

上药如法共煎浓汁，去渣，用清阿胶三两，龟板胶二两，溶化冲入收膏，或加白冰糖三四两亦可，每晨服一调羹，开水冲挑。

附煎方　如音暗之时服此方。

桑叶（一钱）　丹皮（二钱）　郁金（一钱五分）　川贝母（二钱）　水炒竹茹（一钱）　瓜蒌皮（三钱，炒）　生甘草（五分）　桔梗（八分）　生鸡子白（一枚，冲）

【赏析】

患者营血亏虚，肝木失养，追溯病因，乃产育频多使然。故夏月阳气泄越之时，肝阳亢逆上扰，见头胀眩晕胸闷。现患者又当产后，营血更亏，肝木气逆、火热上扰，下元阴亏、虚火内盛，见胸闷头晕汗出，手足灼热，咽痛音暗。当育肝肾之阴，清少阳气热。然膏剂偏于补益，可以久服，清热之

品，症除即止，不可过用，故先生以膏剂育少阴之阴，用汤剂泄少阳之热。膏方中生熟地、天冬、玉竹、山萸肉、女贞子、沙苑子、归、芍等大量补益肝肾、益阴合营之品同用，效专力宏。香附、新会皮则疏肝气、燥脾湿，防诸补益之品滋腻碍脾。石决明、生牡蛎二药治标，意在平肝潜阳，以降升浮之阳气。远志、酸枣仁、茯神则宁心安神。木火刑金，咽痛音喑，煎方用桑叶甘、苦、寒，清肝热、平肝阳，又能清肺润燥，一药二使。丹皮、郁金助清肝火，川贝、竹茹、瓜蒌皮则共清肺热兼以化痰，桔梗、生甘草清利咽喉，生鸡子白则养阴润燥而利咽。全方膏汤剂并用，标本同治，以增其效。

案7　三焦论治，调气祛湿案

刘（左）　肺为华盖，位在上而其气主降，肾主封藏，位在下而其水宜升，所以升降相因，肺肾交通，而呼吸以匀也。胃为中枢，为十二经之长，主束筋骨，而利机关，脾弱湿困，胃为渊薮，中州湿盛，则肺降被阻，此稍一感触辄发咳嗽之微理也。胃湿蕴聚，则胃气不和，胃病则机关脉络不和，时为身痛。湿不自生，脾失运化而始生，脾不自运，气机鼓舞而始运，然则致病者湿也，生湿者脾也，脾之不运而生湿者气也。吴仪洛云、脾健运则湿自除。又云：气旺则痰行水消。洵哉斯言也。拟补气运湿为主。但调摄之方，自当顾及肝肾，择其不滞者投之，方为妥善。

炙绵芪（四两）　制首乌（四两，切）　杭白芍（酒炒，一两五钱）　龟板胶（一两二钱）　别直参（另煎冲，二两）　大生地（姜汁炒成炭，四两）　扁豆（二两）　枳实（一两）　奎党参（三两）　炒杞子（三两）　炒山药（二两）　厚杜仲（三两）　云茯苓（四两）　於潜术（三两，炒）　生姜汁（三钱，冲入）　霞天曲（二两，炒）　鹿角胶（一两五钱）　川断肉（三两）　海蛤粉（三两）　炙黑草（五钱）　冬瓜子（二两）　木猪苓（二两）　生熟薏仁（各二两）　怀牛膝（酒炒，三两）　巴戟肉（一两）　左秦艽（一两五钱）　制半夏（四两）　泽泻（一两五钱）　潼沙苑（一两五钱盐水炒）　桑寄生（酒炒三两）　陈广皮（二两）

上药共煎浓汁，文火收膏，每晨服一调羹，开水冲挑。

【赏析】

先生从上中下三焦，肺、脾（胃）、肾三脏论及患者稍一感触辄发咳嗽之理，又从胃之经络循行，言身痛之理乃胃湿蕴聚，脉络不和所致，实为独到精辟。又言气不行，脾不运，湿乃生之由。今下元匮乏，中焦脾虚湿困，理应补脾气、运脾湿、补肝肾。然诸滋补下焦之品多厚味滋腻而助湿，故当择其不滞者而用之。健脾益气用四君子加山药、炙绵芪；理气兼燥、化、利湿于一体则加陈皮、半夏、枳实、扁豆、冬瓜仁、猪苓、薏苡仁、泽泻，使气行则湿去，湿邪从小便可去；其中陈皮、扁豆、薏苡仁兼能益气补脾，可谓标本同治。又配伍制首乌、白芍、龟板胶、生地、枸杞、杜仲、续断、鹿角胶、怀牛膝、沙苑子、巴戟天以补益肝肾，以填下元之虚。秦艽、桑寄生则祛风除湿止身痛。海蛤粉清肺化痰，《神农本草经》言其“主咳逆上气，喘息，烦满，胸痛寒热。”诸药从上中下三焦论治而以中下二焦为主，清肺、健脾、益肾，全方主次分明，使气畅，湿去而诸症消。